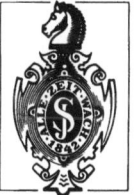

Alf Staudach

Fetale Anatomie im Ultraschall

Geleitworte von W. Thiel und M. Hansmann

Mit 247 Abbildungen

Springer-Verlag
Berlin Heidelberg New York London Paris Tokyo

Univ.-Doz. Dr. med. Alf Staudach

Landesfrauenklinik, Landeskrankenanstalten Salzburg
Müllner Hauptstraße 48, A-5020 Salzburg

ISBN 978-3-662-00792-1   ISBN 978-3-662-00791-4 (eBook)
DOI 10.1007/978-3-662-00791-4

CIP-Kurztitelaufnahme der Deutschen Bibliothek. Staudach, Alf: Fetale Anatomie im Ultraschall /
Alf Staudach. – Berlin ; Heidelberg ; New York ; London ; Paris ; Tokyo : Springer, 1986
ISBN 978-3-662-00792-1

Geleitwort

Herr Alfons Staudach war ein langjähriges Mitglied des anatomischen Institutes der Karl-Franzens-Universität in Graz, wo er sein besonderes Augenmerk auf die Vertiefung des plastischen Vorstellungsvermögens im Dienst einer vollständigen Erfassung der makroskopisch-anatomischen Strukturen ausgerichtet hat.

In diesem Werke wurde eine so große Übereinstimmung zwischen den Ultraschallschnittbildern und den anatomischen Schnitten anderer Individuen erreicht, wie man sie mit dieser Regelmäßigkeit und Überzeugungskraft selbst bei der Fülle der Veröffentlichungen über Ultraschalldiagnostik bis jetzt vergeblich suchen wird. Die Schnittebene und deren vertretene Typisierung sowie der gesamte Aufbau des Werkes sind so gewählt, daß auch ein morphologisch weniger Versierter eine wertvolle Grundlage für seine Untersuchungen finden wird und auch die auf diesem Gebiete schon sehr Erfahrenen wesentliche Informationen finden können, da in der anatomischen Literatur für diesen fetalen Bereich brauchbare topographische Lagebeziehungen oder Angaben über die Ausformung der Organe selbst weitgehend fehlen.

Den künftigen Benützern dieses Werkes darf auf diesem Gebiet Vorteil und Anregung im Vertrauen auf berechtigte Wertschätzung gewünscht werden.

Graz, Oktober 1986   Univ.-Prof. Dr. Walter Thiel
(Vorstand des Anatomischen Institutes
der Universität Graz)

Geleitwort

Wer dieses Buch nach einer ersten Durchsicht aus der Hand legt, wird sich unvermittelt fragen, warum uns solch ein Hilfsmittel nicht schon vor 10 Jahren zur Verfügung stand. Die hier in faszinierender Akribie erarbeitete Gegenüberstellung makroanatomischer Strukturen und ihrer entsprechenden sonographischen Schnitte erlaubt auch dem Anfänger in der Methode eine sehr exakte Befundung. Die graphischen Erläuterungen und die vielen praktischen Hinweise erleichtern die Interpretation der sonographischen Befunde auch für den weniger Geübten. Damit dürfte die Zeit endgültig vorbei sein, in der die unkritische Zuordnung von vermuteten anatomischen Strukturen zum Ultraschallbild die ganze Methode in Gefahr brachte, als unwissenschaftlich abgetan zu werden. Es muß jedoch auch zugestanden werden, daß ein solches Buch wohl erst jetzt möglich wurde dank der technischen Entwicklung auf dem Gerätesektor. Wir können heute mit Bildauflösungen arbeiten, von denen wir vor Jahren nicht einmal zu träumen wagten. Der Vergleich der anatomischen Strukturen mit den sonographischen Schnitten zeigt aber, daß hier noch ein weiterer Fortschritt erzielt werden kann. Insofern darf dieses Buch sich auch als Grundlage für zukünftige Entwicklungen verstehen. Wohl kaum ein anderer Autor ist für diese Thematik so prädestiniert wie Dr. Alf Staudach. In ihm verbindet sich eine langjährige Erfahrung in der Anatomie mit der tagtäglichen kritischen Überprüfung des Vorwissens bei der Beurteilung sonographischer Befunde in der Geburtshilfe und Gynäkologie. Dazu kommt die Begabung im Umgang mit Feder und Zeichenstift.

Der Leser wird aus dieser großen praktischen Erfahrung des Autors viel Gewinn ziehen und dieses Buch sicherlich als ein Standardwerk des fetalen Ultraschalls schätzen lernen.

Bonn, November 1986   Prof. Dr. M. Hansmann

Inhaltsverzeichnis

1 Einleitung

Die Ultraschalldiagnostik ist im Laufe der letzten 25 Jahre zu einem integrierenden Bestandteil geburtshilflicher Diagnostik geworden. Keine andere Untersuchungsmethode ermöglicht eine direkte visuelle Betrachtung des Feten, eine Analyse seiner anatomischen Strukturen und eine Bewertung seines Verhaltens.

Das zunehmend verbesserte Auflösungsvermögen moderner Ultraschallgeräte erlaubt eine immer detailliertere Identifikation anatomischer Strukturen am Feten. Die praenatale Sonographie unterscheidet sich jedoch prinzipiell von der Untersuchungstechnik am Neugeborenen oder der Untersuchung beim Erwachsenen:

1. Während bei den letztgenannten Untersuchungen ein direkter Bezug zwischen der Oberflächenanatomie und der intrakorporalen Anatomie hergestellt werden kann, ist bei der geburtshilflichen Sonograhie die topographisch-anatomische Orientierung durch die fehlenden Möglichkeiten einer direkten Ankoppelung des Schallkopfes an die fetale Körperoberfläche primär erschwert.
   Um dennoch einen genormten Untersuchungsgang zu sichern, ist der Untersucher gezwungen, sich vorerst über Lage, Haltung und Einstellung des Feten Information zu verschaffen, dabei den fetalen Bewegungen zu folgen, um dann durch gezielte Auswahl entsprechender anatomischer Referenzebenen ein Schnittbildscreening der einzelnen Organbereiche durchführen zu können.
2. In den Lehrbüchern der systematischen und topographischen Anatomie finden sich zwar zahlreiche standardisierte anatomische Schnitte, auf die erforderlichen Referenzebenen für eine Biometrie und ein anatomisches Screening unter Beachtung der Besonderheiten der fetalen Anatomie wurde dabei jedoch bislang nicht eingegangen.
3. Die kindliche Organentwicklung ist bis zum Abschluß der Embryonalperiode in der Literatur des Fachbereiches „Embryologie" ausführlich analysiert und bis ins Detail beschrieben. Ähnliches gilt für die Verhältnisse am Neugeborenen. Zwischen Abschluß der Embryonalperiode und Geburt fehlen jedoch für die Aussagemöglichkeiten der geburtshilflichen Sonographie wesentliche übersichtliche Hinweise auf morphologische Veränderungen von Organstrukturen während des weiteren Verlaufes der fetalen Entwicklung und damit zum Teil auch die Grundlagen zur notwendigen Unterscheidung zwischen Norm und Pathologie. Die klinische Aussage der Pädiatrie „ein Kind ist kein kleiner Erwachsener" kann insofern erweitert werden, als auch ein Fetus nicht nur als ein kleineres Kind betrachtet werden kann.
4. Ein klares Verständnis der fetalen Ultraschallanatomie kann nur durch den Vergleich zwischen Ultraschallmorphologie und realanatomischen Schnitten gewonnen werden. Bislang erfolgten solche Vergleiche, wenn überhaupt, nur mit in Formalin fixierten Schnittpräparaten von Erwachsenen (Johnson u. Rumack

1980; Hadlock et al. 1981; Grant et al. 1981). Dieser Umstand hat im Laufe der letzten Jahre sowohl zu Fehlinterpretationen fetalanatomischer Details geführt (Campbell u. Thoms 1982; Chinn et al. 1982) als auch teilweise zu inkorrekten Definitionen anatomischer Begriffe, worauf Jeanty et al. (1984) hingewiesen haben.

Auf Grund dieser genannten Faktoren wurden vom Autor Gefrierschnitte unter Beachtung der in der geburtshilflichen Sonographie relevanten Referenzebenen für die Organdarstellung und Biometrie angefertigt. Die dabei gewonnenen Erfahrungen wurden auf einen nach anatomischen Gesichtspunkten genormten Untersuchungsgang übertragen. In jenen Fällen, wo einerseits durch verbesserte Qualität, andererseits durch mehr Einblick in die anatomische Situation neue Strukturen sonographisch identifizierbar waren, jedoch primär nicht eindeutig zugeordnet werden konnten, wurde durch neue Gefrierschnitte im zur Diskussion stehenden anatomischen Bereich eine Klärung angestrebt. Im Sechsjahreszeitraum 1980 bis 1985 wurde bei Indikation zur sonographischen Überprüfung der fetalen Anatomie ein aus den obengenannten Erfahrungen gewonnener Untersuchungsgang eingehalten und die damit erreichbare Qualität bei der Integritätskontrolle des Feten auf ihre Wertigkeit überprüft.

2 Grundlagen

2.1 Gefrierschnitt-Technik – Fotodokumentation

Um tieferen Einblick in die fetale Anatomie zu erlangen, war es naheliegend, analog zur Darstellungsform am Ultraschallbild anatomische Schnitte am Feten anzufertigen. Die Zielsetzung dabei war folgende:

1. Das Wiederauffrischen anatomischer Kenntnisse in Organbereichen, die nicht im Zentrum der Betrachtungsweise des Faches Geburtshilfe und Gynäkologie liegen.
2. Bei den im Ultraschallbild dargestellten Strukturen konnte jeweils nur „vermutet" werden, daß es sich bei dieser Struktur um einen spezifischen anatomischen Bereich handelt (entspricht eine strichförmige Echoverstärkung bei horizontalen Schnitten durch das Gehirn tatsächlich dem dritten Ventrikel?). Zielsetzung war es, solche Strukturbereiche durch experimentelle Untersuchungen (Beschallung von Feten im Wasserbad – Markierung der fraglichen Strukturen – Identifikation am anatomischen Schnitt) systematisch und topographisch richtig zuzuordnen.
3. Es galt, die für ein anatomisches Screening am Feten erforderlichen Schnittebenen zu präzisieren und die für eine exakte Biometrie notwendigen Referenzebenen anatomisch zu definieren.
4. Jene Organbereiche, die im Laufe der weiteren fetalen Entwicklung noch entscheidende Dimensionsänderungen zeigen, sollten durch Schnitte an Feten unterschiedlichen Alters in diesen Bereichen in ihrer Dimensionsdynamik erfaßt werden (Bestimmung der Ventrikelgröße in Abhängigkeit vom Gestationsalter).

Für solche Untersuchungen standen prinzipiell 3 Möglichkeiten zur Verfügung:

1. Die Organfixierung in herkömmlicher Weise mit Formalin und das Schneiden solcher Präparate.
2. Die Orientierung an Gefrierschnitten.
3. Die Plastination.

Von allen 3 genannten Methoden schien uns die Darstellung der fetalen Anatomie anhand von Gefrierschnitten am geeignetsten. Zum Zeitpunkt des Beginns der eigenen Untersuchungen war die Methodik der Plastination (Klemstein 1981) noch nicht entsprechend ausgereift, und es stand vor allem der dazu notwendige aufwendige technische Apparat nicht zur Verfügung.

An den Schnitten formalinfixierter Feten kommt es zu Schrumpfungsprozessen, die vor allem im Bereich des Gehirns eine exakte biometrische Korrelation zur Ultraschallanatomie nicht zulassen. (Abb. 2.1 a, b) (Bahr et al. 1957; Kushida 1962; Boonstra et al. 1984; Tsukasa et al. 1984).

Im Zeitraum vom 1.1.1976 bis 31.12.1985 wurden Gefrierschnittuntersuchungen an insgesamt 122 Embryonen bzw. Feten durchgeführt. Für die vorliegende Studie wurden die an 86 Feten im Alter zwischen der 12. und 24. Woche gewonnenen Schnitte herangezogen. Es handelte sich bei allen Feten um Spontanaborte. Zur schnittanatomischen Untersuchung wurden nur jene Fälle herangezogen, bei denen das Gestationsalter durch eine klare Regelanamnese (regelmäßiger Zyklus, exakt bekannte letzte Periode) und durch eine Biometrie der Scheitel-Steiß-Länge im ersten Trimenon zweifelsfrei feststand. Alle Feten waren totgeboren, und es erfolgte in jedem Fall eine mehrmalige Überprüfung zum sicheren Ausschluß einer Vitalität vor jeglicher Manipulation. Bei insgesamt 12 Feten wurde versucht, die sono-anatomischen Verhältnisse durch experimentelle Schalluntersuchungen im Wasserbad zu klären. Um die Bildung von Artefakten (Totalreflexion an Gasblasen) zu verhindern, wurde auf 100°C erhitztes Aqua destillata verwendet. Die Ergebnisse dieser Untersuchungen waren unbefriedigend. Die Qualität der Darstellung fetaler Organe in vitro stand in keinem Verhältnis zur Qualität der In-vivo-Untersuchungen. Durch Gerinnungsprozesse waren die fetalen Gefäße meist kaum noch darstellbar, und damit die intrafetale Orientierung wesentlich erschwert. Eine adäquate akzeptierbare Qualität von Ultraschallbildern fand sich im Bereich des Zentralnervensystems. Bei diesen Untersuchungen wurden Strukturen, die im Rahmen der intrauterinen Diagnostik reproduzierbar beobachtet werden konnten, jedoch organbezogen primär nicht zuzuordnen waren (im wesentlichen handelte es sich um Strukturbereiche des Gehirns) unter ultraschallgeleiteter Nadelpunktion aufgesucht und durch Einspritzen eines kleinen Depots von Methylenblau markiert, um später eine Identifikation am anatomischen Schnitt zu ermöglichen.

Das Einfrieren erfolgte in einer Gefriereinrichtung mit einer Temperatur von −20°C. Da es bei Lagerung in Rückenlage oder Bauchlage am turgorlosen Rumpf bis zur endgültigen Härtung zu Deformierungen kam, wurden die Feten vertikal gelagert. Vergleichende Untersuchungen von um 180° gedreht fixierten Feten, zeigten keine wesentliche Verschiebung der intrafetalen Anatomie durch die unterschiedliche Lagerung beim Einfrieren.

In jenen Fällen, wo geplant war, Schnitte in genormten Ebenen anzulegen, wurden die angestrebten Schnittebenen anhand der bekannten Bezugspunkte an der Oberflächenanatomie markiert (Abb. 2.2, und 2.3). Diese Markierung erfolgte entweder durch die Fixation von Zwirnfäden, die, am kurz angefrorenen Präparat angelegt, entsprechende Schnürfurchen hinterließen, oder durch das Aufbringen von Papiermarkierstreifen, die im Rahmen des Gefrierprozesses an der fetalen Oberfläche fixiert blieben. Die Zeitabstände vom Einfrieren bis zu den schnittanatomischen Untersuchungen schwankten zwischen 48 h und 4 Wochen. Danach traten auch äußerlich sichtbare Deformierungen im Sinne eines Gefriertrocknungsprozesses auf. Da Gefrierschnittmikrotome für Schnitte der gewünschten Dimension nicht zur Verfügung standen, wurden handelsübliche, scheibenförmige Schneidesysteme zum Anlegen von Schnitten verwendet. Beim Schnittvorgang wurde den Markierungen an der fetalen Körperoberfläche gefolgt. Anhand der ersten gewonnenen Schnitte wurde die Symmetrie des Schnittes und die erzielte Schnittdicke kontrolliert. Nach entsprechender Übung gelang es, intakte Schnitte mit einer Dicke zwischen 2 und 5 mm anzufertigen.

Zur Definition von Referenzebenen im dreidimensionalen Organbereich (Messung des biparietalen Durchmessers (BPD) und fronto-occipitalen Durchmessers (FROD) am Kopf, Referenzebenen für die Thoraxbiometrie) wurden vor dem Einfrieren die symmetrischen Oberflächenpunkte mit maximaler Distanz bestimmt,

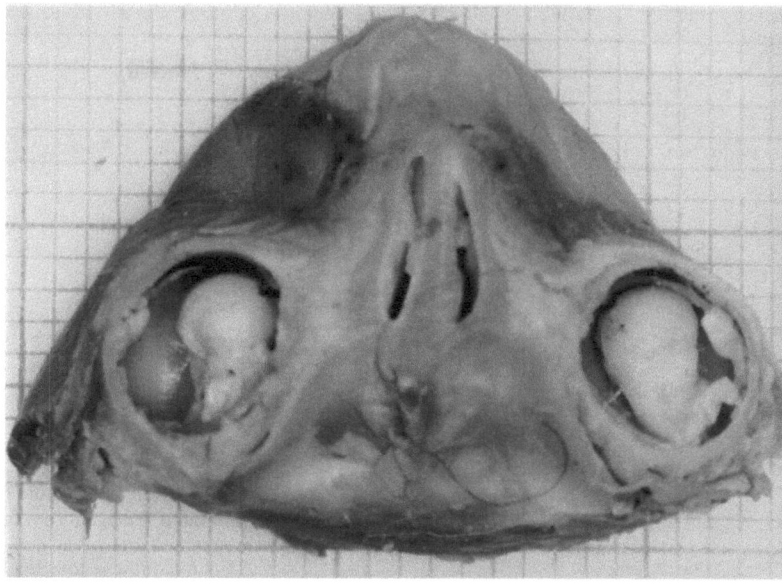

Abb. 2.1. a Formalinpräparat des fetalen Orbitabereiches, durch die Formalinfixierung die Bulbi deutlich geschrumpft

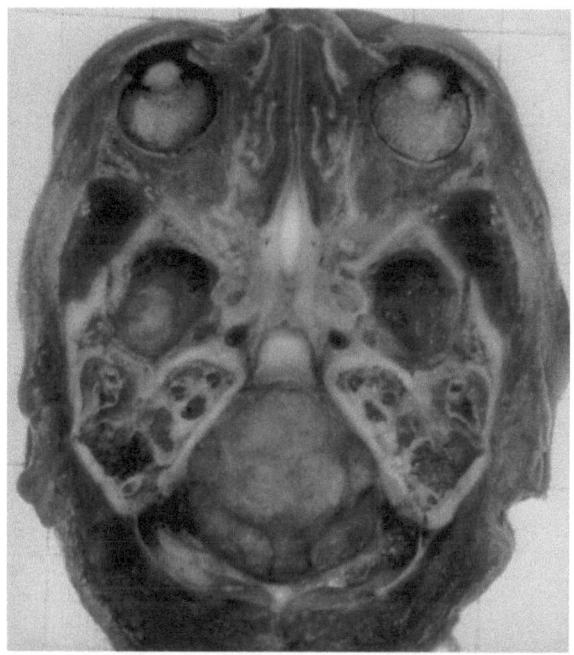

Abb. 2.1. b Gefrierschnitt durch einen fetalen Schädel in Höhe der Augen – die Augendimensionen zeigen keine Schrumpfungsprozesse

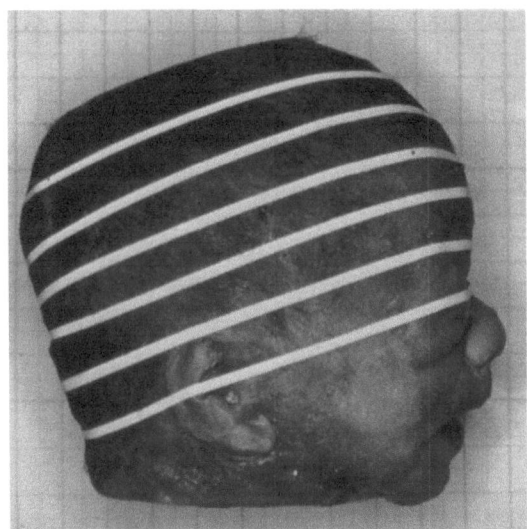

Abb. 2.2. Beispiel für die Orientierungshilfe beim Anlegen von Schnitten am
fetalen Schädel

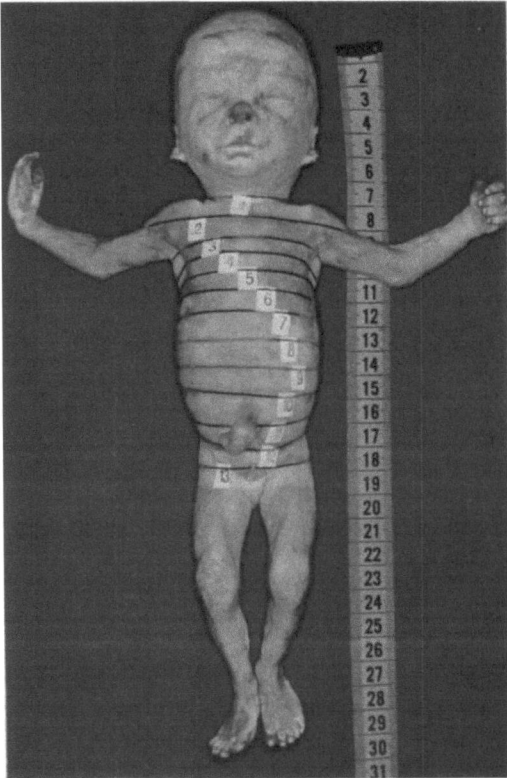

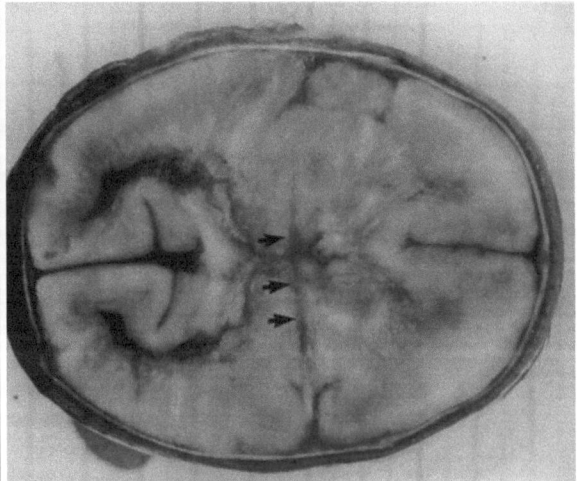

Abb. 2.3. (links) Markierungen am fetalen Rumpf für geplante Horizontalschnitte durch Thorax
und Abdomen

Abb. 2.4. (rechts) Horizontalschnitt durch ein fetales Hirn in der 24. Woche. Die Pfeile markieren
die Spuren der durch den Kopf geführten Nadel zur Bestimmung der Referenzebene für den BPD.
Die Markierung in der maximalen Distanz führt durch die beiden Thalami

gemessen und markiert. Die maximalen Distanzbereiche wurden mittels durchgehender Nadeln bleibend markiert (Abb. 2.4). Um die durch 2 Geraden definierten Ebenen im Schnitt richtig zu treffen, wurden entlang der Austrittspunkte der Nadeln zirkuläre Oberflächenmarkierungen gelegt. In der Folge wurden solange Parallelschnitte zu dieser Ebene angefertigt, bis der Markierungsbereich erreicht war (Abb. 2.4).

Um den anatomischen Bezug im dreidimensionalen Raum auch anhand von Schnittflächen topographisch richtig herstellen zu können, wurden bei gezielten Fragestellungen entweder Stufenschnitte angefertigt, oder es wurde auf eine anatomisch an der Oberfläche gut definierte Ebene im Winkel von 90° geschnitten und somit eine dreidimensionale Orientierungsmöglichkeit erreicht (Abb. 2.5 a, b). Diese Abbildungen zeigen den medianen Sagittalschnitt durch einen fetalen Kopf. Die Hirnstrukturen sind am Medianschnitt gut differenzierbar (Cerebellum, Lamina tecti, Pons). Die Abb. 2.5 b zeigt die Aufsicht auf dieses Präparat (Horizontalschnitt im Winkel von 90° zur Sagittalebene) mit der Darstellung des am Schnitt getroffenen linken Seitenventrikels. Anhand solcher Schnitte wurde jeweils versucht, schon vor dem Anlegen des nächsten Schnittes die im Schnitt zu erwartenden anatomischen Strukturen zu definieren und die Qualität der prospektiven Orientierung anhand der tatsächlich getroffenen Strukturen zu überprüfen. Diese Denkform stellt auch bei der praktischen Anwendung der schnittanatomischen Untersuchung des Feten im Rahmen der Ultraschalluntersuchung die Grundlage für eine frühe Erkennung auffallender Befunde dar.

Durch die Reibungswärme beim Schneiden kam es zu Abtauprozessen an der Oberfläche der Schnitte, wobei die getauten Bereiche wenige Sekunden nach Durchführen des Schnittes auf Grund der niedrigen Temperatur des sie umgebenden Gewebes „perlartig" an der Oberfläche anfroren. Um diesen, jede weitere Fotodokumentation störenden Prozeß zu verhindern, wurden die Schnitte unmittelbar nach Passieren der Schneideeinrichtung mit einem gut saugenden Leinenlappen von Flüssigkeitstropfen befreit.

Zur Fotodokumentation wurden Kameras vom Typ Olympus OM-2n und Olympus OM-2 Spot sowie OM-4 verwendet. Bei Blitzaufnahmen wurde ein Olympus T-10 Ringblitz verwendet, als Objektiv ein Olympus Zuiko 50 mm f 3,5 Makro. An Filmmaterial wurde für Farbpositive ein KODAK Ektachrome ED-200 (200 ASA/24 DIN) verwendet, für die Schwarzweißaufnahmen nach mehreren experimentellen Untersuchungen verschiedener Filmmaterialien der Film KODAK Panatomic-X (32 ASA/16 DIN). Bei Schwarzweißaufnahmen wurde die Filmempfindlichkeit der Kamera dem jeweils verwendeten Film angepaßt. Die Blendenauswahl lag im allgemeinen zwischen 11 und 22, je nach Objektabstand zum Objektiv. Die Wahl der adäquaten Belichtungszeit erfolgte durch die Automatik der Kamera. Bei Blitzaufnahmen wurde die Kamera auf Full-Automatic-Control eingestellt: dabei wird die benötigte Lichtabgabe des Blitzes durch das Objektiv automatisch (100%) gesteuert.

Da die Oberfläche von Gefrierschnitten nach dem Schneidevorgang trotz Reinigung von zahlreichen winzigen Eiskristallen bedeckt ist, entstehen bei der Aufsichtsfotografie die Bildinterpretation störende Reflexe (Abb. 2.6). Zur optischen Korrektur dieser unerwünschten Reflexe wurde ein Ringblitz-Polfilter verwendet. Bei Verwendung des Polfilters muß die Filmempfindlichkeit an der Kamera korrigiert werden (empfohlen +Korrektur 1,5). Durch den Einsatz solcher Filter verliert jedoch das fotografierte Objekt an Plastizität.

Um die Korrelation zu biometrischen Faktoren nicht zu verlieren, wurden die Schnitte vor der Dokumentation auf Millimeterpapier aufgebracht. Bei der Farbaus-

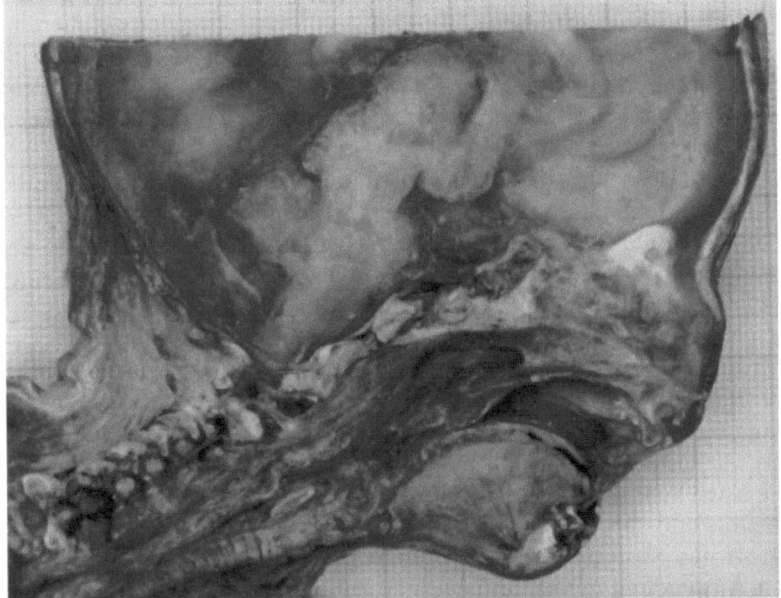

Abb. 2.5. a Medianer Sagittalschnitt durch einen fetalen Schädel – die Aufsicht auf den Schnitt hilft bei der Orientierung für geplante Horizontalschnitte

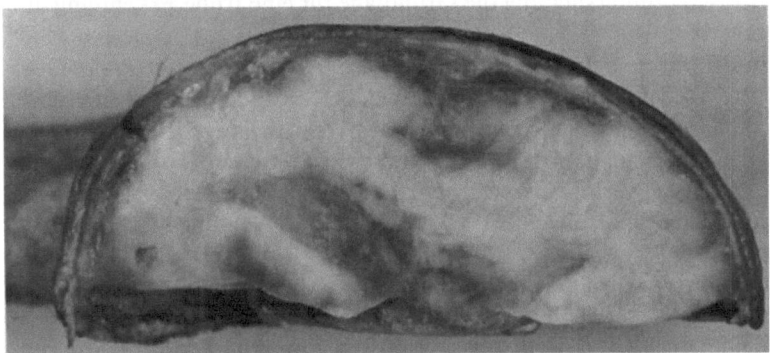

Abb. 2.5. b Die Schnittfläche des Horizontalschnittes von cranial betrachtet – dargestellt der am Schnitt getroffene linke Seitenventrikel

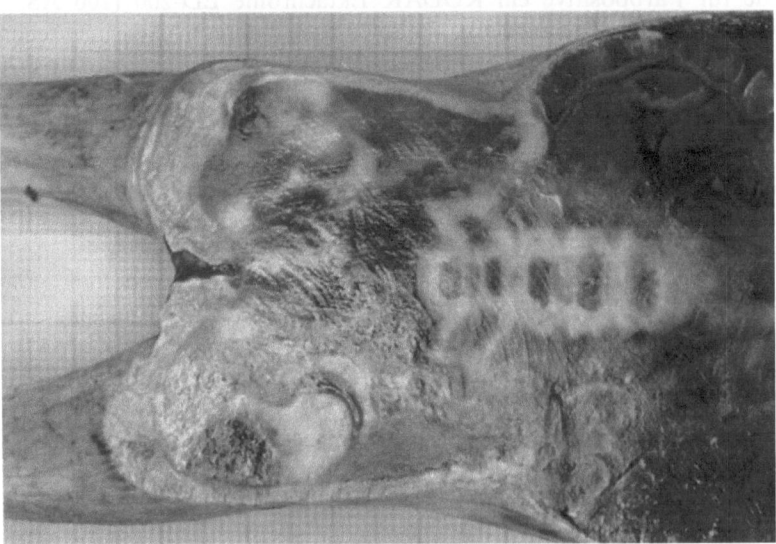

Abb. 2.6. Typisches Beispiel für schlechte Fotodokumentation – die Lichtreflexe an Eiskristallen verhindern eine detaillierte Darstellung

wahl der verschiedenen zur Verfügung stehenden Papiertypen hat sich grau gerastertes Millimeterpapier (transparent), als Hintergrund auf eine weiße Unterlage gelegt, am besten bewährt. Der Vorteil des Transparentpapiers besteht in der geringeren Saugneigung. Je länger der Zeitaufwand zur fotografischen Dokumentation war, desto mehr zeigten sich an den Schnittpräparaten Auftauerscheinungen, in Abhängigkeit von der Schnittdicke (je dünner der Schnitt, desto rascher der Tauprozeß). Um Deformierungen der Schnitte zu verhindern, wurden die Schnitte unmittelbar nach Dokumentation wieder in das Kühlsystem eingebracht. Dabei bewährte sich auch im Kühlsystem die Lagerung auf dem transparenten Millimeterpapier, da durch die geringe Saugfähigkeit dieses Papiers die Auflageschnittfläche nicht vollständig am Papier anfror und dadurch im Falle einer von neuem notwendigen Dokumentation auch die Auflagefläche fotografiert werden konnte.

Mehr durch Zufall als durch wissenschaftliche Analyse zeigten sich an den Oberflächen jener Gefrierschnitte, die über längere Zeit gelagert wurden, Gefriertrocknungsprozesse, die zu einer wesentlichen Verbesserung der anatomischen Detaillierung an der Schnittoberfläche führten, ohne gleichzeitig entscheidende Schrumpfungsprozesse oder Deformierungen zu verursachen (Abb. 2.7 a, b). In beiden Abbildungen handelt es sich um den identischen Schnitt. Die fotografische Dokumentation des Schnittes in Abb. 2.7 a erfolgte unmittelbar nach Durchführung des Schnittes, die der Abb. 2.7 b nach einem Zeitraum von 4 Wochen. Da dieser Prozeß reproduzierbar war und durchgehend, unabhängig von der Organgrundlage, eine wesentliche Qualitätsverbesserung der Oberflächenstrukturdarstellung bedingte, haben wir in der Folge die anatomischen Schnitte nicht unmittelbar nach dem Schneidevorgang dokumentiert, sondern einen Zeitraum von 3–4 Wochen abgewartet.

Nach den gewonnen Erfahrungen ist dies der optimale Zeitbereich für eine bildliche Dokumentation. Werden Schnitte über noch längere Zeit gelagert, so schreiten diese Trocknungsprozesse so weit fort, daß es zu Schrumpfungen und Strukturverlust kommt.

Zur Bestimmung der realen anatomischen Größe des fetalen Hirnventrikelsystems haben wir nach Anlegen von Schnitten mit einer maximalen Schichtdicke von 3 mm und einem Gefriertrockenprozeß von 3–4 Wochen diese auf ein Lichtprojektionssystem aufgebracht und die durch die Transparenz exakt demarkierten Grenzbereiche zwischen flüssigkeitsgefülltem Ventrikelanteil und Hirnstruktur unter Durchlichtkontrolle freipräpariert (Abb. 2.8). Dabei war eine direkte Präparation des Grenzbereiches Hirn-Liquor-Raum nicht notwendig. Nach Präparation des zentralen Bereiches der Ventrikel genügte der Druck durch kleine Lanzetten auf die Eiskristalle, um ein spontanes Absplittern der Liquorkristalle von der Ventrikelwand zu bewirken.

Die Möglichkeiten einer anatomischen Detailanalyse sind auf Grund der mehrfachen Differenzierung durch unterschiedliche Nuancierung auf Farbabbildungen ungleich besser als auf Schwarzweißabbildungen. Dies gilt vor allem für die Differenzierung von Gefäßen in parenchymatösen Organen. Durch den experimentellen Einsatz unterschiedlicher Entwicklungschemikalien und verschiedener Papiergraduierungen haben wir versucht, die Nachteile der Schwarzweißfotografie partiell auszugleichen. Die Schwarzweißfilmentwicklung wurde mit den Chemikalien AGFA Rodinal (6 min, 1:25) für Filmentwicklung und Ilford Hypam (2 min, 1 + 4) für Filmfixierung verwendet. Bei den Versuchen mit verschiedenen Papiertypen hat sich Schwarzweißpapier vom Typ Ilford Glänzend Gradation 0–2 (je nach Filmkontrast) am besten geeignet, zur Entwicklung die Chemikalien Ilford Ilfospeed (1 + 9,1 min) für die Papierentwicklung und Ilford Hypam (1 + 9,1 min) für die Papierfixierung.

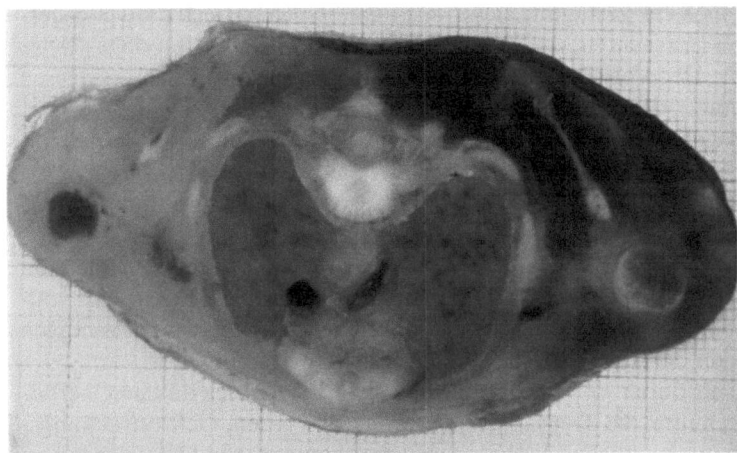

Abb. 2.7. a Horizontalschnitt
durch einen fetalen Thorax. Die
Dokumentation erfolgte
unmittelbar nach Anlegen des
Schnittes

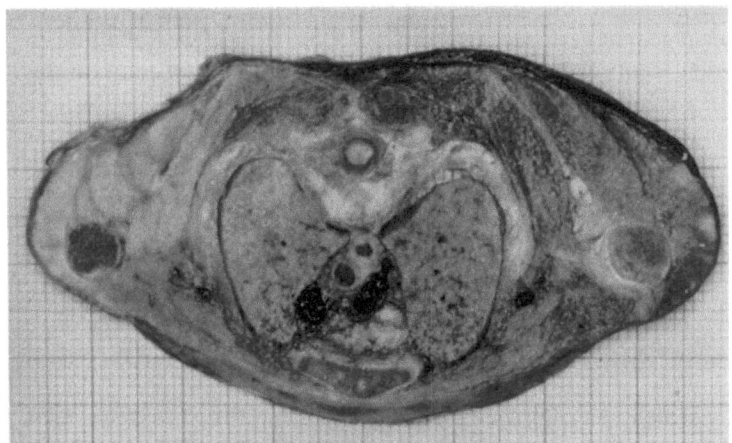

Abb. 2.7. b Der analoge Schnitt
4 Wochen später fotografiert –
das Oberflächenrelief durch den
Gefriertrockeneffekt deutlich
besser interpretierbar

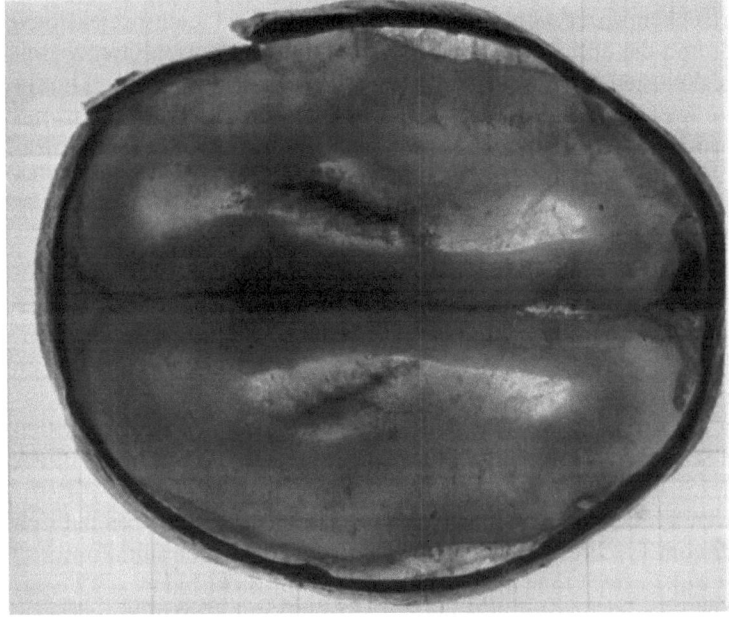

Abb. 2.8. Horizontalschnitt
durch ein fetales Gehirn in der
18. Woche. Der „Durchlicht-
effekt" demarkiert die Grenze
zwischen Ventrikel und Hirnmantel. In der Cella media und
im Hinterhorn wird der Plexus
choroideus im Durchlicht
sichtbar

Sämtliche Abbildungen wurden in einem eigenen Labor ohne den Einsatz von Entwicklungsmaschinen angefertigt. Gefrierschnittuntersuchungen und Ultraschalluntersuchungen standen permanent in Wechselwirkung. Die anhand des Anlegens von Gefrierschnitten gewonnene Erfahrung wurde jeweils in die Deutung von Ultraschallbildern eingebaut, unklare Ultraschallbefunde wurden durch Anlegen neuer Schnitte geklärt. Um dem Leser die gewonnene Erfahrung didaktisch einprägsam zu vermitteln, wurde bei der Anordnung der Abbildungen – wo immer notwendig – das sonomorphologische Bild dem Gefrierschnitt gegenübergestellt und im Bedarfsfall durch eine Orientierungsskizze ergänzt.

2.2 Ultraschalluntersuchungen

2.2.1 Material und Methodik

Geräte

Im genannten Zeitraum wurden zur Ultraschalldiagnostik die Geräte Echocamera-SSD-256 der Firma Aloka mit einem 3,5 und einem 5 Megahertz Linearschallkopf, das Gerät 81/50 der Firma Kranzbühler mit einem 3,5 Megahertz Linearschallkopf und einem 3,5 Megahertz Sektorschallkopf, das Gerät Ultramark 4 der Firma Squibb Medical Systems mit einem 3,5 Megahertz Linearschallkopf und einem 5 Megahertz Sektorschallkopf sowie das Gerät Acuson 128 (Linearschallkopf 3,5 Megahertz, Sektorschallkopf 3,5 Megahertz) verwendet.
Der Einsatz von Linear- und Sektorschallköpfen erfolgte je nach Problemstellung, entweder jeweils einzeln oder kombiniert. Zur primären Übersichtsdarstellung wurden im allgemeinen Linearschallköpfe bevorzugt, bei der gezielten Aufsuchung von speziellen Organbereichen (Hirn, Herz) wurde im allgemeinen Sektorschallköpfen der Vorzug gegeben. Für die Erstellung von Abbildungen wurden auf Grund des besseren Auflösungsvermögens größtenteils Schallköpfe mit einer Frequenz von 5 Megahertz verwendet.

Fotodokumentation

Die Dokumentation von Ultraschallbildern erfolgte ausnahmslos mit der Kleinbildkamera, entweder über eingebaute Fotomonitore oder an über die Videoausgänge anschließbaren getrennten Fotosystemen. Dabei wurden die Kameratypen Olympus OM-10, OM-2n, OM-4 (autodynamische Messung durchs Objektiv) mit dem Objektiv Olympus Zuiko 50 mm f 3,5 Makro verwendet. Für die Schwarzweißaufnahmen wurde ein Film vom Typ Ilford HP-5 (400 ASA/27 DIN) verwendet. Die Empfindlichkeit der Kamera wurde bei Schwarzweißfilmen auf 400 ASA eingestellt, bei einer Blende von 11 am Objektiv. Die Verschlußzeit der Kamera wurde durch die Automatik gewählt. Zur Filmentwicklung wurden die Chemikalien AGFA Rodinal (6 min, 1:25) für die Filmentwicklung und Ilford Hypam (2 min, 1 + 4) für die Filmfixierung verwendet. Als Papier kam Ilford Glänzend Gradation 0–2 (je nach Filmkontrast) zum Einsatz, die Papierentwicklung erfolgte mit Ilford Ilfospeed (1 + 9,1 min), die Papierfixierung mit Ilford Hypam (1 + 9,1 min).

Kollektiv

Die Ultraschalluntersuchungen erfolgten unter standardisierten Bedingungen (s. Untersuchungsgang) und wurden im vorgestellten Kollektiv primär vom Autor durchgeführt. Medizinisch-technische Assistenten werden in unserem Arbeitsbereich zur sonographischen Diagnostik generell nicht eingesetzt. Zur Auswertung wurden aus insgesamt 36405 Untersuchungen an graviden Patientinnen an der Landesfrauenklinik Salzburg im Zeitraum vom 1.1.1980 bis 31.12.1985 nur jene Untersuchungen herangezogen, die vom Autor selbst durchgeführt wurden und primär unter der Indikationsstellung einer Integritätskontrolle der fetalen Anatomie erfolgten. Insgesamt wurden dabei 3218 Patientinnen untersucht. Das Kollektiv wurde je nach Zuweisungsindikation prospektiv in 4 Hauptgruppen gegliedert:
Die Gruppe 1 umfaßte jene Patientinnen, bei denen die Untersuchung im Sinne eines Basisscreenings indiziert worden war. Hinweise auf auffällige Vorbefunde waren nicht gegeben, auch erfolgte die Zuweisung in keinem Fall unter Hinweis auf bekannte Risikofaktoren zur gezielten Ausschlußdiagnostik. Die Frage, ob und in welcher Frequenz Ultraschallkontrollen bereits vor der Zuweisung erfolgt waren, konnte in diesem Kollektiv auf Grund qualitativ mangelhafter Angaben nicht exakt geklärt werden.
In der Gruppe 2 sind jene Patientinnen zusammengefaßt, bei denen auf Grund anamnestischer Angaben (Entwicklungsanomalien im Familienbereich der Eltern, Mißbildungen bei Kindern aus früheren Schwangerschaften, Exposition gegenüber potentiell teratogenen Noxen im 1. Trimenon) eine Zuweisung zur gezielten Ausschlußdiagnostik erfolgte.
Das Kollektiv der Gruppe 3 umfaßt jene Patientinnen, bei denen im Rahmen klinikexterner sonographischer Voruntersuchungen indirekte Alarmhinweise (Auffälligkeit der Fruchtwassermenge, Verdacht auf Wachstumsretardierung, Diskrepanzen biometrischer Parameter) registriert worden waren und bei denen eine Befundkontrolle mit gezielter Überpüfung der fetalen Anatomie erwartet wurde.
Die Gruppe 4 umfaßt Patientinnen, bei denen der Voruntersucher den gezielten Verdacht auf eine fetale Mißbildung ausgesprochen hatte.

Bewertung – Kontrolle

Das Ergebnis der Untersuchung wurde jeweils dokumentiert und in bezug auf die Bewertung der fetalen Anatomie eine klare Stellungnahme – sonoanatomisch unauffällig – anatomisch faßbare Entwicklungsanomalie – abgegeben. Bei Verdacht auf fetale Mißbildungen wurde die Verdachtsdiagnose durch mehrmalige Untersuchungen in Zusammenarbeit mit den jeweils betroffenen Fachbereichen (Pädiatrie, Kinderchirurgie, Kinderurologie, Neurologie, Radiologie) präzisiert und eine gemeinsame Aussage angestrebt.
Zur Überprüfung der Aussagequalität wurde bei Geburten an der Landesfrauenklinik Salzburg in jenen Fällen, wo ein unauffälliger Ultraschallbefund erhoben worden war, eine Erstuntersuchung des Neugeborenen unmittelbar nach der Geburt durch den Geburtshelfer, sowie 2 kinderärztliche und eine orthopädische Untersuchung während des postpartal stationären Aufenthaltes vorgenommen. In jenen Fällen, wo der Verdacht auf Entwicklungsanomalie ausgesprochen wurde, wurden die Kinder primär an die Neonatologie transferiert. Eine Befundsicherung bzw. Kontrolle erfolgte durch den Einsatz der jeweils indizierten diagnostischen Hilfsmittel.

Alle spontanen Spätaborte, induzierten Aborte oder perinatal verstorbenen Kinder wurden einer pathologisch-anatomischen Untersuchung (Pathologisches Institut der Landeskrankenanstalten Salzburg, Vorstand: Prof. Thurner) unterzogen. War in diesen Fällen vorher sonographisch der Verdacht auf Mißbildung geäußert worden, so wurde vor der Obduktion dem Institut die Verdachtsdiagnose mitgeteilt.

In jenen Fällen, wo die Entbindung, der induzierte Abort oder ein perinataler Todesfall nicht an unserer Abteilung stattfand, wurden die zur endgültigen Klärung erforderlichen Befunde von den jeweils betroffenen Abteilungen eingeholt. Bei unauffälligem Ultraschallbefund und Entbindung an einer anderen Abteilung wurden ebenfalls Kontrollbefunde eingeholt.

Die im Rahmen der praepartalen Diagnose erhobenen Befunde wurden mit den kontrollierten Ergebnissen verglichen und in bezug auf den Aussagewert der praepartalen Sonographie durch Einzelfallanalyse bewertet.

2.2.2 Ergebnisse

Kollektivzusammensetzung

Die Gliederung des Kollektivs von insgesamt 3218 untersuchten Patienten nach Zuweisungsdiagnosen zeigt Tabelle 2.1. 2569 Patienten wurden ohne anamnestische Belastung zur Diagnostik im Sinne einer Basisuntersuchung zugewiesen (80% des Gesamtkollektivs). Die Gruppen mit anamnestischem Risiko, indirekten Alarmhinweisen und gezieltem Mißbildungsverdacht machen jeweils etwa 6–7% des Gesamtkollektivs aus und sind zahlenmäßig annähernd identisch.

Zeitliche Entwicklung

Bei der Analyse der einzelnen Jahre über den Beobachtungszeitraum zeigt sich in allen Gruppierungen eine Frequenzzunahme (Tabelle 2.2). Am stärksten ist sie in der durch anamnestische Risiken belasteten Gruppe, wobei in dieser Gruppe die Zunahme im Kollektiv des familiären Risikos bei weitem überwiegt. Die Gesamtsumme der Zuweisungen hat sich zwischen 1980 und 1985 annähernd vervierfacht. Dieser Umstand ist einerseits durch die derzeitige Gesetzgebung zu erklären (ein generelles

Tabelle 2.1. Gliederung der 3218 untersuchten Patienten nach Indikationsgruppen mit Angabe der Kollektivgrößen und prozentualer Verteilung

	[n]	[n]	[%]
1. Routinediagnostik		2569	80
Familiäres Risiko	152		
Exogene Noxen	60		
2. Anamneserisiko		212	6,5
Hydramnion	113		
Oligohydramnie	57		
Wachstums Retardierung	42		
3. Indirekte Alarmhinweise		212	6,5
4. Mißbildungsverdacht		225	7,0
Summe		3218	100

Tabelle 2.2. Gliederung der Patientenverteilung in den einzelnen Indikationsgruppen bei getrennter jährlicher Analyse im Beobachtungszeitraum 1980–1985

	1980	1981	1982	1983	1984	1985	Summe
1. Routinediagnostik	212	314	421	478	512	632	2569
Familiäres Risiko	4	8	6	12	27	95	152
Exogene Noxen	3	4	12	7	9	25	60
2. Anamneserisiko	7	12	18	19	36	120	212
Hydramnion	4	12	21	16	22	38	113
Oligohydramnie	2	3	7	11	14	20	57
Wachstums Retardierung	3	5	4	7	8	15	42
3. Indirekte Alarmhinweise	9	20	32	34	44	73	212
4. Mißbildungsverdacht	18	21	27	30	50	79	225
Summe	246	367	489	561	642	904	3218

Tabelle 2.3. Darstellung der Verteilung von allen Mißbildungen auf die einzelnen Indikationsgruppen unter Beachtung richtig-positiver Diagnosen, falsch-negativer Befunde und falsch-positiver Befunde

			Mißbildungen gesamt:		richtig-positive Diagnosen:			falsch negativ:		falsch positiv:	
	[n]	[n]	[n]	[n]	[n]	[n]	[%]	[n]	[n]	[n]	[n]
1. Routinediagnostik		2569		64		59	92		5		1
Familiäres Risiko	152		11		10			1			
Exogene Noxen	60										
2. Anamneserisiko		212		11		10	91		1		
Hydramnion	113		8		8						
Oligohydramnie	57		14		13			1		1	
Wachstums Retardierung	42		12		10			2			
3. Alarmhinweise		212		34		31	91		3		1
4. Mißbildungsverdacht		225		81		81	100				
Summe		3218		190		181	95		9		2

Screening, analog zur Bundesrepublik Deutschland besteht in Österreich im Rahmen der Routineschwangerenbetreuung noch nicht), andererseits spiegeln die steigenden Zahlen die zunehmende Zentralisierung von Patientinnen mit suspekten Befunden wider.

Fehlbefunde

Bei der Analyse des Gesamtkollektivs fanden sich insgesamt 190 Mißbildungen (5,9%)(Tabelle 2.3). In 181 Fällen waren diese Mißbildungen sonographisch erkannt worden, in 2 Fällen wurde ein Mißbildungsverdacht ausgesprochen, der später nicht bestätigt werden konnte. Bei der Analyse des als sonographisch unauffällig bewerteten Kollektivs fanden sich im Kollektiv von 3035 normal befundeten Kindern 9 nicht erkannte Mißbildungen. Bezogen auf die Gesamtzahl von 3218 untersuchten Patientinnen fanden sich somit insgesamt 11 Fehldiagnosen (0,3%), von den

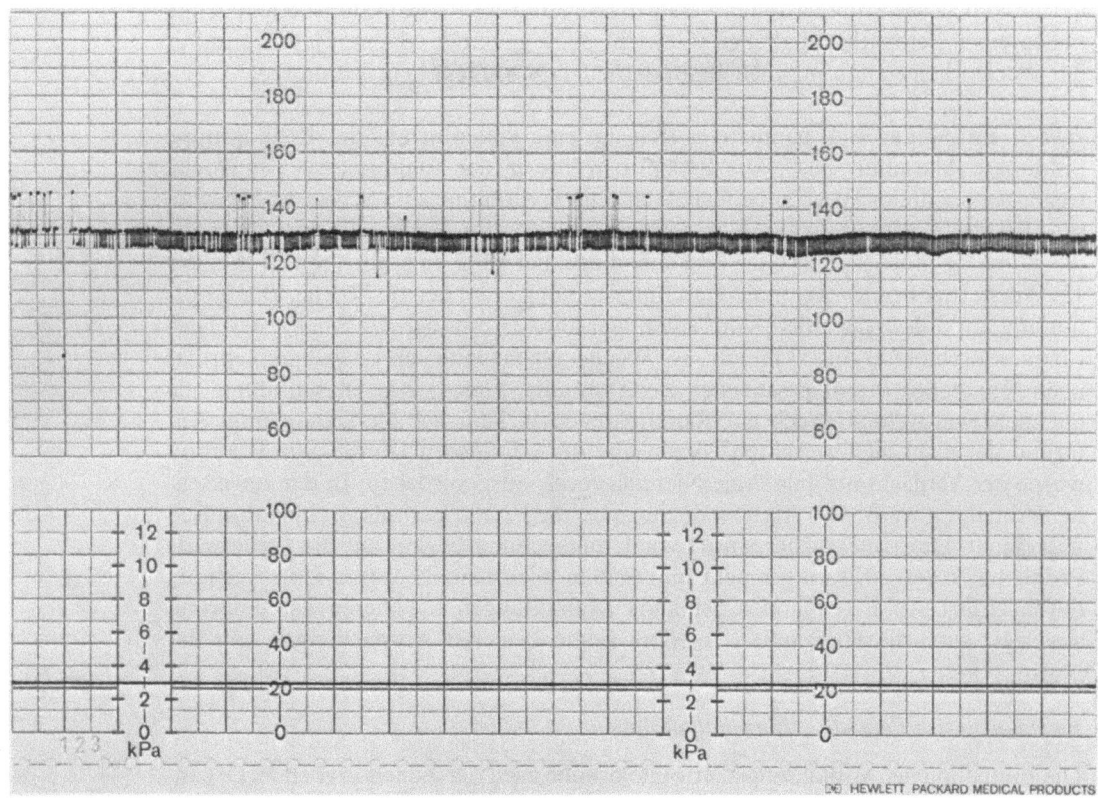

Abb. 2.9. Cardiotocogramm bei sonographischem Verdacht auf Vitium (falsch-positiver Befund, Fall 1, s. Kap. 2.2.2 „Fehlbefunde")

insgesamt 190 Mißbildungen wurden 9 nicht erkannt, was einem Anteil von 4,7% entspricht.

Falsch-positive Befunde – Einzelfallanalyse

Fall 1. Bei den 2 falsch-positiven Diagnosen handelt es sich im ersten Fall um die Verdachtsdiagnose eines Vitiums bei einer Patientin mit Diabetes mellitus, die erstmals in der 36. Woche zugewiesen wurde und bei der sich ein von uns bis zu diesem Zeitpunkt nicht beobachtetes cardiotokographisches Muster fand (Abb. 2.9). Bei der sonographischen Untersuchung zeigte sich ein weit über die Norm hinausgehend vergrößertes Herz mit vor allem extrem weitem rechten Vorhof. Das Foramen ovale war ebenfalls weit über die Norm erweitert, und dieser Befund wurde im Zusammenhang mit dem auffälligen Cardiotokogramm als Vitium interpretiert. In der Überlegung, daß bei fetalem Distress als Ursache für das nicht deutbare Cardiotokogramm und das deutlich erweiterte Herz, in Zusammenhang mit der fetalen Kreislaufzentralisierung, das Fruchtwasser mißfarbig sein müßte, wurde eine Amniocentese durchgeführt. Das Fruchtwasser war klar, die Patientin wurde im Kreissaalbereich durchgehend überwacht. Mehrmalige Ultraschallkontrollen zeigten keine Änderung des Befundes, und der Verdacht auf ein Vitium wurde mit jedem Befund zunehmend erhärtet. Nach eingehender Falldiskussion wurde 12 h nach der ersten Fruchtwasserpunktion neuerlich eine Amniocentese durchgeführt. Das Fruchtwasser war wiederum klar. Zwei Stunden später verstarb das Kind. Der Obduktionsbericht zeigte neben einer Fetopathia diabetica (Gewicht 3250 g, Länge 52 cm, Gestationsalter 34. Woche) keine anatomischen Besonderheiten, vor allem kein Vitium.

Fall 2. Im zweiten Fall handelte es sich um eine Patientin aus der Risikogruppe „indirekte Alarmhinweise". Die Patientin wurde in der anamnestisch 18. Woche wegen seit mehrerer Wochen beobachteter Oligohydramnie zum Screening zugewiesen. Bei der sonographischen Kontrolluntersuchung fand sich eine Anhydramnie, das Kind lag in fixierter zweiter Beckenendlage, der BPD entsprach mit 33 mm der 15. Woche, der fronto-occipitale Durchmesser mit 47 mm der 18. Woche. Der Kopfumfang am dolichocephalen Kopf entsprach mit 134 mm der 17. Woche, der Thoraxquerdurchmesser mit 33 mm der 15. Woche. Nach Gabe von Lasix und mehrmaligen Kontrollen in entsprechenden Zeitabständen konnte eine Blasenfüllung nie nachgewiesen werden. Auch ein Nierenparenchym kam nie zur Darstellung. Auf Grund der nicht nachweisbaren Nieren und der erfolglosen Diureticaprovokation wurde der Verdacht auf bilaterale Nierenagenesie ausgesprochen. In der zuweisenden Abteilung wurde der Abort induziert und die Frucht pathologisch-anatomisch untersucht. Der Untersucher wurde vor Untersuchungsbeginn auf die vorliegende Problematik aufmerksam gemacht und eine in allen Details exakte Untersuchung durchgeführt. Am Feten fanden sich keine Mißbildungen, die Nieren waren normal angelegt, auch die Histologie der Niere zeigte keinerlei Abweichungen von der Norm.

Falsch-negative Befunde – Einzelfallanalyse

Die Einteilung der Mißbildungen erfolgte primär nach der Zugehörigkeit zu Organsystemen – bei Kombinationsmißbildungen wurde das Leitproblem für die Zuordnung herangezogen. Da jedoch für die Interpretation der nicht diagnostizierten Mißbildung auch eine Zuordnung zu den Indikationsgruppen wesentlich erscheint, wurde dieser Bezug in der Tabelle 2.4 zweidimensional hergestellt.
Bei der Zuordnung nach Organgruppen finden sich 2 nicht erkannte Mißbildungen im Bereich des Urogenitaltraktes, 1 Mißbildung im Bereich des Gastrointestinaltraktes, 3 Mißbildungen fallen in die Diagnosegruppe: „Syndrome – Chromosomenaberrationen" und 3 Mißbildungen in die Gruppe der Vitien ohne gleichzeitigen nichtimmunologischen Hydrops fetalis. Bei der Zuordnung der 9 nicht erkannten Mißbildungen nach den Indikationsgruppen finden sich 5 im Kollektiv der Routinediagnostik ohne familiäre Belastung, ein Kind ist der Gruppe „Anamneserisiko" zuzuordnen und stammt aus dem Kollektiv mit anamnestisch bekanntem Risiko zur gezielten Ausschlußdiagnostik. In die Gruppe „indirekte Alarmhinweise" fallen 3 der nicht erkannten Mißbildungen, in einem Falle war die Indikation zur Untersuchung Oligohydramnie und in 2 Fällen die Wachstumsretardierung in Kombination mit Fruchtwasserverringerung. In der Gruppe „gezielter Mißbildungsverdacht" wurde keine Entwicklungsanomalie übersehen. Bei der durchgeführten Einzelfallanalyse folgten wir dem Gesichtspunkt der Organzuordnung.

Urogenitaltrakt

Fall 1. Hier handelt es sich um eine Erstkontrolle bei einer Patientin, die in der 31. Woche wegen drohender Frühgeburt bei Beckenendlage zugewiesen wurde. Die unter Zeitdruck durchgeführte sonographische Untersuchung ergab bis auf eine Anhydramnie und Wachstumsretardierung keine Auffälligkeiten. Im Unterbauch

Tabelle 2.4. Zuordnung von 9 nicht erkannten Mißbildungen sowohl nach Indikationsgruppen als auch nach Organzugehörigkeit

	Zentralnervensystem	Urogenitaltrakt	Nichtimmunologischer Hydrops fetalis (NIHF)	Gastrointestinaltrakt	Mißbildungen bei Mehrlingen	Syndrome und Chromosomenaberationen	Skelettsystem	Tumore	Vitien (isoliert)	Summe
1. Routinediagnostik		2	1						2	5
Familiäres Risiko										
Exogene Noxen						1				
2. Anamneserisiko						1				1
Hydramnion										
Oligohydramnie						1				
Wachstums Retardierung						1			1	
3. Indirekte Alarmhinweise						2			1	3
4. Mißbildungsverdacht										
Summe		2		1		3			3	9

wurde eine cystische Struktur als Blase gedeutet und damit eine Nierenmißbildung ausgeschlossen. Ein detailliertes Screening der gesamten fetalen Anatomie erfolgte nicht. Ein Tokolyseversuch war erfolglos, und wegen Frühgeburt bei Beckenendlage wurde die Indikation zur Schnittentbindung gestellt. Das Kind zeigte eine sireniforme Mißbildung und verstarb unmittelbar postpartal. Bei der pathologisch-anatomischen Untersuchung fand sich neben der sireniformen Mißbildung eine Analatresie, eine Agenesie des äußeren Genitale, eine Agenesie der Harnblase und der Harnleiter und im Bereich der Nieren cystische Tumoren. Diese cystischen Tumoren wurden vor der Sectio als fetale Blase fehlinterpretiert.

Fall 2. Die Patientin wurde in der 20. Woche untersucht – die Biometrie entsprach dem Gestationsalter, sonstige Auffälligkeiten wurden nicht beschrieben, die Sono-Anatomie des Kindes wurde als normal bewertet. Das Kind verstarb nach komplikationsloser Spontangeburt, und bei der pathologisch-anatomischen Untersuchung fanden sich policystische Nieren vom Typ I nach Potter.
Beide Fälle von urogenitalen Mißbildungen stammten aus der Gruppe der Routinediagnostik.

Gastrointestinaltrakt

In dieser Gruppe fand sich 1 Mißbildung. Die Patientin wurde vor der 20. Woche im Rahmen einer Routinekontrolle untersucht, und dabei wurden sonoanatomisch keinerlei Auffälligkeiten festgestellt. Nach der Geburt am Termin traten primäre Adaptationsstörungen auf, und das Kind wurde auf Grund von massiven Atemproblemen reanimiert. Im Rahmen der Abklärung fand sich eine ausgedehnte Zwerchfellhernie links, die kinderchirurgisch versorgt wurde. (Kinderchirurgische Abteilung der Landeskrankenanstalten Salzburg, Vorstand: Prim. Dr. Henkl) Das Kind verstarb postoperativ an den Folgen einer pulmonalen Dysplasie.

Syndrome – Chromosomenanomalien

In diese Gruppe fallen insgesamt 3 nicht diagnostizierte Entwicklungsanomalien.

Fall 1. Die Patientin wurde in der 18. Woche zur gezielten Ausschlußdiagnostik zugewiesen. In der Anamnese waren bereits 2 Kinder in unmittelbarer Folge von einem Smith-Lemli-Opitz-Syndrom betroffen.
Nach Einsicht in die Literatur wurden die für dieses Syndrom typischen morphologischen Veränderungen definiert, und es wurde versucht, sie sonographisch darzustellen bzw. auszuschließen (Microcephalie, auffallende Nasenform, Micrognathie, Hypospadie und Syndaktylie der 2. und 3. Zehen). Trotz mehrmaliger Untersuchungen über den gesamten Verlauf der Schwangerschaft konnte keines dieser Stigmata sonographisch nachgewiesen werden. Die einzige beschriebene Auffälligkeit war eine mäßige Ektasie der Nierenbecken beidseitig – die Absicherung durch eine cytogenetische Untersuchung ergab einen normalen Chromosomensatz – jedoch einen grenzwertig erhöhten α-Fetoproteinwert im Fruchtwasser. Mit zunehmender Zahl von Untersuchungen stieg die Ausschlußsicherheit. Die Patientin wurde an unserer Abteilung entbunden und äußerte auf Grund der Morphologie des Kindes unmittelbar postpartal sofort den Verdacht auf das neuerliche Vorliegen eines Smith-Lemli-Opitz-Syndroms. Dieser Verdacht wurde in der Folge auch bestätigt.

Fall 2. Zuweisung einer Patientin in der 34. Woche wegen Wachstumsretardierung und Oligohydramnie. Beide Alarmhinweise wurden bei der sonographischen Erstkontrolle bestätigt und zu diesem Zeitpunkt auch ein auffälliger Herzbefund beschrieben. Dieser Verdacht wurde jedoch bei mehrmaligen Untersuchungen wieder zurückgenommen. Zum Ausschluß einer chromosomalen Aberration wurde eine genetische Amniocentese durchgeführt. Vor Erhalt des Ergebnisses wurde wegen zunehmender Verschlechterung des Cardiotokogramms die Schnittentbindung indiziert. Das Kind verstarb postpartal an einem Vitium – der nachträglich eingehende genetische Befund ergab eine Trisomie 21.

Fall 3. Die Patientin wurde in der 35. Woche erstmals wegen Verdachtes auf Oligohydramnie zugewiesen. Bei der sonographischen Kontrolle wurde die Oligohydramnie bestätigt, beim Screening des Urogenitaltraktes konnten beidseitig Nieren dargestellt werden – eine Harnausscheidung konnte nie beobachtet werden. Sonstige Strukturauffälligkeiten wurden nicht beschreiben. Zusätzlich fand sich eine ausgeprägte Dystrophie. Nach Information der Patientin wurde wegen Wachstumsretardierung und Oligohydramnie die Indikation zur Schnittentbindung gestellt. Das Kind verstarb postpartal. Die pathologisch-anatomische Untersuchung beschrieb diesen Fall als cryptogenetisches Mißbildungssyndrom. Es fanden sich beidseitig Hakenfüße, sowie eine mangelhafte Ausbildung des Desmocraniums (die Schuppenknochen des knöchernen Schädeldaches waren kaum angelegt und vorwiegend häutig), zusätzlich fand sich eine Hypoplasie der Harnblase, die nur als haselnußgroß beschrieben wurde, wobei aber die Harnwege überall frei durchgängig und nicht ausgeweitet waren. Die beiden Nieren waren angelegt, normal groß und gut geformt.

Vitien

Insgesamt wurden 3 Vitien nicht erkannt, dabei 2 aus der Gruppe „Routinediagnostik" und ein Vitium aus der Gruppe „Wachstumsretardierung". Die beiden

Kinder aus der Indikationsgruppe „Routinediagnostik" wurden beim Screening als anatomisch unauffällig beschrieben. In einem der beiden Fälle kam es zu einer Frühgeburt in der 28. Woche, das Kind verstarb postpartal und zeigte pathologisch-anatomisch einen ausgeprägten Vorhofseptumdefekt. Im 2. Falle dieser Gruppe erfolgte die Spontangeburt in der 37. Woche, das Kind verstarb postpartal. Bei der pathologisch-anatomischen Untersuchung fand sich ein Vitium mit einem 20 × 15 mm großen Defekt des oberen Kammerseptums und des unteren Vorhofseptums bei Atrioventrikularkanal.

Im 3. Fall war die Patientin in der 18. Woche wegen fraglicher Dystrophie erstmals untersucht worden, und es fand sich bis auf eine geringe Wachstumsretardierung ein unauffälliger Befund. Bei weiteren Kontrollen nahm die Wachstumsretardierung zu – die Patientin wurde in der 28. Woche stationär aufgenommen. Eine cytogenetische praenatale Untersuchung wurde nicht durchgeführt. Bei mehrmaligen sonographischen Untersuchungen wurden keine anatomischen Auffälligkeiten beschrieben. Wegen zunehmender Dystrophie und Häufung von suspekten Herzfrequenzmustern im Cardiotokogramm wurde die Indikation zur Schnittentbindung gestellt. Das Kind zeigte postpartal eine Kiefer-Lippen-Gaumenspalte und wurde an die Neonatologische Abteilung der LKA Salzburg (Vorstand: Univ.-Prof. Dr.Dr. E.G. Huber) transferiert. Es verstarb postpartal, und bei der pathologisch-anatomischen Untersuchung fand sich ein Vitium mit ausgedehntem Vorhofseptumdefekt und Rechtsherzhypertrophie. Eine postpartale Karyotypisierung gelang nicht, da in der angelegten Kultur kein Zellwachstum erfolgte.

Erkannte Mißbildungen – Differenzierung

Tabelle 2.5 zeigt die erkannten Mißbildungen, geordnet nach Organgruppen. In den einzelnen Organgruppen wurde eine weitere Differenzierung vorgenommen. Die aufgeschlüsselten Diagnosen entsprechen primär dem pathologisch-anatomischen Befund. Nicht in allen Fällen entsprach die praepartale Diagnose exakt dem pathologisch-anatomischen Befund. In keinem Falle mußte die Verdachtsdiagnose aus dem Organbereich umgeordnet werden. In insgesamt 18 von 181 Fällen (10%) entsprach der sonographische Verdachtsbefund zwar dem betroffenen Organbereich, die Differenzierung erreichte jedoch nicht den Befund der pathologisch-anatomischen Untersuchung. Diese 18 Fälle sind in Tabelle 2.5 durch × markiert.

Mißbildungen gesamt – Zuordnung

Die Zuordnung der insgesamt 190 Mißbildungen zu den einzelnen Organgruppen sowie der Anteil nicht erkannter Anomalien in den einzelnen Gruppen ist in Tabelle 2.6 dargestellt. Die Gruppen sind nach der Häufigkeit aufgelistet.

Anomalien im Bereich des Zentralnervensystems (26%) und Urogenitaltraktes (25%) stellen die beiden stärksten Gruppen dar, gefolgt von den Gruppen „Nicht immunologischer Hydrops fetalis" (13%) und Gastrointestinaltrakt (12%). Deutlich abgesetzt finden sich die Gruppen „Anomalien bei Mehrlingsschwangerschaften" und „Syndrome-Chromosomenanomalien" mit jeweils 8%. Mißbildungen des Skelettsystems, Tumoren und isolierte Vitien machen mit jeweils 3% nur einen geringen Anteil des Gesamtspektrums aus.

Der prozentuale Anteil von Fehldiagnosen variiert, er liegt in der Gruppe isolierter Vitien mit 75% am höchsten, gefolgt von 20% Fehldiagnosen in der Gruppe „Syndrome-Chromosomenanomalien".

Tabelle 2.5. Differenzierte Gliederung der 181 diagnostizierten Mißbildungen in den einzelnen Organgruppen – Grundlage: pathologisch-anatomische Diagnose. (Ultraschalldiagnose im Vergleich zum pathologisch-anatomischen Befund nicht ausreichend differenziert ■)

ZENTRALNERVENSYSTEM:			MISSBILDUNGEN BEI MEHRLINGEN:		
Anencephalie:	18		Feto-fetale Transfusion:	7	
Spina bifida:	8		Acardius:	1	
Hydrocephalus:	14		Thoracopagus:	2	
Dandy-Walker Syndrom:	2		Nierenagenesie:	1	■
Intracranielle Cyste	1	■	NIHF ohne Transfusion:	2	
Intracranielles Teratom:	1	■	Multiple Mißbildungen:	1	
Microcephalie:	1		Amelie eines Fußes:	1	
Gesamtzahl:	50		Gesamtzahl:	15	

UROGENITALTRAKT:			SKELETTSYSTEM:		
Bilaterale Agenesie:	9		Osteogenesis imperfecta		
Polycystische Dysplasie:			(Typ. Vrolik)	1	■
(Typ: Potter I.)	3		Achondrogenesis:	1	■
Multicystische Dysplasie			Spondylocostale Dysostose:	1	■
(Typ: Potter IIA-beidseits)	4		Asphyxierende Thoraxdysplasie:	1	
Multicystische Dysplasie			Arthrogryposis multiplex:	1	
einseitig + sonstige Pathologie			Amelie eines Fußes:	1	
der anderen Niere:	3		Gesamtzahl:	6	
Multicystische Dysplasie					
isoliert einseitig:	6				
Cystenniere Typ Potter III:	1	■	NICHT IMMUNOLOGISCHER		
Infravesicale Obstruktion:	4		HYDROPS (NIHF):	24	
Subpelvine Stenose:	6				
Obstruktive Megaureteren:	1		TUMORE:		
Congenitale Megaureteren:	2	■	Steißbeinteratom:	3	
Prune-Belly-Syndrom:	3		Hamartom der Lunge:	1	■
Nierenagenesie einseitig:	1	■	Cystisch adenomatoide		
Nierencyste:	1		Dysplasie der Lunge:	1	■
Urachuscyste:	1	■	Gesamtzahl:	5	
Hydronephrose beidseits:					
(Trisomie 21)	1		ISOLIERTES VITIUM:		
Gesamtzahl:	46		Aortenstenose:	1	■
GASTROINTESTINALTRAKT:			Gesamtzahl:	1	
Omphalocelen:	9				
Gastroschisis:	5		CHROMOSOMENANOMALIEN,		
Komplette Evisceration:	1		SYNDROME:		
Duodenalatresie:	2		Trisomie 18:	2	■
Colonatresie:	1	■	Trisomie 13:	1	■
Hernia diaphragmatica:	1		Mißbildungssyndrome:	9	
Intraabdominelle Cysten:	3		Gesamtzahl:	12	
Gesamtzahl:	22				

Bei Zuordnung der insgesamt 190 Mißbildungen (181 erkannt – 9 nicht erkannt) zu den einzelnen Risikogruppen (Tabelle 2.7) fand sich folgendes Ergebnis:
In der anamnestisch unbelasteten Gruppe („Routinediagnostik") findet sich eine Mißbildungsfrequenz von 2,5% (64 von 2569). In der Gruppe mit Anamneserisiko

Tabelle 2.6. Gliederung aller Mißbildungen nach Organgruppen und Erfassung des prozentualen Anteils unter gleichzeitiger Zuordnung erkannter und nicht erkannter Anomalien

	Mißbildungen gesamt		erkannt		nicht erkannt	
	[n]	[%]	[n]	[%]	[n]	[%]
Zentralnervensystem	50	26	50	100		
Urogenitaltrakt	48	25	46	96	2	4
Nichtimmunologischer Hydrops Fetalis (NIHF)	24	13	24	100		
Gastrointestinaltrakt	23	12	22	96	1	4
Mißbildungen bei Mehrlingen	15	8	15	100		
Syndrome und Chromosomenaberationen	15	8	12	80	3	20
Skelettsystem	6	3	6	100		
Tumore	5	3	5	100		
Vitien (isoliert)	4	2	1	25	3	75
Summe	190	100	181	95	9	5

Tabelle 2.7. Zuordnung aller Mißbildungen nach Indikationsgruppen und Erfassung der prozentualen Verteilung in den einzelnen Gruppen

	Untersuchungen		Mißbildungen gesamt			
	[n]	[n]	[n]	[n]	[%]	[%]
1. Routinediagnostik		2569		64		2,5
Familiäres Risiko	152		11		7,2	
Exogene Noxen	60					
2. Anamneserisiko		212		11		5,2
Hydramnion	113		8		7,1	
Oligohydramnie	57		14		24,6	
Wachstumsretardierung	42		12		28,6	
3. Indirekte Alarmhinweise		212		34		16,0
4. Mißbildungsverdacht		225		81		36,0
Summe		3218		190		5,9

beträgt die Mißbildungsfrequenz 5,2% (11 von 212), wenngleich sich die gesamte Zahl diagnostizierter Mißbildungen auf die Untergruppe mit familiärem Risiko konzentriert (11 von 152), da in der Gruppe mit exogenen Noxen kein einziger Mißbildungsfall beobachtet wurde.

Sprunghaft steigt die Mißbildungsfrequenz in der Gruppe mit indirekten Alarmhinweisen an. Sie beträgt insgesamt 16% und konzentriert sich vor allem auf die beiden Gruppen Oligohydramnie und Wachstumsretardierung. In der Gruppe mit Hydramnion finden sich Mißbildungen lediglich in einer Frequenz von 7,1%. Der prozentual höchste Anteil von Entwicklungsanomalien fand sich erwartungsgemäß in der Indikationsgruppe „gezielter Mißbildungsverdacht"; er betrug hier 36,0% (81 von 225).

Falsch-positive Verdachtsdiagnose bei Zuweisung

Die Gruppe von insgesamt 225 Patientinnen, die mit einem gezielten Mißbildungsverdacht zugewiesen wurden, wurde getrennt analysiert. Zu beachten ist, daß bei 144

Tabelle 2.8. Analyse der mit dem Verdacht auf Entwicklungsanomalie zugewiesenen Patienten nach dem Anteil falsch-positiver Verdachtsdiagnosen in den einzelnen Jahren

	1980	1981	1982	1983	1984	1985	Summe
4. Zuweisung mit gezieltem Mißbildungsverdacht [n]	18	21	27	30	50	79	225
Davon Mißbildungsverdacht bestätigt [n]	1	4	2	18	21	35	81
Mißbildung ausgeschlossen (falsch-positiver Verdachtsbefund) [n]	17	17	25	12	29	44	144
Falsch-positive Befunde [%]	94	81	93	40	58	56	64

von insgesamt 225 Fällen in dieser Gruppe der primär geäußerte Verdacht auf fetale Entwicklungsanomalie beim gezielten Screening nicht bestätigt werden konnte (64% falsch-positive Verdachtsdiagnosen). Die Einzelfallanalyse dieser 144 Fälle mit Zuweisung wegen Verdachtes auf fetale Mißbildung zeigte bei Gliederung nach Organbereichen folgendes Ergebnis: In 85 Fällen (59%) wurde der Verdacht auf Entwicklungsanomalien im Bereich des Zentralnervensystems gestellt. In 26 Fällen (18%) wurde der nicht zu bestätigende Verdacht auf Mißbildungen im Bereich des Urogenitalsystems geäußert, in 12 Fällen (8%) im Bereich des Gastrointestinaltraktes und in 7 Fällen (5%) im Bereich des Skelettsystems. In 14 Fällen (10%) waren aus den Zuweisungsdiagnosen keine klaren anatomischen Angaben über die Verdachtsdiagnose ableitbar. Um eine Analyse des Qualitätstrends vornehmen zu können, wurde diese Indikationsgruppe unter dem Aspekt des prozentualen Anteiles von falsch-positiven Diagnosen über den Beobachtungszeitraum 1980 bis 1985 jahrweise differenziert (Tabelle 2.8). Dabei fand sich eine Reduzierung falsch-positiver Diagnosen von 94% im Jahre 1980 auf 56% im Jahre 1985.

2.2.3 Diskussion

Literaturangaben über Analysen unter einem ähnlichen Aspekt finden sich nur bei Hansmann u. Gembruch (1984). Dort wurde ein Kollektiv von 878 Fällen unter dem Aspekt einer Ausschlußdiagnostik in getrennte Indikationsgruppen unterteilt. Ein vergleichendes Kollektiv ohne Risikofaktoren ist dabei nicht berücksichtigt. Die Zusammensetzung des untersuchten Kollektivs in unserer Studie (Tabelle 2.1) hat sich aus den natürlichen Gesichtspunkten von Zuweisungsdiagnosen ergeben und folgt keinem Prinzip einer Selektion. Wie die zeitliche Entwicklung zeigt (Tabelle 2.2), nimmt einerseits die Frequenz an Ultraschalluntersuchungen bei Schwangeren insgesamt zu, andererseits werden in diesem Zusammenhang zunehmend mehr Alarmmomente beobachtet und einem Zentrum zur differentialdiagnostischen Klärung zugeführt. Diese Vorgangsweise entspricht in etwa dem von Hansmann (1981) empfohlenen Mehrstufenkonzept. Wie die steigenden Zahlen in der Gruppe „familiäres Risiko" zeigen, wird in Fällen mit belastender Anamnese die Sonographie immer häufiger zum gezielten Ausschluß angesprochen.
Im Kollektiv der Routinediagnostik übernimmt bislang der klinische Bereich noch häufig die Aufgaben des Screenings der Stufe 1 in der Praxis. Dieses Kollektiv ist insofern inhomogen, als partiell klinikexterne Untersuchungen vorangegangen sind, diese jedoch meist nicht dokumentiert wurden. Für einen weiteren Teil dieses Kollek-

tivs stellt die klinische Untersuchung die Erstuntersuchung dar. Auch das Gestationsalter bei diesen Erstuntersuchungen variiert, es ist teilweise durch späte Erstzuweisung nicht mehr exakt feststellbar, und es wurde deshalb auf eine Zuordnung und Grenzziehung, wie sie sich bei Hansmann u. Gembruch (1984) mit der 24. Woche findet, verzichtet. Es ist zu erwarten, daß sich dieses Kollektiv mit Einführung eines obligaten Screenings in zunehmendem Maße vom klinischen Bereich in die Praxis verlagert.

Die retrospektive Erfassung von Daten im als unauffällig befundeten Kollektiv beinhaltet keine Garantie für den sicheren Ausschluß minimaler intrakorporaler Defekte am Neugeborenen. Es ist jedoch anzunehmen, daß durch die mehrmalige pädiatrische Untersuchung und die Bewertung des weiteren klinischen Verlaufs bei diesen Neugeborenen wesentliche Anomalien kaum übersehen wurden.

Bei sonographisch festgestellten Anomalien war der prospektiv gezielte Hinweis auf den konkreten Verdacht sowohl für die Qualität des Untersuchungsganges bei überlebenden Kindern als auch für die Gründlichkeit der pathologisch-anatomischen Untersuchung bei induziertem Abort bzw. perinatalem Tod von entscheidender Bedeutung (Födisch 1982; Rehder 1982; Födisch u. Knöpfle 1984).

Die Zahl von insgesamt 11 Fehlbefunden erscheint primär relativ gering, darf jedoch keineswegs mit den Angaben von Autoren verglichen werden, die seit mehreren Jahren als Zentrum der Stufe 3 tätig sind (Hansmann u. Gembruch 1984; Hansmann et al. 1985). Je differenzierter der diagnostische „Anspruch" des Zuweisenden wird, desto höher liegt das Risiko der „Nichterkennung". Dies gilt speziell für die Diagnostik von Neuralrohrdefekten vor der 20. Woche. So wurden wir nur in einem der 8 diagnostizierten Fälle von Spina bifida (Tabelle 2.5) vor der 20. Woche mit dieser Fragestellung konfrontiert. Auch in diesem Fall wurde ein Screening nur auf Grund eines erhöhten α-Fetoproteinwertes, der im Zusammenhang mit einer cytogenetischen Untersuchung aus Altersindikation beobachtet wurde, indiziert.

Beide Fälle von falsch-positiven Befunden resultierten aus dem unterbliebenen Einsatz einer weiterführenden Diagnostik, sei es aus Mangel an diagnostischem Instrumentarium (Dopplersonographie bei Vitien) oder aus mangelnder Erfahrung mit invasiv diagnostischen Maßnahmen (Fruchtwasserersatz bei Oligohydramnie). Analysiert man die 9 Fälle nicht erkannter Mißbildungen, so ist auch in diesem Kollektiv zumindest in einem Teil der Fälle der unterlassene Einsatz einer weiterführenden Diagnostik für die Fehlbefunde verantwortlich. Dies gilt vor allem für den Anteil von falsch-positiven Befunden im Risikokollektiv. Der Ausschluß eines Smith-Lemli-Opitz-Syndroms (Fall 1) hätte nicht angenommen werden dürfen, da keine visuelle Erfahrung bei der Beobachtung morphologischer Details dieses Syndroms bestand. In den beiden verbleibenden Fällen aus der Gruppe „Syndrome – Chromosomenaberration" war die Beurteilbarkeit durch reduziertes Fruchtwasser begrenzt – im Fall 2 unterblieb trotz beobachteter Verdachtsmomente die erweiterte Diagnostik am fetalen Herzen – wenngleich die späte Erstzuweisung in der 34. Woche den zeitlichen Rahmen für eine ausreichende Diagnostik einschränkte. Dies gilt auch für den Fall 3 aus dieser Gruppe.

Die Fehldiagnosen bei Mißbildungen des Urogenitaltraktes resultierten im Fall 1 (Obstruktion der ableitenden Harnwege, sireniforme Mißbildung) aus einem inkompletten Untersuchungsgang (Staudach 1982). Im Fall 2 (Cystennieren vom Typ Potter I) besteht die Möglichkeit, daß bei Untersuchungen vor der 24. Woche die Fruchtwassermenge noch normal ist (Weiß et al. 1981), und daß die sehr kleinen Cysten durch Geräte älterer Bauart nicht darstellbar sind. In 3 Fällen mit polycystischer Dysplasie vom Typ Potter I (Tabelle 2.5) wurde die Diagnose in der Folge richtig gestellt. Leitsymptom war in allen Fällen das reflexreiche sonographische Muster der Nieren, und über die Bestimmung des Quotienten aus Nieren- und Abdominalumfang nach Grannum et al. (1980) gelang die Befundsicherung. Erleichtert wurde sie durch den Einsatz von 5 MHz Schallköpfen, deren verbessertes Auflösungsvermögen auch die Darstellung kleincystischer Strukturen ermöglichte.

Bei der nicht erkannten Zwerchfellhernie war sowohl das Schichtscreening als auch die anatomische Organzuordnung inkomplett, da sich bei der kinderchirurgischen Versorung eine deutliche Verdrängung des Herzens nach rechts durch intrathorakal liegende Darmanteile fand.

Von den 3 nicht erkannten Vitien sind die morphologischen Veränderungen im Fall 2 (Atrioventrikularkanal) als diagnostizierbar zu bewerten, im Fall 3 wurde die Wachstumsretardierung und Fruchtwasserreduktion nicht ausreichend alarmierend gedeutet, und eine cytogenetische Untersuchung wurde versäumt. Dieser Fall konnte nie endgültig geklärt werden, da auch postpartal eine cytogenetische Abklärung nicht gelang.

Im Spektrum von 181 richtig diagnostizierten Anomalien finden sich insgesamt 18 Fälle, bei denen die sonographische Diagnose in ihrer Differenzierung weit hinter der Aussage der klinischen oder pathologisch-anatomischen Untersuchung zurückblieb. Auf das perinatale Management hatte die fehlende Differenzierung des Befundes jedoch in keinem Fall wesentlichen Einfluß. In dieser Gruppe zeigte es sich, daß vor allem die Zuordnung von erstmals beobachteten Anomalien Schwierigkeiten bereitete. Es fehlt in solchen Fällen die Möglichkeit einer geistigen Koppelung der sonographischen Strukturauffälligkeiten mit einem gespeicherten visuellen Bild der entsprechenden Pathologie. Diese Tatsache ist ein wesentliches Argument für das von Hansmann (1981) entwickelte Mehrstufenkonzept, da bei seltenen Anomalien nur durch Konzentration im Zentrum auf Grund der gesammelten Erfahrung eine rechtzeitige und exakte Klärung zu erwarten ist. So wurde in 3 Fällen von Anomalien im Skelettsystem (Tabelle 2.5) lediglich der betroffene Organbereich und die Tatsache einer ossären Systemstörung diagnostiziert, in keinem Falle erfolgte jedoch schon praepartal eine spezifische Zuordnung. In 3 Fällen von chromosomalen Störungen bestand ein gezielter Verdacht auf Grund typischer, morphologischer Kriterien, eine Befundsicherung erfolgte jedoch ausnahmslos durch die cytogenetische Untersuchung. Die Bedeutung der cytogenetischen Zusatzbefundung bei sonographischen Auffälligkeiten kann nicht genügend betont werden (Staudach et al. 1984).

So wurde in einem Fall beidseitiger Hydronephrose und in einem Fall einer gesicherten Duodenalatresie eine cytogenetische Untersuchung versäumt, bei beiden Kindern fand sich postpartal eine Trisomie 21.

Die Häufigkeitsfolge der diagnostizierten Mißbildungen bei Anordnung nach Organgruppen stimmt mit den Zahlenangaben anderer Autoren überein (Winter 1981; Bernaschek et al. 1980; Hansmann u. Gembruch 1984; Hobbins et al. 1979; Hansmann et al. 1985). Auffallend ist die relativ rasche prozentuale Zunahme diagnostizierter Anomalien im Bereich des Urogenitaltraktes. Setzt sich dieser Trend fort, so ist anzunehmen, daß diese Gruppe in Zukunft die stärkste Organgruppe im Spektrum diagnostizierbarer Mißbildungen darstellen wird.

Bei der prozentualen Zuordnung von Mißbildungen zu den einzelnen Indikationsgruppen fällt der geringe Anteil von nur 7,2% Mißbildungen im Kollektiv „familiäres Risiko" auf. Auch Hansmann u. Gembruch (1984) fanden in ihrem Kollektiv mit familiärem Risiko nur eine Wiederholungsfrequenz von 4,1%. Auch in den Gruppen „exogene Noxen" sind die Zahlen ähnlich. Wir fanden in dieser Gruppe keine einzige Mißbildung, Hansmann fand bei 205 untersuchten Schwangeren aus diesem Indikationsbereich nur 1 Mißbildung (einen Neuralrohrdefekt), was einer Frequenz von 0,5% entspricht. In der Risikogruppe „indirekte Alarmhinweise" sind Mißbildungen in den Untergruppen „Oligohydramnie" und „Wachstumsretardierung" mit etwa 25% am stärksten vertreten. Dabei ist zu beachten, daß sich diese Gruppeneinteilung nach der Indikation aus den Zuweisungen orientiert und daß nicht in allen Fällen, wo die Zuweisungsindikation unter dem Begriff „Oligohydramnie" eingeordnet wurde, auch tatsächlich eine Oligohydramnie vorlag. In der Indikationsgruppe „gezielter Mißbildungsverdacht" hat sich die Frequenz falsch-positiver Diagnosen im Laufe der Beobachtungsjahre deutlich reduziert (Tabelle 2.8). Es ist zu erwarten, daß dieser Trend mit zunehmendem Einsatz der Diagnostik in der Stufe 1 weiter anhält.

Wesentlich erscheint, daß 33% aller beobachteten Mißbildungen (64 von 190) aus der Gruppe „Routinediagnostik" stammen. Nur 5,8% aller Mißbildungen (11 von 190) stammen aus der Gruppe „Anamneserisiko". Letztlich wurden 94,2% aller Mißbildungen über den Weg eines freiwilligen Screenings erfaßt, was die Bedeutung einer Routineuntersuchung im Sinne eines obligaten Screenings, allein aus dem Blickwinkel der Mißbildungsdiagnostik betrachtet, unterstreicht.

3 Untersuchungsgang

3.1 Einleitung

Um in der praepartalen Sonograhie und speziell bei der Bewertung der fetalen Anatomie eine entsprechende Qualität zu erreichen, müssen vom Untersucher 3 Anforderungen erfüllt sein:

1. Er muß in der Lage sein, die Resultate von dreidimensionalen Bewegungen (Führung des Schallkopfes am mütterlichen Abdomen in fast allen Freiheitsgraden) am zweidimensionalen Bild richtig zuzuordnen und aus der Summe von visuell registrierten Einzelbildern in seiner Vorstellung wiederum eine dreidimensionale Struktur aufzubauen.
2. Er muß die dargestellte Strukturmorphologie, interpretiert durch unterschiedliche Grauwerte, reflexartig analytisch zuordnen können.
3. Er muß in der Lage sein, die Summe von analytisch registrierten anatomischen Einzeldaten in einer raschen Synthese zu einem topographisch-anatomisch richtigen Gesamtbild zu formen.

3.2 Orientierung und Untersuchungsanordnung

Grundlage für das Verständnis eines Buches, das sich mit schnittanatomischen Problemen beschäftigt, ist eine gemeinsame Sprache. Bei Begriffsbestimmungen zur Orientierung muß primär von den Körperachsen ausgegangen werden. Wir unterscheiden dabei eine cranio-caudale Längsachse, eine dorso-ventrale Achse (auch Anterior-posterior-Achse (A.-p.-Achse) genannt) sowie eine Rechts-links-Achse. Da zur Bestimmung einer Ebene 2 Geraden gehören, muß auch jede Schnittebene, wenn sie in einer der 3 Hauptrichtungen des Raumes liegt, durch 2 der genannten Achsen definiert sein. Auf Grund der bilateral symmetrischen Grundform des menschlichen Körpers gibt es nur eine Ebene, die annähernd Symmetrieverhältnisse schafft. Dies ist die Median-Sagittal-Ebene, die durch die cranio-caudale Achse und die dorso-ventrale Achse definiert wird (Abb. 3.1). Eine Ebene, die durch die dorso-ventrale und Rechts-links-Achse bestimmt wird, wird Transversalebene genannt (auch Horizontalebene). Die 3. wesentliche Ebene ist die Frontalebene, bestimmt durch die cranio-caudale Längsachse und die Rechts-links-Achse. Werden nun Schnitte „gekippt", so kann dies jeweils um 2 Achsen erfolgen.

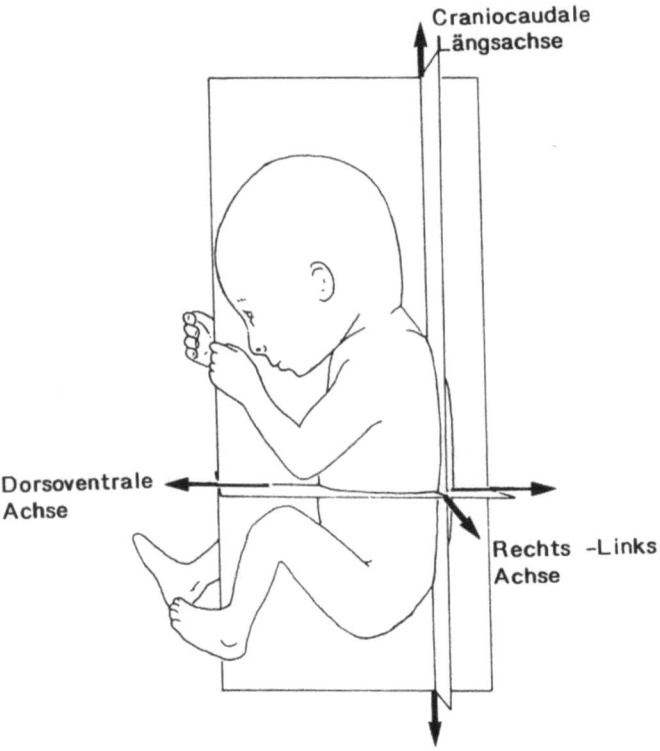

Abb. 3.1. Schematische Darstellung der 3 Hauptachsen und Hauptebenen im Körper

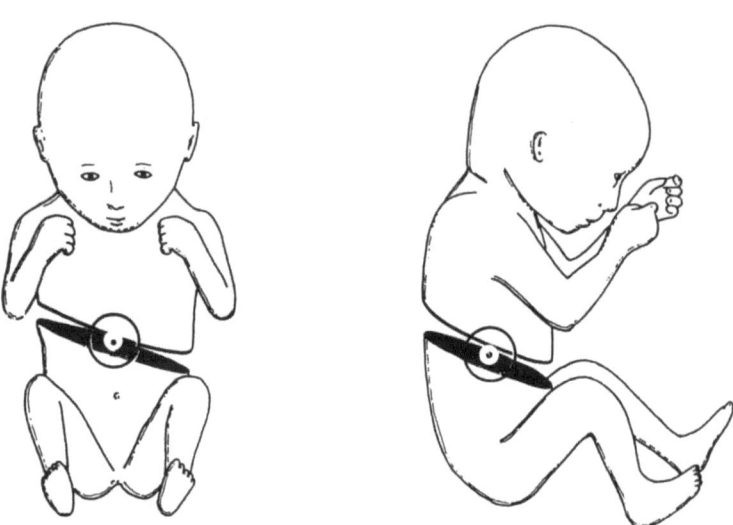

Abb. 3.2. a Die Transversalebene zur Messung des Thoraxquerdurchmessers ist um die dorso-ventrale Achse gekippt. Der Thoraxquerdurchmesser wird größer

Abb. 3.2. b Die Transversalebene zur Messung des Thoraxquerdurchmessers ist um die Rechts-links-Achse gekippt. Der anterior-posteriore Durchmesser wird größer

Wie bei der Biometrie des Thorax erläutert (Kap. 8), können falsche Meßergebnisse in diesem Bereich durch Kippung der Transversalebene bedingt sein. Dieses Kippen kann um die dorso-ventrale Achse erfolgen, dadurch ändert sich der Thoraxquerdurchmesser (Abb. 3.2a). Kippt man die Transversalebene um die Rechts-links-Achse, so verändert sich der anterior-posteriore Thoraxdurchmesser (Abb. 3.2b). Die anatomische Orientierung am Körper erfolgt ebenfalls entsprechend diesen Achsen und die Bezeichnungen cranial-caudal beziehen sich dabei auf die Längsachse, die Bezeichnungen dorsal-ventral auf die dorso-ventrale Achse und die Bezeichnungen rechts-links auf die Rechts-links-Achse. Die Begriffe lateral und medial sollen nur dann verwendet werden, wenn auf die speziellen Beziehungen von Teilen einer Körperhälfte hingewiesen wird.

Die Zuordnung zu Schnittebenen wird bei der geburtshilflichen Sonographie des weiteren erschwert durch die unterschiedlichen Untersuchungsanordnungen. Bei der postpartalen Sonographie sitzt der Untersucher im allgemeinen dem Gesicht des zu untersuchenden Patienten gegenüber. Auch in der geburtshilflichen Sonographie wird diese Position von vielen Untersuchern eingenommen. Wir selbst untersuchen seit mehreren Jahren um 180° zu dieser Anordnung gedreht, blicken also parallel mit der Blickrichtung der untersuchten Patientin auf den Bildschirm. Die Argumente für diese Untersuchungsanordnung liegen in erster Linie in psychologischen Gesichtspunkten. Allein die Parallelität der Blickrichtung demonstriert das gemeinsame Interesse am dargestellten Bild und erleichtert zusätzlich die Demonstration der dargestellten Strukturen für die untersuchte Mutter. Bei der umgekehrten, häufig üblichen Untersuchung „en face" kann der psychologische Aspekt einer gemeinsamen Betrachtung des Ultraschallbildes auch durch seitlich aufgestellte Monitore nicht völlig ersetzt werden. Die Untersuchungen von Reading und Cox (1982) haben gezeigt, daß Frauen, denen der Fetus am Bildschirm gezeigt wurde und denen dabei Einzelheiten erklärt wurden, im Vergleich zu einem Kollektiv, wo dies nicht der Fall war, signifikant positiver reagierten.

Die theoretischen Möglichkeiten von 2 im Prinzip unterschiedlichen Untersuchungsanordnungen bedingen jedoch, daß das Verständnis von topographischen Beziehungen auf flächenhaft dargestellten Bildern solange erschwert ist, bis der Betrachter von Bildern den Blickwinkel, den der Untersucher bei Abgriff des Bildes innehatte, kennt. Wir haben daher in einer Großzahl der Fälle entweder durch Skizzen oder durch Erläuterungen im Text auf die jeweilige Blickrichtung hingewiesen.

In Zusammenhang mit der Untersuchungsanordnung muß kurz auf die Lagerung der Patientin eingegangen werden. Es empfiehlt sich, eine niedrige Liege mit variabel kippbarer Rückenlehne zu verwenden. Für den Untersucher empfiehlt sich die Verwendung eines Drehstuhls, da der häufige Blickwechsel zwischen dem Gespräch mit der Patientin und der Betrachtung des Bildes eine wechselnde Zuwendung des Arztes erfordert.

Für die Orientierung auf den Abbildungen gelten die allgemein gültigen Normen der Darstellung von Ultraschallbildern: Bei Horizontalschnitten werden Strukturen, die sich im mütterlichen Abdomen links befinden, am rechten Bildrand dargestellt, bei Längsschnitten kommen caudal gelegene Strukturen am vom Untersucher aus betrachteten rechten Bildrand zur Darstellung. Insgesamt muß jedoch gesagt werden, daß der in der Geburtshilfe tätige Arzt bei der Zuordnung von Schnittebenen am Feten (z.B. Betrachtung der cranialen Schnittfläche von caudal her oder Betrachtung der caudalen Schnittfläche von cranial her) ohnehin durch die unterschiedliche Betrachtungsweise bei Beckenendlagen und Schädellagen geschult sein muß.

3.3 Generelle Übersicht

Am Beginn der Untersuchung sollte immer eine Übersichtsdarstellung stehen (wir beginnen daher die Untersuchung, vor allem im 3. Trimenon, häufig mit Linear-schallköpfen), und es sollte in diese die Betrachtung des Uterus (Lage, Größe, Form, Wandstrukturen) primär einbezogen werden. Findet sich eine volle Harnblase, so beziehen wir die Darstellung der Cervix in zunehmenden Maße in den Routineunter-suchungsgang ein (Klug et al. 1985). Wir konnten in Zusammenarbeit mit dem letztgenannten Autor die Cervix bei 343 Patientinnen zwischen der 6. und 31. Woche problemlos darstellen (Abb. 3.3 und 3.4). Dieser Aspekt sollte speziell bei der über-eilten Diagnose einer Cervixinsuffizienz durch isoliert vaginale Untersuchung beach-tet werden (Abb. 3.4). Eine weitere Indikation zur sonographischen Cervixmessung bei der Schwangeren besteht bei all jenen Patientinnen, für die eine vaginale Untersu-chung eine extreme psychische Belastung darstellt. Im Anschluß an die grobe Beur-teilung des Uterus bzw. in Zusammenhang damit, empfiehlt sich als nächster Schritt die Placentalokalisation. Auf Details der Placentadarstellung und Morphologie kann in Zusammenhang mit der Zielsetzung dieses Buches nicht eingegangen wer-den.

3.4 Fruchtwasserbeurteilung

Schon allein im Rahmen der bislang durchgeführten Untersuchungen hat der Unter-sucher indirekt die Fruchtwassermenge beurteilt. Stellen sich nämlich dorsale Ute-ruswandkonturen oder Placentaareale besonders deutlich und echoreich dar, so wird nach einem kurzen Schulungsprozeß reflexartig die Assoziation zu einer Fruchtwas-servermehrung auftreten, bzw. im umgekehrten Falle an eine Fruchtwasserverringe-rung gedacht werden. Eine exakte quantitative Bestimmung der Fruchtwassermenge ist in der Routinediagnostik auch heute noch nicht möglich, wenngleich Chamber-lain et al. (1984a u. b) bei der Anwendung semiquantitativer Meßparameter sowohl bei verringertem Fruchtwasser als auch bei vermehrtem Fruchtwasser eine gute Korrelation zum perinatalen kindlichen Schicksal fanden. Dabei wird durch schicht-förmiges Absuchen des Cavum uteri die größte freie Fruchtwasseransammlung auf-gesucht und deren maximaler horizontaler und transversaler Durchmesser be-stimmt. Die Tiefe der Fruchtwasseransammlung wird dann in einem rechten Winkel zur Uteruswand gemessen (Abb. 3.5) und in 4 Qualitätskategorien eingeteilt. Findet sich in der größten dargestellten Fruchtwasseransammlung ein maximaler A.-p.-Durchmesser von weniger als 1 cm wird von einer verringerten Fruchtwassermenge gesprochen, bei Meßwerten von 1 – 2 cm wird die Fruchtwassermenge als grenzwer-tig bewertet, der Normalbereich liegt zwischen 2 und 8 cm und über 8 cm wird von den Autoren der Verdacht auf Hydramnion ausgesprochen. Die gleichzeitige Mes-sung des Rechts-links-Durchmessers lag in allen Fällen, in denen der A.-p.-Durchmesser größer als 1 cm war, ebenfalls über 1 cm. Von den Autoren (Chamber-lain et al. 1984a) wurden die Untersuchungsergebnisse von über 7000 Risikoschwan-gerschaften ausgewertet. In jenem Kollektiv, in dem die maximale Fruchtwasser-menge in den angegebenen Meßebenen kleiner als 1 cm war, war die perinatale Mortalität gegenüber dem Kollektiv mit normalen Werten hochsignifikant erhöht.

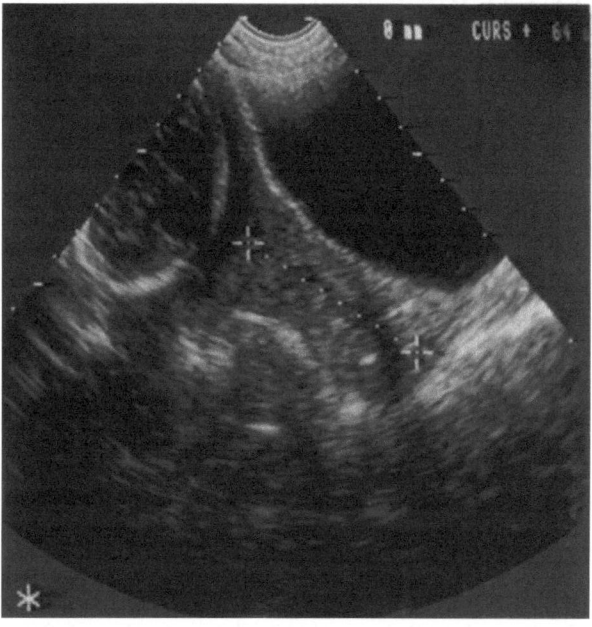

Abb. 3.3. Cervixmessung in der Schwangerschaft bei gefüllter Harnblase – die Cervix demarkiert sich gut, die Meßpunkte liegen am inneren und äußeren Muttermund (Cervixlänge 64 mm)

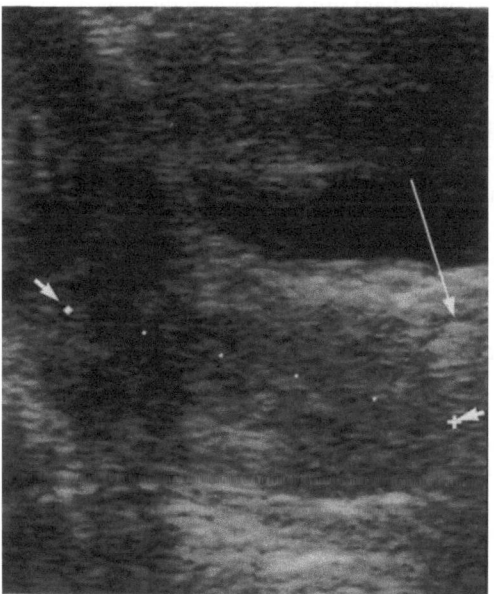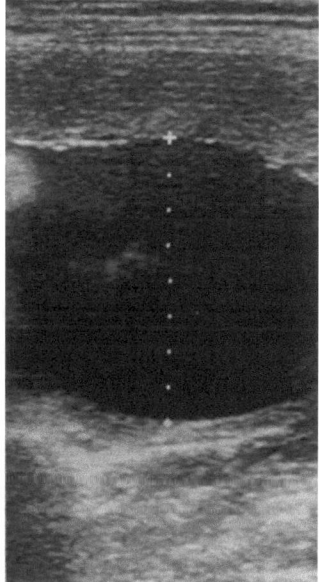

Abb. 3.4. (links) Cervixmessung in der Schwangerschaft. Der lange Pfeil markiert den im vorderen Fornix liegenden Untersuchungsfinger. Die Cervix imponiert palpatorisch kurz. Das Schnittbild zeigt jedoch eine gut formierte Cervix mit einer Länge von 50 mm

Abb. 3.5. (rechts) Semiquantitative Messung der Fruchtwassermenge. Der A.-p.-Abstand in der größten Fruchtwassertasche wird gemessen

Tabelle 3.1. Mögliche Ursachen für die Abweichung der Fruchtwassermenge von der Norm

Polyhydramnie	Oligo- bzw. Anhydramnie
Anencephalie	Renale Agenesie
Neuralrohrdefekt	Kleincystische Nierendysplasie
Hydrocephalus	Multicystische Nierendysplasie
Oesophagusatresie	Obstruktion der ableitenden Harnwege
Duodenalatresie	Entwicklungsanomalien der Atemwege
Cardiale Decompensation	Entwicklungsanomalien der Lunge
Fetofetale Transfusion	Syndrome
Nichtimmunologischer Hydrops	Chromosomale Defekte
fetalis (NIHF)	Placentare Insuffizienz
Atresie der Atemwege	Letale Nabelschnurumschlingung
Partielle Obstruktion	Blasensprung
der ableitenden Harnwege	
Chromosomale Defekte	
Syndrome	
Intrauterine Infektionen	
Rh-Incompatibilität	
Diabetes	
Idiopathisch	

Ergänzend muß darauf hingewiesen werden, daß sich diese Aussagen auf Schwangerschaften mit einem Gestationsalter über 24 Wochen beziehen. Wir haben diesen Meßparameter seit 1984 bei entsprechenden Fragestellungen in die Diagnostik eingebaut – Aussagen über die Verwertbarkeit können bislang nicht gemacht werden. Die Abb. 3.5 zeigt die Messung des A.-p.-Durchmessers in der größten beobachteten Fruchtwassernische in der 30. Woche. Der Wert liegt mit 8,1 cm gerade über den von Chamberlain et al. (1984a u. b) angegebenen Normbereichen.

Tabelle 3.1 zeigt eine Zusammenstellung der möglichen Ursachen für Abweichungen der Fruchtwassermenge von der Norm (Staudach 1984). Diese Zusammenstellung erhebt keineswegs Anspruch auf Vollständigkeit, soll jedoch dazu dienen, die Assoziation zur möglichen Korrelationspathologie zu erleichtern. Angaben über die Fruchtwassermenge bei normaler Schwangerschaft finden sich bei Queenan u. Thompson (1972). Auf die Bedeutung und Aussagekraft einer Bestimmung der Fruchtwassermenge wurde von Manning et al. (1981), Hill et al. (1983), Philipson et al. (1983) und Crowley et al. (1984) hingewiesen. Halperin et al. (1985) konnten zeigen, daß der erfahrene Untersucher auch ohne objektive Meßparameter in der Lage ist, die Fruchtwassermenge aus empirischer Sicht richtig einzuschätzen.

3.5 Fetale Lage und Haltung

Vor einer anatomischen Strukturanalyse des Feten muß seine Lage bestimmt und die Vitalität (Herzaktion, Bewegungen) kontrolliert werden. Ab dem Zeitpunkt der topographisch sicher zugeordneten Lage des Feten ist zu empfehlen, sich selbst geistig in die Position des Feten „zu begeben" und die weitere topographische Bezugsetzung fiktiv auf den eigenen Körper zu transponieren. In Abhängigkeit von der fetalen Lage (Beckenendlage, Schädellage) und seiner Position (erste, zweite Position) ergeben sich schon prinzipielle Aspekte für das spätere Schichtscreening. Vor allem für die Beurteilung des fetalen Herzens und des fetalen Profiles schränken dorso-anteriore Lagen die diagnostischen Möglichkeiten per se deutlich ein. Bei Beckenendlagen ist im allgemeinen die Darstellung der intracerebralen Anatomie erleichtert, vor allem gelingen bei dieser Lage Sagittalschnitte und Frontalschnitte wesentlich leichter als bei Schädellage. Angaben über die Häufigkeit von Beckenendlagen, Quer-, Schräg- und Kopflagen wurden von Göttlicher et al. (1981) an einem großen Kollektiv erhoben. Sie fanden dabei signifikante Unterschiede zwischen Erst- und Mehrgebärenden und konnte durch longitudinale Studien die prozentuale Wahrscheinlichkeit der Drehung einer Beckenendlage in eine Kopflage, in Abhängigkeit vom Gestationsalter, berechnen. Sie betrug in der 29. Woche noch 44% und sank bis zur 33. Woche auf 23% ab. Wir selbst haben die Häufigkeit von Beckenendlagen, Schädellagen und labilen Lagen durch eine Querschnittuntersuchung im Rahmen von 1213 konsekutiven Ultraschalluntersuchungen zwischen der 16. und 34. Woche bestimmt (Abb.3.6). Zum Zeitpunkt der 16. und 17. Woche fanden sich 50% der untersuchten Kinder in einer labilen Lage (schräg zur Körperlängsachse geneigt mit potentieller Möglichkeit zur Rotation, Querlagen mit der Möglichkeit einer von außen manipulierbaren Lageänderung, spontan beobachtete Lageänderungen in utero). Die Verteilung nach Beckenendlagen und Schädellagen betrug zu diesem Zeitpunkt jeweils 25%. Mit zunehmendem Gestationsalter stieg der Anteil von Schädellagen bis zur 35. Woche auf 88% an, der Anteil an beobachteten Beckenendlagen betrug zu diesem Zeitpunkt 11%. Bei Zusammenfassung der erhobenen Daten für den für ein Screening entscheidenden Zeitraum zwischen der 16. und 23. Woche fanden sich von insgesamt 480 kontrollierten Kindern 40% in Schädellage, 36% in Beckenendlage und 24% in einer labilen Lage.

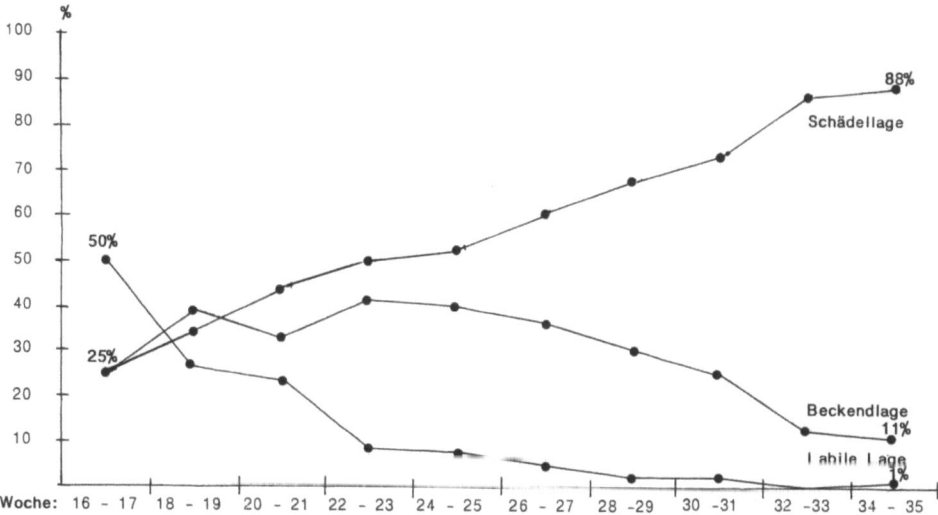

Abb. 3.6. Verteilung der kindlichen Lagen in Abhängigkeit vom Schwangerschaftsalter zwischen der 16. und 35. Woche

3.6 Fetale Oberfläche

Nachdem die Lagebeziehungen geklärt sind, sollte primär eine Gesamtbetrachtung der fetalen Oberfläche erfolgen. Der Schallkopf sollte dabei um die cranio-caudale Achse des Feten rotieren, soweit dies der Zugang über das mütterliche Abdomen zuläßt. Dabei ist zu beachten, daß es häufig gelingt, primär nicht erreichbare Ebenen durch Lagewechsel der Mutter zur Darstellung zu bringen. Zur Beurteilung der fetalen Oberfläche gehört das „Abtasten" der Konturen. Dabei ist auf atypische Strukturdefekte oder unphysiologische Ausstülpungen zu achten. Die wesentlichen, bei der Oberflächenanalyse des Feten diagnostizierbaren Mißbildungen sind gegliedert nach morphologischen Strukturauffälligkeiten in Tabelle 3.2 zusammengefaßt. Es handelt sich dabei größtenteils um Verschlußdefekte, deren Nachweis jedoch nur dann möglich ist, wenn die fetalen Konturen in allen Bereichen dargestellt werden. Dabei können sich Schwierigkeiten ergeben, wenn Oberflächengrenzen im Schallschatten von Extremitäten liegen oder der Fetus direkt der Uteruswand anliegt. Induzierte Positionsänderungen des Kindes, Ausnützen von „natürlichen Schallfenstern" und Lageveränderungen der Mutter können diese Schwierigkeiten überbrücken helfen.

Ein weiterer Aspekt der Oberflächenanalyse ist die Möglichkeit einer Beurteilung von Körperproportionen in Relation zueinander. Dies gilt sowohl für das Verhältnis zwischen Hirn- und Gesichtsschädel, als auch für das Verhältnis von Schädelgröße zum Rumpf und die Proportionsbeziehungen zwischen Thorax und Abdomen. Dabei sind häufig Auffälligkeiten im Proportionsverhältnis schon vor einer Biometrie registrierbar. Die Abb. 3.7 zeigt eine ideale Schnittführung für die Beurteilung der ventralen Körperoberfläche bei gleichzeitiger Möglichkeit einer Proportionsbeurteilung.

Tabelle 3.2. Wesentliche Entwicklungsanomalien darstellbar durch sonographische Kontrolle der fetalen Oberfläche

Strukturdefekte an der Schädeldecke, fehlende Kalotte, „brillenförmige Orbita"	Anencephalus
Strukturdefekte am überstreckten Schädel, Deformität der Wirbelsäule	Iniencephalus
Lokale Kontinuitätsdefekte der Schädeldecke, von denen Aussackungen mit solidem oder cystischem Inhalt ausgehen	Encephalocelen Occipitale Meningocelen
Cystische Strukturen im Nacken und Halsbereich	Hygroma Colli Hygroma Cervicis
Strukturdefekte an der Wirbelsäule mit eincystischen, aber auch gekämmert imponierenden Ausstülpungen	Spina Bifida
Tumorartige, caudale Anhangsgebilde mit teils solidem, teils cystischem Inhalt	Sakrale Teratome
Kontinuitätsdefekte im Thoraxbereich mit Vorlagerung des Herzens	Ectopia Cordis
Abdominaler Strukturdefekt mit Darminhalt bei getrennt vom Tumor einmündender Nabelschnur	Gastroschisis
Lokaler Abdominalwanddefekt mit Darmschlingeninhalt, auch kombiniert mit Parenchymstrukturen (Leber, Milz), jedoch vom Tumor abgehender Nabelschnur	Omphalocele
Strukturdefekt im ventralen Beckenbereich mit Ausstülpung eines „cystischen Gebildes"	Ectopia Vesicae

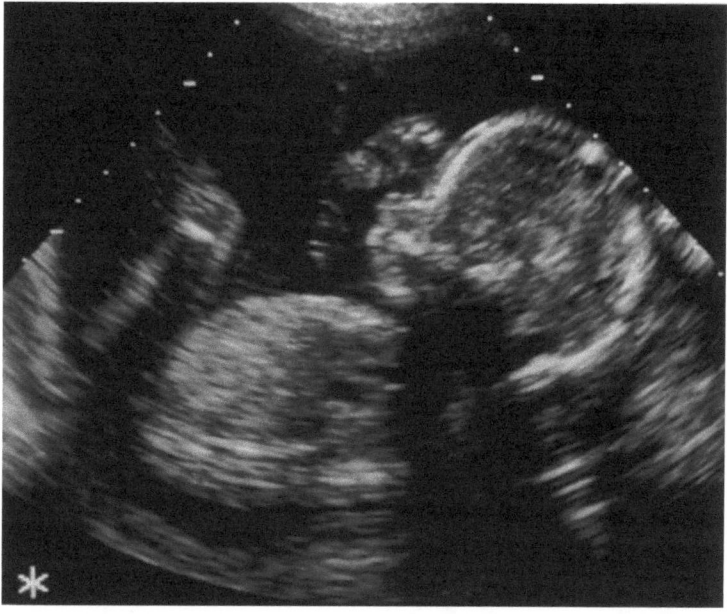

Abb. 3.7. Übersichtsdarstellung des Feten – median sagittaler Schnitt durch Kopf, Gesicht und Rumpf. Überprüfung des Profils, Kontrolle der Oberfläche, Beurteilung der Proportionen

3.7 Schnittanatomische Untersuchung

Bei der schnittanatomischen Untersuchung des Feten zur Beurteilung intracorporaler Strukturen ist primär ebenfalls das Aufsuchen standardisierter, den Körperachsen entsprechenden Ebenen zu empfehlen. Die Abb. 3.8 a–c zeigen die 3 Hauptebenen bei Darstellung mit Linearschallköpfen in schematischer Skizzierung. Wir versuchen, bei dieser Untersuchungsphase im allgemeinen einen standardisierten Untersuchungsgang einzuhalten. Wir beginnen mit dorso-anterioren Sagittalschnitten. An diesem Schnitt überprüfen wir primär die Kontur des Schädels, kontrollieren die Nackengegend und beurteilen die Wirbelsäule (s. Kap. 5). Von den intrafetalen Organen ist die Niere auf Grund ihrer topographischen Beziehung das in dieser Schnittebene wesentliche Zielorgan. Durch Rotation um 90° zur cranio-caudalen Achse kann häufig ein Frontalschnitt dargestellt werden. Er dient primär zur Kontrolle der Symmetrie des Körpers – sofern eine symmetrische Verteilung erwartet wird. Der Schnitt bietet einen weiteren Teilaspekt bei der Strukturanalyse der Wirbelsäule und ermöglicht eine Beurteilung von Lage und Füllungszustand des Magens, sowie eine Beurteilung der Symmetrie und Lage der Nieren (s. Kap. 9). Häufig finden sich dabei durch die indirekte Zwerchfelldarstellung ideale Voraussetzungen für eine Abgrenzung zwischen Thorax und Abdomen. Auch für das Aufsuchen des Abganges der Extremitäten ist diese Schnittebene geeignet.
Rotiert man aus dieser Ebene um weitere 90° so kann der Fetus sagittal von ventral her dargestellt werden. Da der Rücken dorsal liegt, ist die „Einsicht" in den Thorax und das Abdomen nicht durch die Schallschatten von Wirbelkörpern und Rippen eingeschränkt. Der Schnitt dient zur Darstellung des Profils, zur Kontrolle der

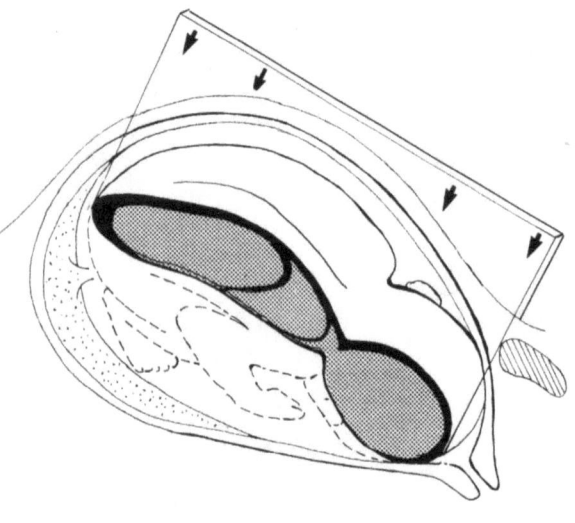

Abb. 3.8. a Dorso-anteriorer
Parasagittalschnitt

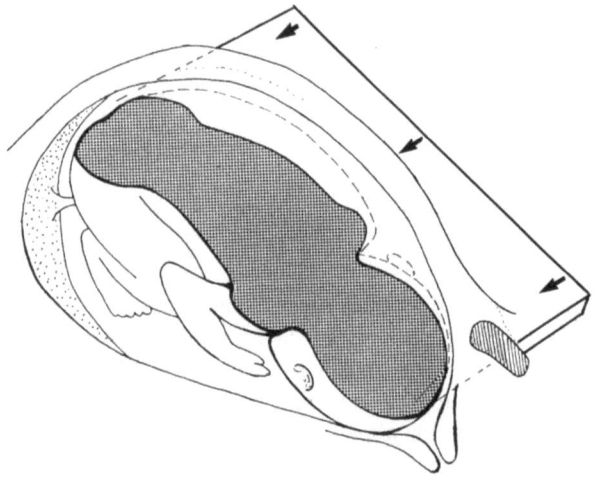

Abb. 3.8. b Frontalschnitt

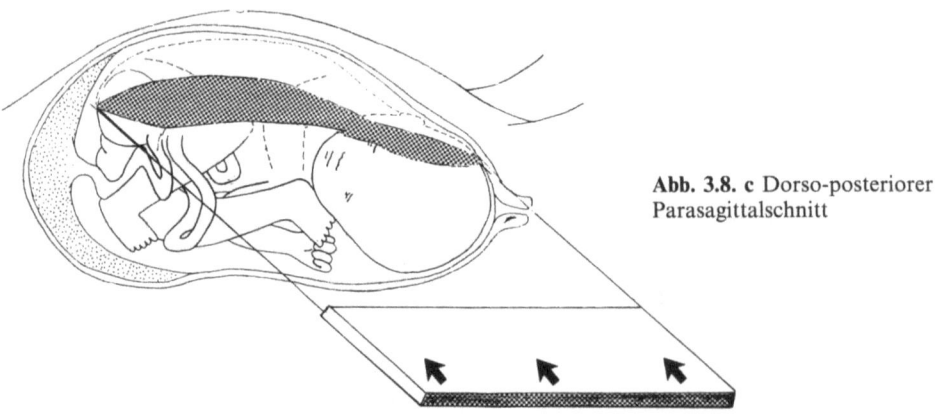

Abb. 3.8. c Dorso-posteriorer
Parasagittalschnitt

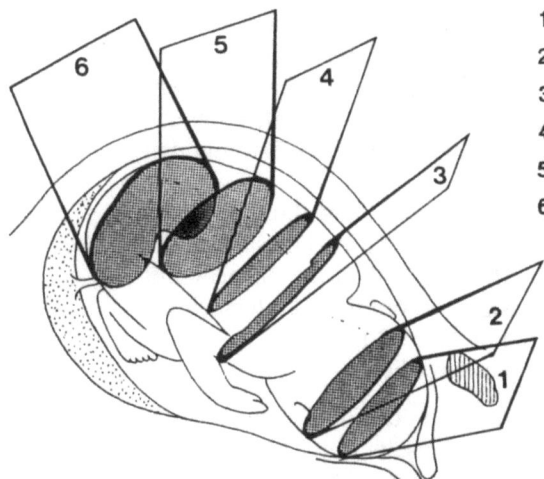

1 Beurteilung der Seitenventrikel

2 Biometrie BPD + FROD

3 Herz –Vierkammerblick, obere Extremitäten

4 Biometrie Thorax– Magen ,Leber

5 Niere, Darm,Nabelschnurabgang

6 Blase ,untere Extremitäten
   Biometrie Femur

Abb. 3.9. a Schematische Darstellung der für das Basisscreening 6 wesentlichen Horizontalschnitte

Abb. 3.9. b Die Ultraschallbilder in den 6 wesentlichen Horizontalschnitten. *1* Schnitt in Höhe der Ventrikel, Beachtung der Ventrikelweite. *2* Referenzebene für die Messung des BPD, FROD, und Kopfumfanges. *3* Horizontalschnitt durch den Thorax zur Darstellung des „Vierkammerblickes" am Herzen. *4* Referenzebene für die Thoraxbiometrie. *5* Horizontalschnitt zur Darstellung der Nieren. *6* Horizontalschnitt zur Darstellung der Blase und der unteren Extremitäten

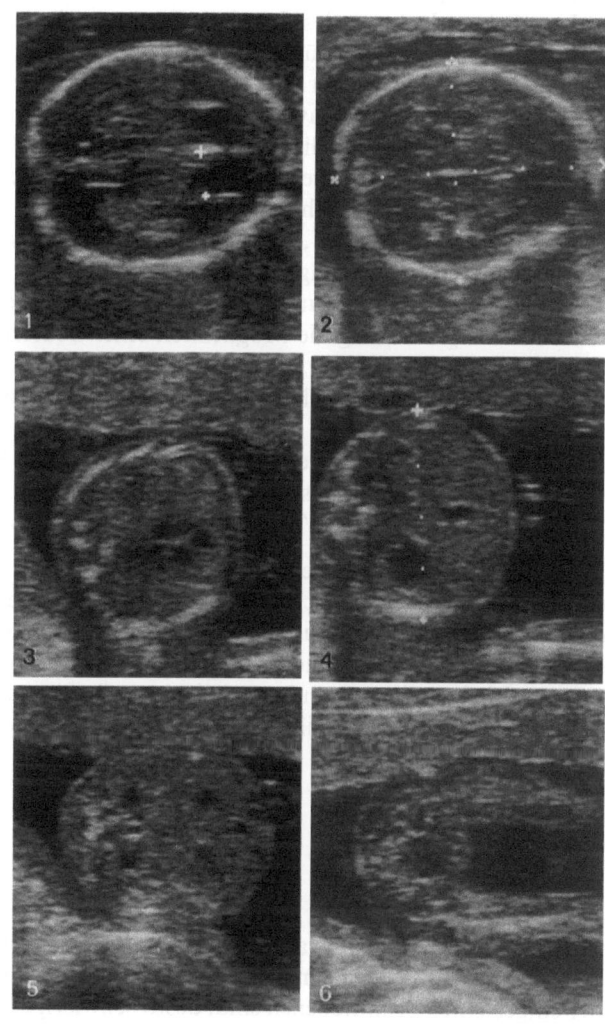

Integrität der ventralen Körperoberfläche, zu einer Proportionsbeurteilung von Thorax und Abdomen und zu einer nochmaligen Darstellung des Zwerchfells aus anderer Sicht. Durch Parallelverschieben unter Beibehaltung der Hauptachse können Leber, Magen und V. umbilicalis aufgesucht werden. Im caudalen Bereich können durch diesen Schnitt die Blase und der Abgang der unteren Extremitäten sowie das Genitale dargestellt werden.

Erst im Anschluß an einen Versuch der schnittanatomischen Darstellung in den 3 genannten Ebenen, kippen wir den Schallkopf um 90° zur Körperlängsachse und suchen Transversal- (Horizontal-)schnitte auf. Aus der Vielzahl einstellbarer Schnittebenen können für eine zeitsparende und dennoch komplette Untersuchung wesentliche Referenzebenen herausgegriffen werden (Abb. 3.9 a, b).

Von cranial nach caudal geordnet sind das folgende Bereiche:

1. Einstellung des Schädels im transversalen Schnitt (biparietal). Die Symmetrie des Schnittes wird einerseits durch die Kopfform, andererseits durch den gleichen Abstand zwischen Mittelecho und Kalottenstrukturen überprüft. Wir stellen dabei primär die Transversalebene I (s. Kap. 4.3 „Hirnanatomie") ein und überprüfen die Morphologie und Größe der Seitenventrikel.
2. Durch Verschiebung des Schallkopfes unter Beibehaltung der gleichen Ebene nach caudal wird die für die Biometrie am Kopf repräsentative Schnittebene eingestellt. Nach grober Beurteilung der intracerebralen Strukturen in diesem Bereich (Vorderhorn, Cavum septi pellucidi, Thalamus, Hinterhorn) – diese stellt ja eine Grundlage für die exakte Einstellung der Referenzebene dar – kann in dieser Ebene der gleichzeitige Abgriff der Meßstrecken für den biparietalen und fronto-occipitalen Durchmesser erfolgen.
3. Die 3. Zielebene ist der „Vierkammerblick". Auf seine Besonderheiten wird im Kap. 7 „Herz" eingegangen.
4. Die 4. Zielebene dient zur Messung der biometrischen Parameter am Thorax und beinhaltet gleichzeitig die Möglichkeit einer Beurteilung von Magen, Leber und V. umbilicalis.
5. Wird der Schnitt parallel nach caudal versetzt, werden in der 5. Schnittebene die Nieren dargestellt.
6. In der 6. Schnittebene erfolgt der Nachweis der Harnblase mit gleichzeitiger Beurteilung des Abgangs der unteren Extremitäten. Häufig ist an dieser Schnittebene auch eine ideale Voraussetzung für die Messung des Femurs gegeben.

Die Diagnostik intrafetaler Strukturauffälligkeiten beruht im allgemeinen auf der Darstellung von Parenchymdefekten und Organverdrängungen, dem Nachweis dystoper cystischer Strukturen und dem Nachweis von Erweiterungen physiologischer Hohlraumsysteme und diffuser Flüssigkeitsansammlungen.

Im Anschluß an diese Standardschnittdarstellungen soll auch bei der Routinediagnostik eine grobe Beurteilung der Extremitäten erfolgen (s. Kap. 10 „Skelett").

3.8 Fehler

Einer der beobachteten Hauptfehler im Ablauf des Untersuchungsganges ist ein „unsystematisches Springen". Je größer die Distanzen zwischen rasch hintereinander eingestellten Schnittebenen sind, desto schwieriger wird für den Untersucher die

topographische Zuordnung und Orientierung. Bei sprunghaftem Untersuchungsgang besteht zusätzlich das Risiko, daß für die Diagnostik und Gesamtbeurteilung
wesentliche Organbereiche überhaupt nicht beachtet werden. Es bedeutet im allgemeinen keinen Zeitverlust, wenn der Untersucher scheinbar langsam die einzelnen
anatomischen Bereiche in „gleitender Form" überprüft. Der geübte Untersucher
wird dabei nicht abwarten, welche anatomischen Strukturen in der nächsten Ebene
sichtbar werden, sondern gedanklich der Schnittanatomie vorauseilen, um sie bei
Erreichen der entsprechenden Bereiche morphologisch bestätigt oder auffällig befunden zu können.

4 Kopf

4.1 Einleitung

Der Ultraschalldarstellung des fetalen Kopfes kommt im Rahmen der geburtshilflichen Sonographie zentrale Bedeutung zu. So stellen einerseits diverse Meßparameter am kindlichen Schädel einen Eckpfeiler der fetalen Biometrie dar, andererseits sind Mißbildungen in diesem Bereich im Gesamtspektrum diagnostizierter Entwicklungsanomalien numerisch immer an erster Stelle genannt (Winter 1981; Hobbins et al. 1983; Hansmann et al. 1985). Auch im eigenen Untersuchungskollektiv stehen Mißbildungen im Bereich des zentralen Nervensystems an erster Stelle (s. Tabelle 2.5).

Auf Grund dieser Faktoren muß der in der geburtshilflichen Sonographie Tätige die Anatomie in diesem Bereich in den wesentlichsten Grundsätzen beherrschen. Nur dann ist eine Trennung zwischen Normbefund und Pathologie möglich. Die Bezeichnung einzelner Schnittebenen folgt in diesem Abschnitt der deskriptiven Anatomie (Abb. 4.1). Die Lage des Feten im Uterus bedingt dabei teilweise die Erreichbarkeit gewünschter Schnittebenen. Bei Schädellagen sind anatomische Schnitte in der Horizontal- und Frontalebene am ehesten einstellbar, bei Beckenendlagen ist im allgemeinen auch die Einstellung von sagittalen Schnittebenen möglich. Wie schon in Kap. 3 „Untersuchungsgang" erwähnt, ist auch bei der sonographischen Darstellung der fetalen Kopf- und Hirnstrukturen primär eine Beurteilung der fetalen Lage erforderlich; hinzu kommt die Festlegung des Flexions- bzw. Deflexionsgrades des kindlichen Kopfes im Vergleich zur Rumpfachse. Erst danach können erforderliche Ebenen gezielt und richtig eingestellt werden.

Es ist zu empfehlen, die Untersuchung des fetalen Kopfes mit einer Überprüfung der knöchernen Oberflächenstrukturen zu beginnen. Dabei ist zwischen physiologischen „Lücken" (Fontanellen, Suturen) und pathologischen Defekten (Anencephalus, Encephalocele, Myelocele) zu unterscheiden. Danach soll eine Überprüfung der Proportion zwischen Gehirn- und Gesichtsschädel, am besten durch Einstellen eines median-sagittalen Profilschnittes, folgen. Die Einstellung dieses Schnittes wird dadurch erleichtert, daß man primär mit einem Horizontalschnitt beginnt und danach den Schallkopf am mütterlichen Abdomen in einem Winkel von 90° um die dorsoventrale Kopfachse rotiert. (Abb. 4.2). Erst danach ist eine gezielte Einstellung von Schnittebenen zur Überprüfung der intracerebralen Anatomie und zur Darstellung der Referenzebenen für die Biometrie angezeigt. Zum Abschluß der Untersuchung am fetalen Kopf ist auch im Rahmen der Routinediagnostik eine Darstellung der Weichteilstrukturen im Bereich des fetalen Gesichtes zu empfehlen (Auge, Nase, Mund), um dadurch einerseits die erforderliche Übung zur Einstellung dieser Bereiche zu erhalten, andererseits um durch ein optisches Training am Normalbefund den Blick für das Erkennen von Pathologie zu schulen.

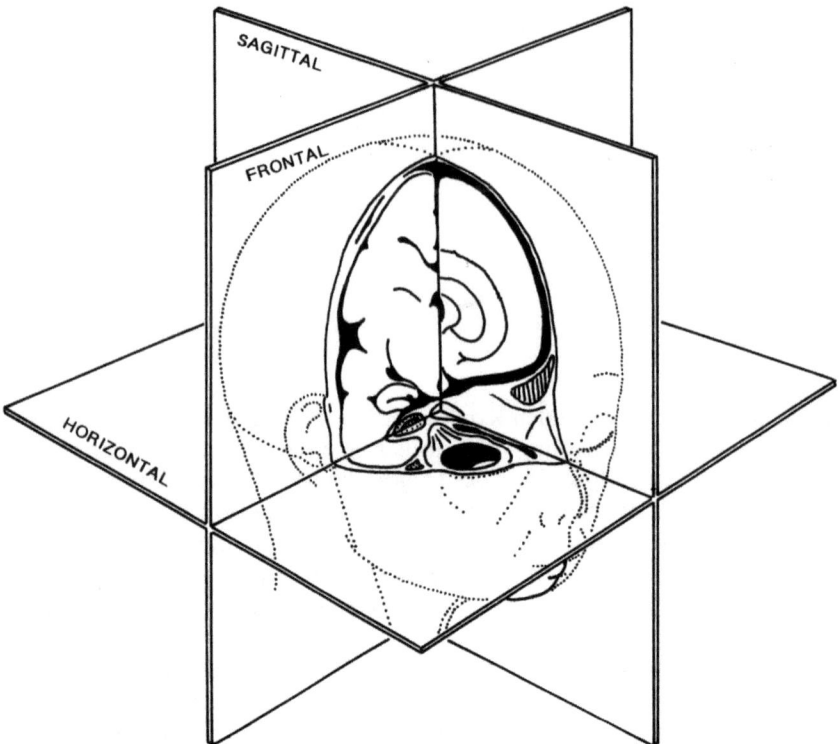

Abb. 4.1. Schematische Darstellung der Hauptschnittebenen am Kopf

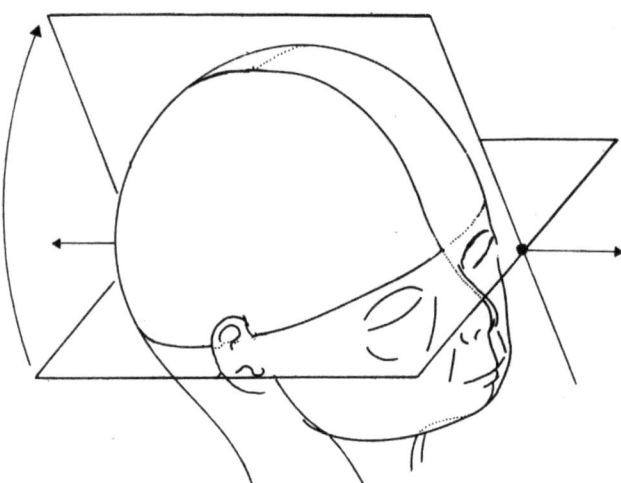

Abb. 4.2. Schematische Zeichnung. Einstellung des Profils durch Kippen des Schallkopfes vom Horizontalschnitt in einem Winkel von 90° um die dorso-ventrale Achse

Tabelle 4.1. Frühester Nachweis von Ossifikationszentren am embryonalen Kopf. Die Nummern entsprechen den einzelnen Knochen in den Abbildungen

Knochen	Identifikations-zeitpunkt	Beschriftungs-nummer
Mandibula	8. Woche	1
Maxilla	8. Woche	2
Os frontale	10. Woche	3
Os parietale	11. Woche	4
Os occipitale	11. Woche	5
Os sphenoidale	12. Woche	6
Os temporale	12. Woche	7
Os zygomaticum	12. Woche	8
Os nasale	11. Woche	9

4.2 Schädelknochen – Fontanellen – Suturen

Das komplexe Entwicklungsmuster des fetalen Kopfskeletts wurde aus radiologischer Sicht von Davies u. Davies (1962) und von Kier (1971) dargestellt. Sonographische Untersuchungen über die Entwicklung der Schädelknochen liegen bislang nicht vor. Für die sonographische Darstellbarkeit der Schädelkontur sind primär Dichteunterschiede im Vergleich zum umgebenden Medium verantwortlich. Der akustische Impedanzunterschied zwischen Fruchtwasser und bindegewebigen Strukturen und die frühe Differenzierung des fetalen Oberflächenprofils durch Bildung von Ossifikationszentren ermöglichen eine Identifizierung der Kopfkontur schon zum Zeitpunkt der 8. bis 9. Woche (Abb. 4.3 und 4.4).

Am Ende des 1. Trimenons treten die ersten auch sonographisch nachweisbaren Ossifikationszentren auf. Die Tabelle 4.1 zeigt die Ergebnisse unserer eigenen Untersuchungen. Die für die geburtshilfliche Sonographie relevanten Knochen im Schädelbereich sind mit dem jeweils frühesten Zeitpunkt sonographischer Darstellbarkeit von Knochenkernen in dieser Tabelle aufgeführt. Um einerseits die Orientierung auf den Ultraschallbildern zu erleichtern, andererseits die Bilder nicht durch Pfeilstrukturen zu zerstören, entsprechen die in der Tabelle angeführten Beschriftungsnummern jeweils den entsprechenden Knochenstrukturen in den einzelnen Abbildungen. Ab der 11. Woche erhält der fetale Kopf am sagittalen Schnitt zunehmend „Profilcharakter" und die einzelnen Knochen werden isoliert darstellbar und identifizierbar. Die Abb. 4.5 und 4.6 zeigen die zum Zeitpunkt der 12. Woche darstellbaren Knochenstrukturen in verschiedenen Schnittebenen. Die Schädelkontur ist zum Zeitpunkt der 12. Woche durch die fortschreitende Ossifikation eindeutig vom umgebenden Fruchtwasser abgrenzbar und am paramedianen Sagittalschnitt werden zu diesem Zeitpunkt auch erstmals Suturen und Fontanellen identifizierbar (Abb. 4.6). Die Ossifikation des Os frontale beginnt im supraorbitalen Bereich und bedingt die frühe Abgrenzbarkeit der Orbitae (Abb. 4.6). Am Frontalschnitt ist zwischen der 11. und 17. Woche eine fortschreitende Ossifikation des Os frontale mit zunehmender Begrenzung des Fonticulus frontalis zu beobachten (Abb. 4.7 und 4.8). Die fortschreitende Ossifikation des Os frontale, des Os parietale und des Os occipitale zeigen die Abb. 4.9 und 4.10. Während zum Zeitpunt der 14. Woche von diesen Knochen nur partielle Ossifikationsbereiche strukturell hervortreten (Abb. 4.9), ist mit Erreichen der 17. Woche die Schädelkapsel am Sagittalschnitt bis auf die am

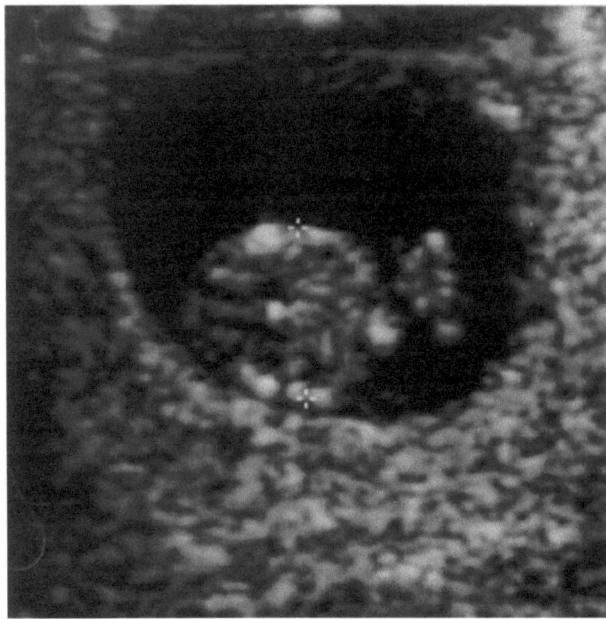

Abb. 4.3. Messung des biparietalen Durchmessers am Kopf
eines Embryos in der 9. Woche

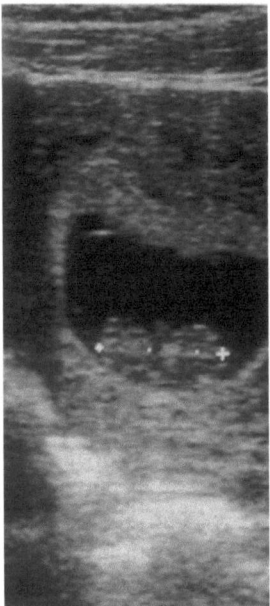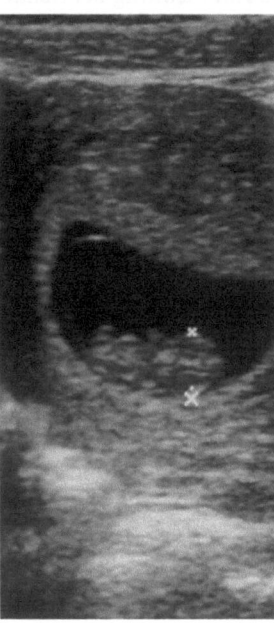

Abb. 4.4. Embryo 9. Woche.
Kopf und Rumpf als getrennte
Strukturen deutlich unter-
scheidbar (Scheitel-Steiß-
Messung und Messung des
BPD)

Schnitt getroffenen Fontanellen und Suturen durchgehend konturiert (Abb. 4.10).
Gelingt durch gezieltes Aufsuchen oder durch Zufall ein exakt medianer Sagittalschnitt (Medianschnitt), der durch die zu diesem Zeitpunkt noch relativ breite Sutura frontalis, den Fonticulus anterior, die Sutura sagittalis und den Fonticulus
posterior führt, so stellt sich von den Knochenelementen der Schädelkontur lediglich
das Os occipitale dar (Abb. 4.11). Dieses „Schallfenster" ermöglicht schon zu diesem
frühen Zeitpunkt eine besonders deutliche Darstellung intracerebraler Strukturen (s.
Kap. 4.3 „Hirnstrukturen").

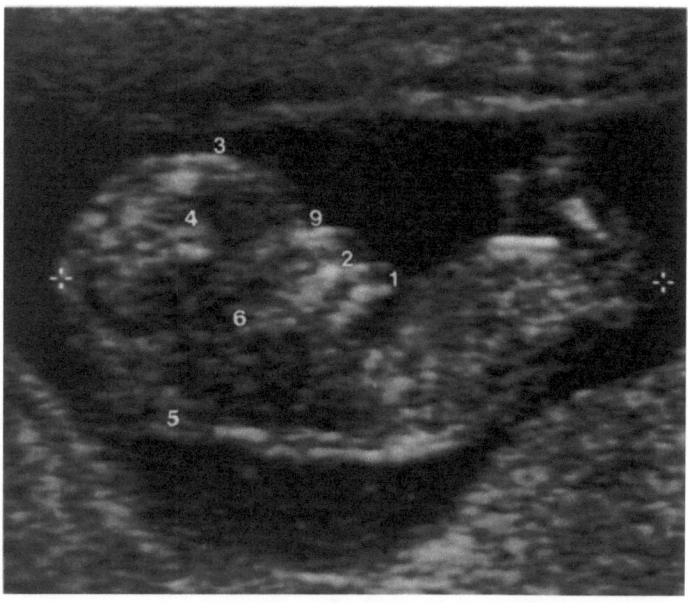

Abb. 4.5. Medianer Sagittalschnitt durch einen Feten in der 12. Woche. Im Schädelbereich sind durch die Ausbildung von Ossifikationszentren einzelne Schädelknochen erkennbar

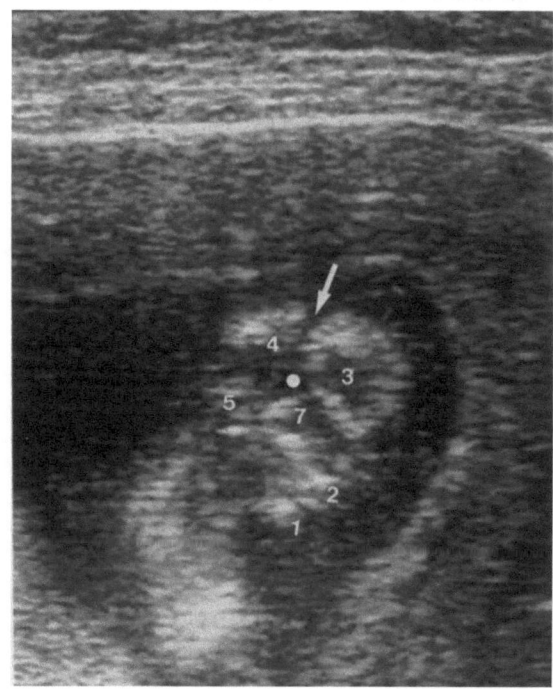

Abb. 4.6. Paramedianer Sagittalschnitt durch einen Feten in der 13. Woche. Der Pfeil zeigt auf die Sutura coronalis. Der Punkt markiert den Fonticulus sphenoidalis.

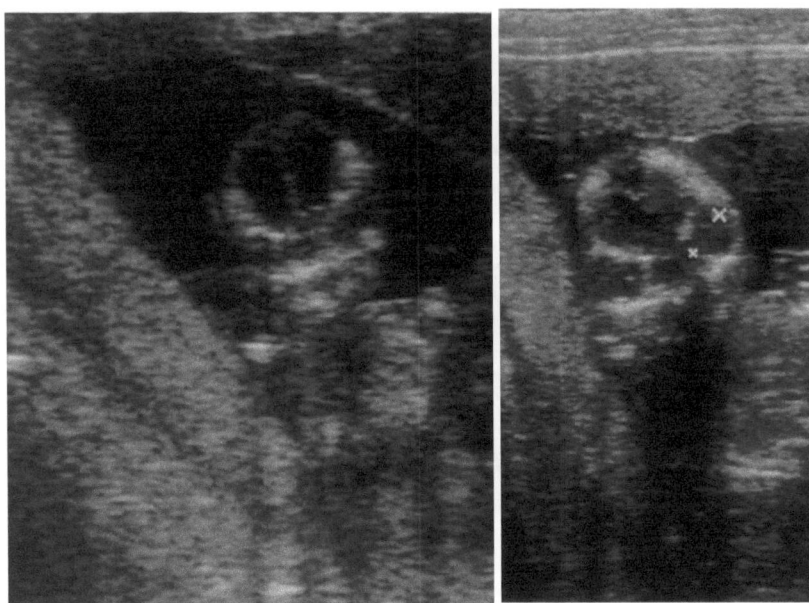

Abb. 4.7. (links) Frontalschnitt durch einen fetalen Schädel in der 14. Woche. Das Os frontale ist nur partiell ossifiziert

Abb. 4.8. (rechts) Frontalschnitt durch einen Schädel in der 18. Woche. Durch fortschreitende Ossifikation des Os frontale stellen sich die Orbitae dar, am Schädeldach sieht man den Fonticulus anterior

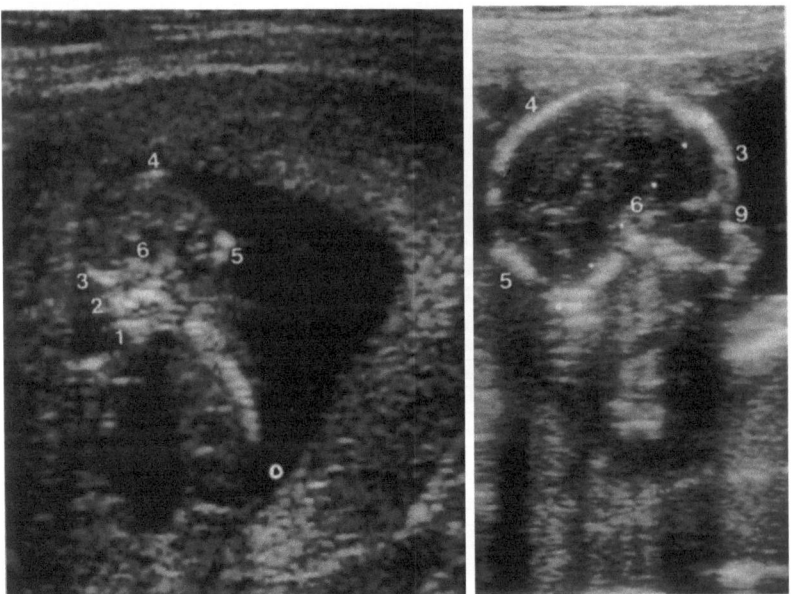

Abb. 4.9. (links) Paramedianer Sagittalschnitt durch einen fetalen Kopf in der 14. Woche. Os frontale, Os parietale und Os occipitale zeigen nur partielle Ossifikation

Abb. 4.10. (rechts) Medianer Sagittalschnitt durch einen fetalen Schädel in der 18. Woche. Die Ossifikation der Schädelkapsel ist bis auf die Fonticuli abgeschlossen

Abb. 4.11. Exakt medianer Sagittalschnitt durch einen fetalen Schädel in der 16. Woche. An der Schädelkontur sind kaum Ossifikationen sichtbar, da der Schnitt exakt durch die medianen Suturen und Fonticuli führt

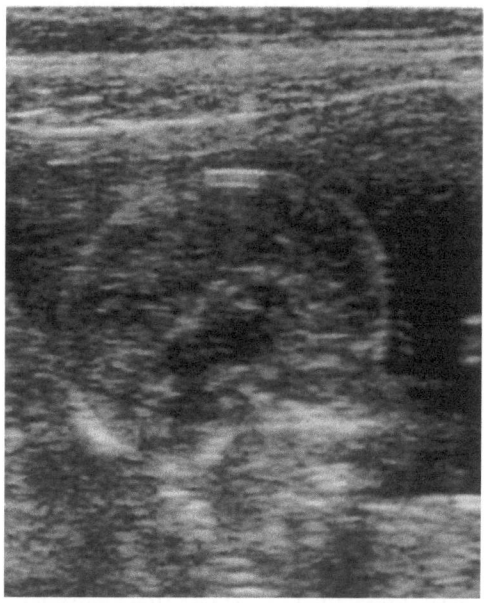

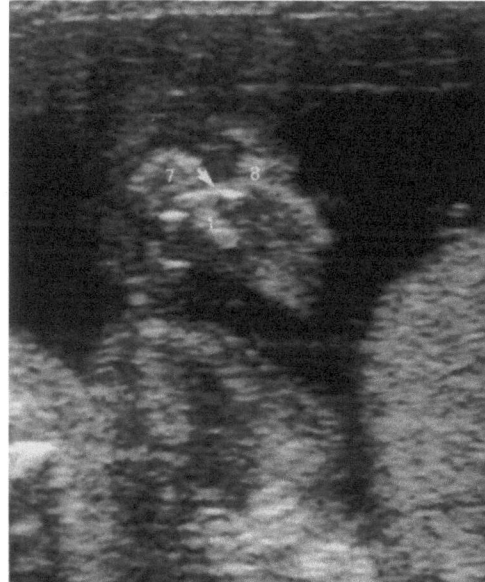

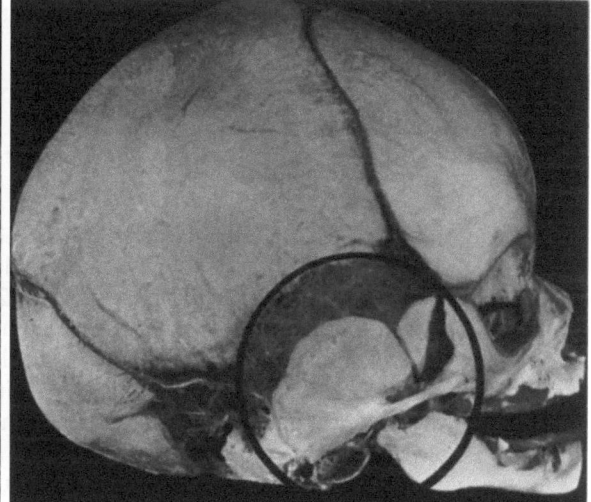

Abb. 4.12. a Tangentialer Sagittalschnitt an einem fetalen Kopf der 18. Woche zur Darstellung des Os temporale und Os zygomaticum. Der Pfeil zeigt auf den Processus zygomaticus des Os temporale

Abb. 4.12. b Der Kreis markiert die in Abb. 4.12.a sonographisch dargestellten Schädelknochen (fetaler Kopf aus der 20. Woche)

Die Darstellung der Pars squamosa und des Processus zygomaticus des Os temporale sowie die sonographische Identifikation des Os zygomaticum selbst gelingen nur am tangentialen Schnitt knapp an der Schädeloberfläche (Abb. 4.12 a). Zur besseren Orientierung an diesem Schnitt sind die im sonographischen Bild dargestellten Schädelknochenstrukturen an einem real anatomischen Schädelbild (20. Woche) durch einen Kreis markiert (Abb. 4.12 b).

Eine strukturelle Besonderheit stellt das Os occipitale dar. Es entsteht primär aus 6 Knochenanteilen (Abb. 4.13), den beiden Ossa interparietalia, dem unpaarigen Os supraoccipitale – diese Anteile bilden die Schuppe des Os occipitale – den paarig angelegten Ossa exoccipitalia und dem unpaarigen Os basisoccipitale. Die Ossa interparietalia und das Os supraoccipitale verschmelzen früh, in der 13. Woche ist die paarige Anlage des Os interparietale an einem dorsalen Tangentialschnitt gerade noch erkennbar (Abb. 4.14), in der 17. Woche bildet dieser Knochenanteil am analogen Schnitt eine einheitlich dichte, rhombusförmige Struktur (Abb. 4.15). Die Abb. 4.16 skizziert die Schnittführung an den beiden letzten Schnitten schematisch. Die beiden Ossa exoccipitalia und das unpaarige Os basisoccipitale sind sonographisch bei horizontalen Schnitten bis ins 3. Trimenon als getrennte Knochenanteile an der Schädelbasis darstellbar (Abb. 4.17). Sie begrenzen das Foramen occipitale magnum und bilden neben dem Annulus tympanicus (markiert durch Pfeile in Abb. 4.17) die markantesten Strukturen bei Horizontalschnitten an der Schädelbasis. Aus sonographischer Sicht ist von Bedeutung, daß zwischen der Hinterhauptschuppe und diesen 3 Knochenanteilen bis ins 3. Trimenon eine schalldurchgängige Syndesmose besteht, die breit genug ist, um gemeinsam mit dem Fonticulus mastoideus als Schallfenster für die Darstellung von Hirnstrukturen in der hinteren Schädelgrube genutzt zu werden. Dieses Schallfenster ist an einem Schädel (20. Woche) in Abb. 4.18 durch Pfeile markiert. Bei sagittalen Schnitten am fetalen Kopf bedingt diese Syndesmose einen scheinbaren Strukturdefekt, der nicht als pathologische Strukturlücke fehlinterpretiert werden darf (Abb. 4.19).
Die Kenntnis der Suturen und Fontanellen am fetalen Kopf hat Bedeutung aus mehrfacher Sicht:

1. dürfen physiologische Strukturlücken nicht als pathologische Defekte interpretiert werden und
2. dienen diese Lücken als physiologische Fenster zur gezielten Darstellung der intracerebralen Anatomie.

Die Krümmung des fetalen Schädels bedingt, daß Suturen auf längeren Strecken direkt kaum darstellbar sind. Eine Ausnahme bildet die Sutura frontalis, die an flachen Tangentialschnitten an der Stirn bis zur 22. Woche darstellbar ist (Abb. 4.20). Durch die Sutura coronalis und die Sutura lambdoidea entstehen auf horizontalen Schnitten scheinbare „Defekte" an der Schädelkontur (Abb. 4.21), die Sutura sagittalis kommt an frontalen Schnitten bis zum Zeitpunkt der 22. Woche ebenfalls als Strukturdefekt zur Darstellung (Abb. 4.22b). Eine direkte, flächenhafte Darstellung von Fonticuli gelingt nur in Ausnahmefällen, an entsprechenden Tangentialschnitten vor der 20. Woche. Abbildung 4.23 zeigt eine partielle Darstellung des Fonticulus anterior, Abb. 4.24 den Fonticulus posterior an einem Tangentialschnitt in der 16. Woche. Am Frontalschnitt und Sagittalschnitt verursachen diese beiden Fonticuli scheinbare Strukturdefekte (Abb. 4.22a, 4.25 und 4.26) und haben als physiologische Schallfenster zur Darstellung der intracerebralen Anatomie Bedeutung bis in die Neonatalperiode (Babcock u. Han 1981).
Der Fonticulus sphenoidalis und der Fonticulus mastoideus verursachen sowohl am Frontalschnitt, als auch am Horizontalschnitt scheinbare Strukturdefekte (Abb. 4.27–4.29). Wie die Abb. 4.29 zeigt, können diese beiden Fonticuli gemeinsam mit der sie verbindenden Sutura squamosa als ideale Schallfenster für die intracerebrale Strukturdarstellung am Horizontalschnitt genutzt werden. Die entsprechende Schnittebene ist schematisch in Abb. 4.30 dargestellt. Eine entscheidende Bedeutung für die Darstellbarkeit der intracerebralen Anatomie kommt, wie schon bei der

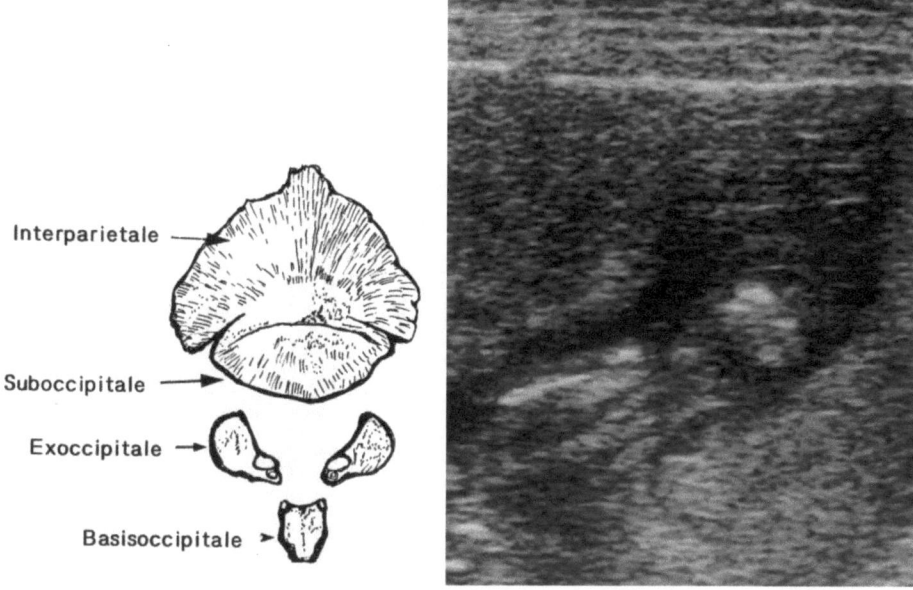

Interparietale

Suboccipitale

Exoccipitale

Basisoccipitale

Abb. 4.13. (links) Entwicklung des Os occipitale (schematisch)

Abb. 4.14. (rechts) Frontaler Schnitt durch einen Feten in der 13. Woche. Das Os occipitale ist am Schnitt gerade noch getroffen, die 2 Anlagen des Os interparietale stellen sich noch getrennt dar.

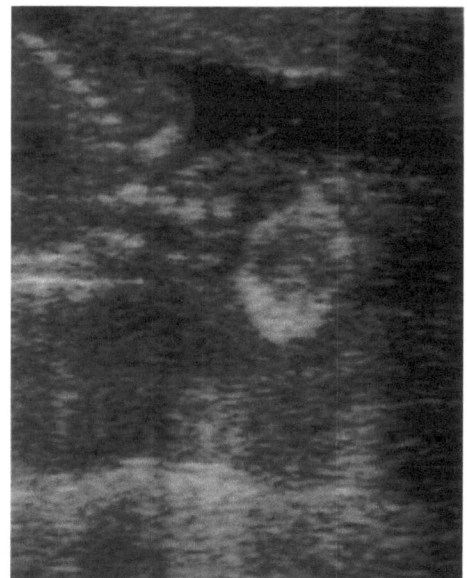

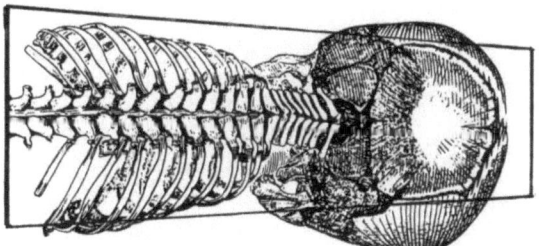

Abb. 4.15. (links) Frontaler Schnitt durch einen Feten in der 17. Woche. Die Hinterhauptschuppe bildet einen einheitlichen Knochen

Abb. 4.16. (rechts) Schematische Skizze zur Deutung der Schnittebene an den Schnitten der Abb. 4.14 und 4.15

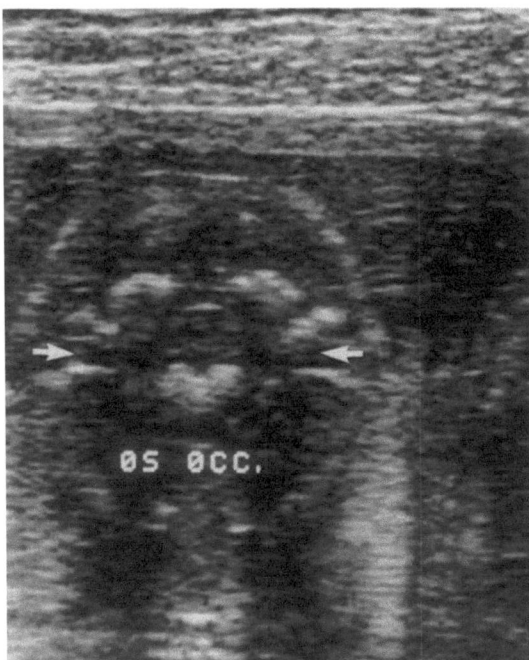 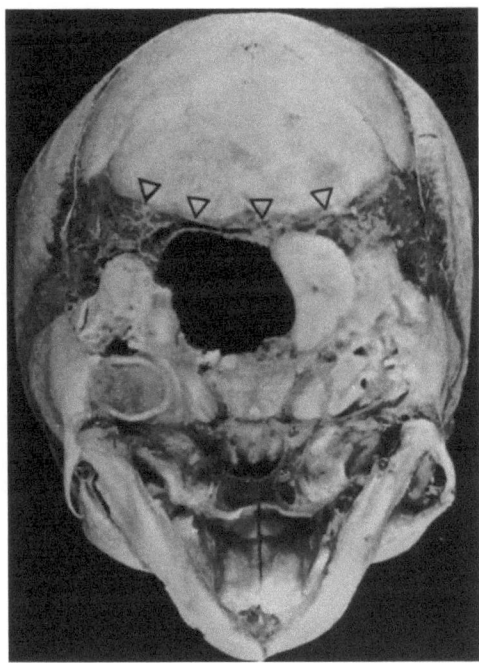

Abb. 4.17. (links) Schnitt durch die Schädelbasis. Die basalen Teile des Os occipitale stellen sich getrennt dar, die Pfeile markieren den Annulus tympanicus des Os temporale

Abb. 4.18. (rechts) Schädelbasis des fetalen Kopfes in der 20. Woche. Die Pfeile markieren die Syndesmose zwischen den basalen Anteilen des Os occipitale und der Hinterhauptschuppe (Schallfenster für die Darstellung von Hirnstrukturen in der hinteren Schädelgrube)

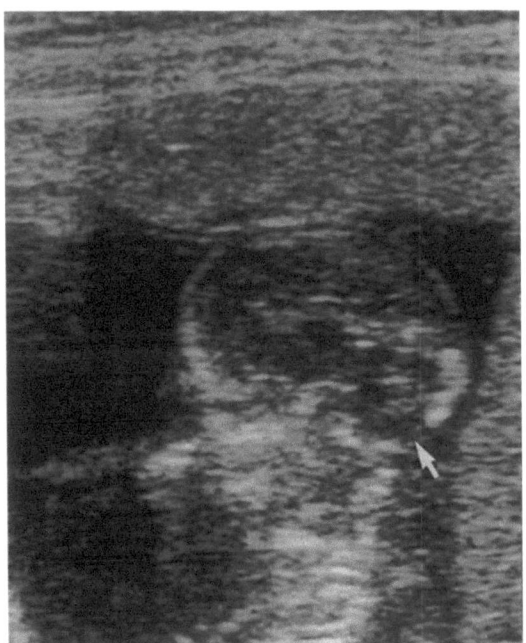

Abb. 4.19. Medianer Sagittalschnitt durch einen fetalen Kopf in der 14. Woche. Die Syndesmose (*Pfeil*) bildet einen Strukturdefekt in der Kontur

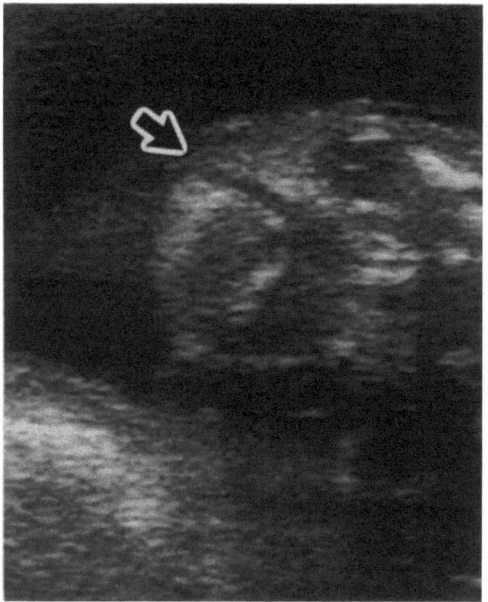
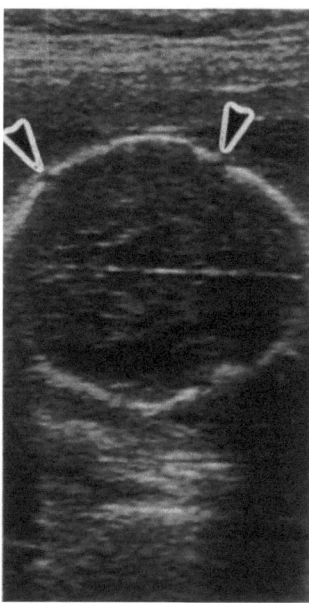

Abb. 4.20. (links) Tangentialer Schnitt durch die Stirn eines Feten in der 21. Woche. Der Pfeil markiert die Sutura frontalis

Abb. 4.21. (rechts) Horizontalschnitt durch einen Schädel in der 21. Woche. Die Pfeile markieren die Strukturlücken der Sutura coronalis und Sutura lambdoidea

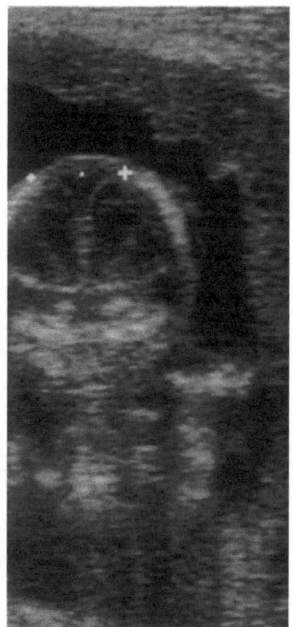
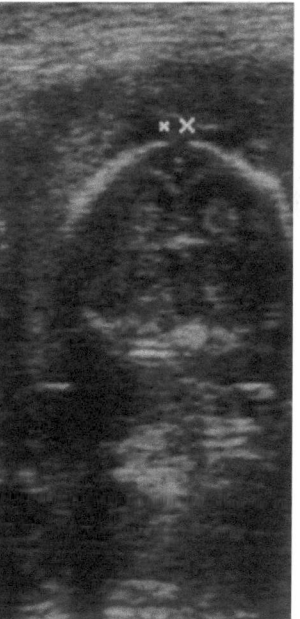

Abb. 4.22. a Frontalschnitt durch einen fetalen Schädel in der 18. Woche. An der Schädeldecke ist der Fonticulus anterior getroffen

Abb. 4.22. b Frontalschnitt durch den gleichen Schädel. Die Schnittfläche liegt weiter dorsal, zwischen den beiden Ossa parietalia bildet die Sutura sagittalis einen schmalen Konturdefekt

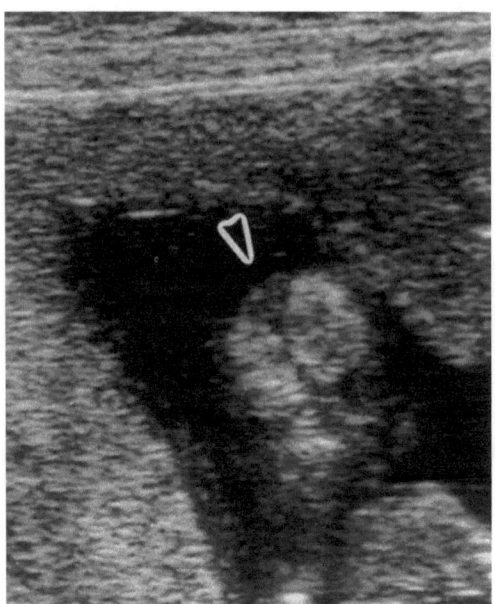 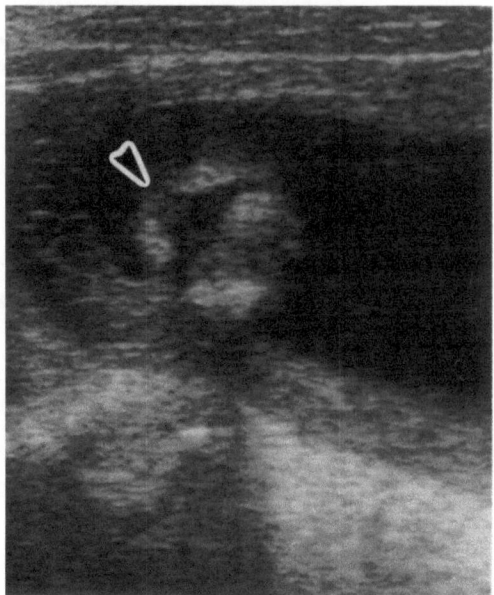

Abb. 4.23. (links) Tangentialer Schnitt durch den Fonticulus anterior (*Pfeil*) bei einem Feten in der 14. Woche

Abb. 4.24. (rechts) Tangentialer Schnitt durch den Fonticulus posterior (*Pfeil*) bei einem Feten in der 16. Woche

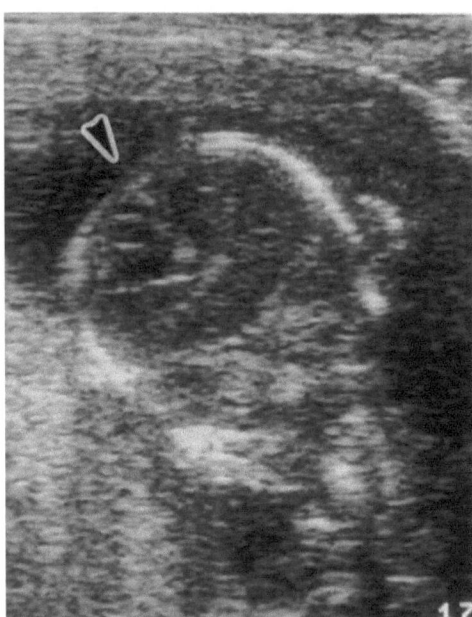 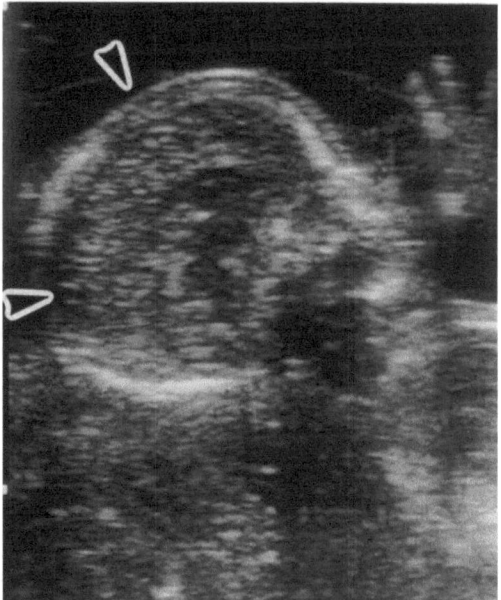

Abb. 4.25. (links) Schallfenster des Fonticulus anterior (*Pfeil*) zur Darstellung der Seitenventrikel im frontalen Schnitt

Abb. 4.26. (rechts) Schallfenster des Fonticulus anterior (*Pfeil*) und des Fonticulus posterior (*Pfeil*) im sagittalen Schnitt. Im Hirnbereich ist die Falx cerebri genau median getroffen. Durch das Ausnützen der Schallfenster stellen sich die intracerebralen Strukturen besonders deutlich dar

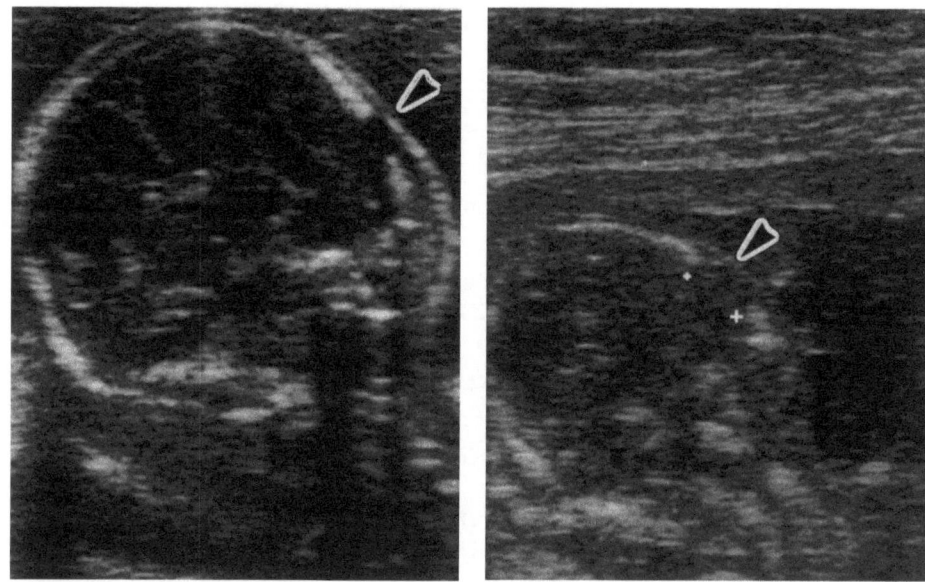

Abb. 4.27. (links) Frontalschnitt durch einen Schädel in der 21. Woche. Der Pfeil zeigt auf den „Konturdefekt" des Fonticulus sphenoidalis

Abb. 4.28. (rechts) Der Pfeil zeigt auf den „Konturdefekt" des Fonticulus mastoideus

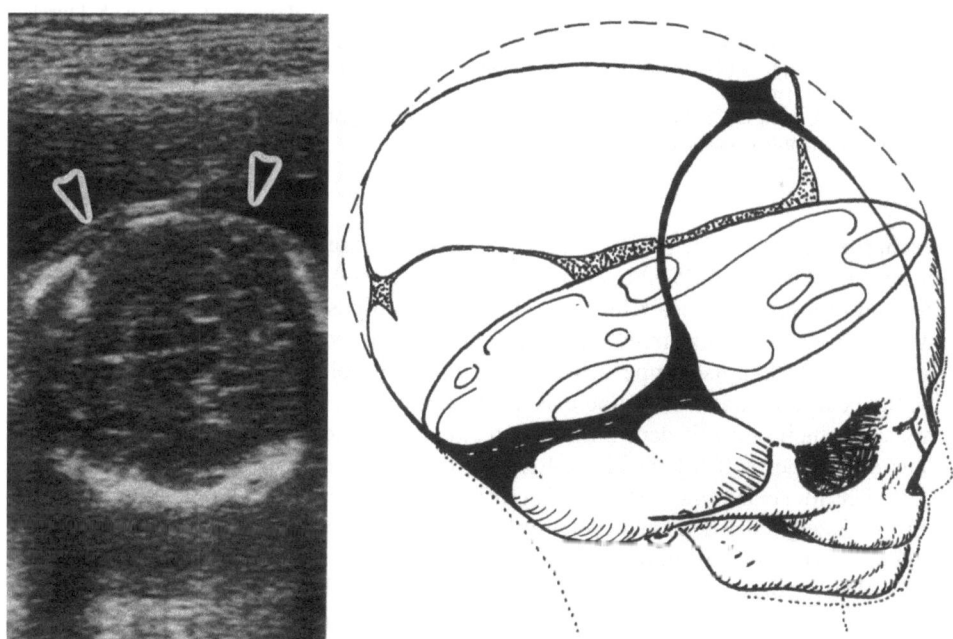

Abb. 4.29. (links) Schallfenster des Fonticulus sphenoidalis und mastoideus bei einem Horizontalschnitt knapp über der Schädelbasis. Durch das Ausnützen der Schallfenster besonders gute Darstellung der intracerebralen Strukturen

Abb. 4.30. (rechts) Schema der Schnittebene bei Ausnützung der lateralen Schallfenster (Fonticulus mastoideus, Fonticulus sphenoidalis)

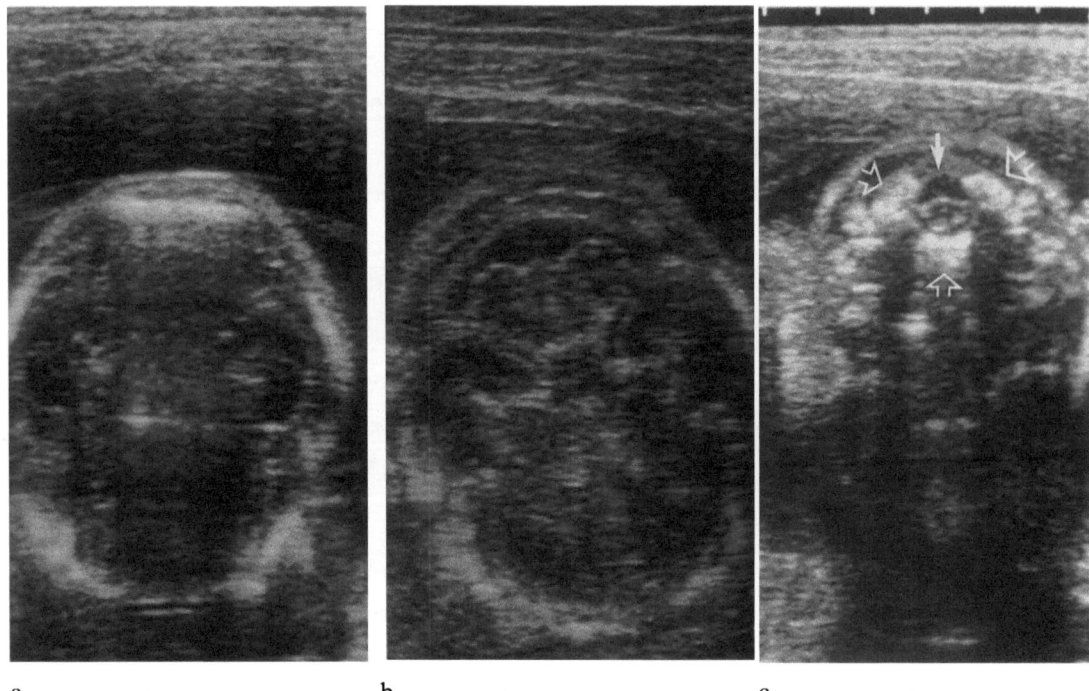

a   b   c

Abb. 4.31. a Horizontaler Schnitt am Schädel bei dorso-posteriorer Lage. Da die Schallebene die Hinterhauptschuppe trifft, können intracerebrale Strukturen nicht dargestellt werden. **b** Durch Verschieben des Schallkopfes nach caudal wird das Schallfenster der Syndesmose zwischen der Hinterhauptschuppe und dem basalen Anteil des Os occipitale genützt. Besonders deutliche Darstellung von Kleinhirn und Cisterna cerebellomedullaris. **c** Durch weiteres Verschieben des Schallkopfes nach caudal werden die basalen Anteile des Os occipitale dargestellt. Im Foramen occipitale das Rückenmark deutlich sichtbar

Beschreibung des Os occipitale erwähnt, der Syndesmose zwischen der Hinterhauptschuppe des Os occipitale und den beiden exoccipitalen Anteilen dieses Knochens bei dorso-anteriorer Lage des Kindes zu. Dieses Schallfenster liegt zwischen den jede intracerebrale Strukturdarstellung unmöglich machenden dichten Strukturbereichen der Hinterhauptschuppe (Abb. 4.31 a) und den drei an der Schädelbasis liegenden Strukturanteilen dieses Knochens (Abb. 4.31 c). Bei Aufsuchen dieses Bereiches entsteht gemeinsam mit dem links und rechts davon liegenden Fonticulus mastoideus ein großes einheitliches Schallfenster, das vor allem für die Darstellung des Kleinhirns ideale Bedingungen schafft (Abb. 4.31 b). Die schematische Zeichnung in Abb. 4.32 zeigt eine Übersicht der Fonticuli und Suturen im Bereich der seitlichen Schädeloberfläche und an der Schädelbasis.

In der Routinediagnostik (Stufe 1) hat die differenzierte Darstellung einzelner Schädelknochen keine wesentliche Bedeutung. Ein gezieltes Aufsuchen einzelner Schädelknochen ist nur in seltenen Fällen erforderlich. Das Wissen um die typische sonographische Struktur einzelner Knochen trägt jedoch dazu bei, Fehlinterpretationen zu vermeiden. Um die Bedeutung einer exakten Beurteilung des knöchernen Hirn- und Gesichtsschädels in der Untersuchung in Stufe 2 und 3, vor allem im Rahmen der gezielten Ausschlußdiagnostik zu unterstreichen, sind Dysmorphiesyndrome mit vorrangiger Beteiligung von Schädelknochen sowie typische Schädelsyndrome in

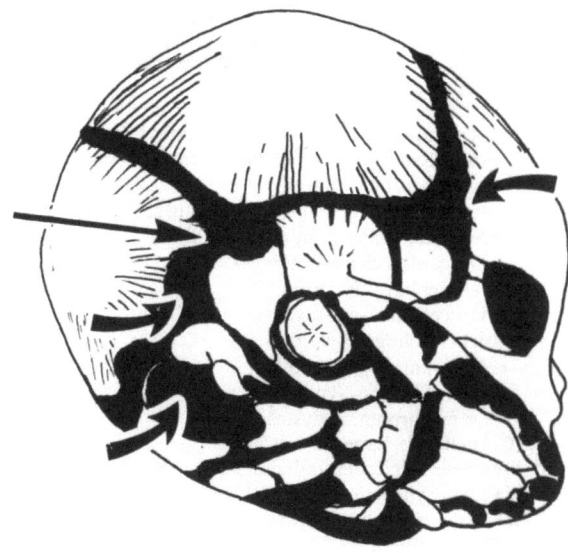

Abb. 4.32. Schematische Skizze zur Darstellung der seitlichen und dorsalen Schallfenster

den Tabellen 4.2 und 4.3 zusammengefaßt (Schmid 1973). Für eine detaillierte Information über die einzelnen Syndrome wird auf dieses Lehrbuch verwiesen.

4.3 Anatomie des fetalen Gehirns

Bis vor wenigen Jahren konzentrierte sich die sonographische Darstellung des Gehirns auf die für die Messung des biparietalen Durchmessers erforderliche Abbildung eines Mittelechos. Eine differenziertere Analyse von intracerebralen Strukturen war auf Grund des mangelnden Auflösungsvermögens der zur Verfügung stehenden Ultraschallgeräte nicht möglich. Wesentliche Details der intracerebralen Anatomie des Feten wurden von Denkhaus u. Winsberg (1979), Johnson u. Rumack (1980), Hadlock et al. (1981a), Hobbins et al. (1983), sowie Hansmann et al. (1985) dargestellt. Eine zusammenfassende Übersicht unter gleichzeitiger Darstellung von genormten Schnittebenen im Vergleich zu realanatomischen fetalen Schnitten fehlt bislang.

Von den im Kap. 2.1 „Gefrierschnitt-Technik" erwähnten 122 spontan abortierten Feten waren die Makroschnitte am fetalen Gehirn nur bei 38 Feten verwertbar. In den übrigen Fällen war es durch Blutungen oder sonstige Aborttraumen zu Destruktionen gekommen, die eine detaillierte Auswertung nicht zuließen. Bei 20 Feten wurden in Anlehnung zur Darstellungsform der neonatalen Untersuchung (Babcock u. Han 1981) Horizontalschnitte durchgeführt. Nach Orientierung an der Schädeloberfläche und Bestimmung der Canthomeatallinie wurden die Schnitte in einer Neigung von etwa 10° zu dieser Linie angelegt. In 10 weiteren Fällen wurden auf diese Ebene senkrecht stehende Frontalschnitte angelegt und bei 8 Feten wurden Sagittal- und Parasagittalschnitte durchgeführt. Jene intracraniellen Strukturen, die sich im Rahmen der Routinediagnostik wiederholt darstellen ließen, primär jedoch nicht gedeutet werden konnten, wurden bei In-vitro-Untersuchungen an frisch abor-

Tabelle 4.2. Dysmorphiesyndrome mit vorrangiger Beteiligung der Schädelknochen. (Schmid 1973)

Dysmorphiesyndrome

 1. Apert-Syndrom (= Akrocephalosyndaktylie)
 2. Crouzon-Syndrom (= Dysostosis cranio-facialis)
 3. Pseudo-Crouzon-Syndrom
 4. Holtermüller-Wiedemann-Syndrom u. a.
 5. Scheuthauer-Marie-Sainton-Syndrom
    (= Dysostosis cleido-cranialis)
 6. v. Waardenburg-Syndrom (II)
    (= Dyscephalosyndaktylie)
 7. Ullrich-Feichtiger-Syndrom
    (= Dyscraniopygophalangie)
 8. Freeman-Sheldon-Syndrom
    (= Craniocarpotarsaldystrophie)
 9. (Cornelia) de Lange-Syndrom
10. Dysplasia oculo-dento-digitalis (= Oculodento-
    digitales-Syndrom (Meyer-Schwickerath-Weyers)
11. Klippel-Feldstein-Syndrom
12. Oculo-vertebrales Syndrom (Weyers)
13. Gruber-Syndrom;
    (= Dysencephalia splanchnocystica)
14. Rubinstein-Syndrom
15. Franceschetti-Syndrom (I)
    (= Dysostosis mandibulofacialis)
16. Weyers-Syndrom (= Dysostosis acro-facialis)
17. Hanhart-Syndrom (II)
18. Ullrich-Fremerey-Dohna-Syndrom
    (= Dyscraniodysopie)
19. Hallermann-Syndrom (= Dysmorphia mandibulo-
    oculo-facialis; wahrscheinlich oligosymptomatische
    Variante von 9)
20. Dysostosis mandibularis
21. Otocephalie
22. Gregg-Syndrom
23. Dzierzynsky-Syndrom
24. Achondroplasie
25. Dysostosis enchondralis

Tabelle 4.3. Dysmorphiesyndrome mit vorrangiger Beteiligung der Schädelknochen. (Schmit 1973)

Schädelsyndrome

Ankyloglossum Superius-Syndrom
Capdepont-Syndrom
Cherubismus-Syndrom
Christ-Siemens-Touraine-Syndrom
Costen-Syndrom
Crouzon-Syndrom
Franceschetti-Syndrom
Garcin-Syndrom
Gregg-Syndrom
Holtermüller-Wiedemann-Syndrom
Jacod-Syndrom
Kurz-Syndrom
Maxillo-faciales-Syndrom
Maxillo-nasales-Syndrom
Nager-de Reynier-Syndrom
de Sanctis Cacchione-Syndrom
Ullrich-Fremerey-Dohna-Syndrom

tierten Feten neuerlich aufgesucht und nach Erreichen des fraglichen Zielgebietes durch ultraschallgeleitete Punktion und Einspritzen eines kleinen Depots von Methylenblau markiert, um dann bei den Gefrierschnittuntersuchungen eine Wiederauffindung und anatomische Identifikation zu ermöglichen.

Zur Darstellung der realen Größe der Seitenventrikel wurden primär Horizontalschnitte verwendet. Nachdem sich nach einem Zeitraum von etwa 4 Wochen eine deutliche Demarkierung der Oberflächenstrukturen am Gefrierschnitt fand, wurden die Seitenventrikel präparatorisch freigelegt und ihre Dimension durch Auflegen der Schnitte auf Millimeterpapier bestimmt (s. Kap. 2.1).

Auch in diesem Kapitel sind die wesentlichen intracerebralen anatomischen Strukturen auf den Ultraschallbildern durch Nummern markiert, um die Bildstruktur nicht zu zerstören. Dasselbe gilt für die Gefrierschnittabbildungen. Die Tabelle 4.4 zeigt eine Auflistung der in den Abbildungen erwähnten Strukturen.

Aus didaktischen Gründen erscheint es bei der Darstellung der intracerebralen Anatomie sinnvoll, nicht von einzelnen Organbereichen, sondern von den zur Deutung erforderlichen standardisierten Schnittebenen auszugehen.

Tabelle 4.4. Auflistung der wesentlichen sonographisch differenzierbaren Strukturen am fetalen Hirn. Die Nummern entsprechen den einzelnen Strukturen in den Abbildungen

1	Cornu anterius (ventr. lat.)	16	Lamina tecti
2	Cavum septi pellucidi	17	Pons
3	Thalamus	18	Fornix
4	Cisterna venae cerebralis magnae	19	Cisterna cerebellomedullaris
5	Cornu posterius (ventr. lat.)	20	Corpus callosum
6	Insula	21	Cornu inferius (ventr. lat.)
7	Ventriculus tertius	22	Capsula interna
8	Pedunculus cerebri	23	Nucleus lentiformis
9	Aquaeductus cerebri	24	Nucleus caudatus
10	Cerebellum	25	Hippocampus
11	Plexus choroideus	26	Os sphenoidale
12	Hirnmantel	27	Orbita
13	Cisterna interpeduncularis	28	Lobus occipitalis
14	Arteria basilaris	29	Sulcus cinguli
15	Falx cerebri	30	Sulcus parieto-occipitalis

4.3.1 Horizontalschnitte

Unabhängig von der fetalen Lage gelingt durch entsprechende Applikation des Schallkopfes am mütterlichen Abdomen die Darstellung von Horizontalschnitten am fetalen Kopf fast immer. Theoretisch sind der Zahl von horizontalen Schnittebenen kaum Grenzen gesetzt, praktisch sind es 6 Ebenen, die durch typische sonographische Kriterien der intracerebralen Anatomie markiert werden und somit reproduzierbar einzustellen sind. Diese Referenzebenen sind in Abb. 4.33 in Form einer Übersicht dargestellt. Um in der Folge die Orientierung zu erleichtern, wurden diese Standardschnittebenen in einen entsprechend zueinander positionierten medianen und paramedianen Sagittalschnitt eingetragen. (Abb. 4.34).

Horizontalschnittebene 1. Die Abb. 4.35 a–c zeigen das Ultraschallbild, den Gefrierschnitt, sowie die topographische Beziehung der Horizontalschnittebene 1 bei einem Feten in der 18. Woche. Das Mittelecho, primär gebildet durch die Reflexion von Schallwellen an der Falx cerebri, ist durchgehend. Die exakte Abgrenzung der Seitenventrikel vom eigentlichen Hirnmantel ist am Ultraschallbild, im Vergleich zum real-anatomischen Schnitt, reduziert. Zwischen dem schallkopfnahen Hemisphärenanteil und dem schallkopffernen Anteil bestehen am sonographischen Bild deutliche Strukturunterschiede. Der schallkopfnahe Teil scheint dichter strukturiert zu sein, die schallkopfferne Hemispäre ist relativ „echoleer“.

Durch experimentelle Untersuchungen an abortierten Feten im Wasserbad konnten wir zeigen, daß es sich dabei um ein Schallphänomen handelt, das sowohl vom Abstand zwischen fetalem Kopf und Schallkopf als auch von der Einstellung der Gesamtverstärkung abhängt (Staudach u. Laßmann 1984). Die im schallkopfnahen Ventrikelbereich vorgetäuschte Strukturverdichtung stellt Artefakte durch Wiederholungsechos dar, der schallkopfferne Ventrikelbereich repräsentiert die realen Dichte- und Strukturverhältnisse der Hemisphäre.

Die sonographisch auffälligste Struktur im Ventrikel ist der Plexus choroideus, der den Seitenventrikel bis auf das Vorderhorn fast zur Gänze ausfüllt und eine starke Echogenität zeigt. Weitere wesentliche intracerebrale Strukturdetails sind weder am Gefrierschnitt noch am Ultraschallbild differenzierbar.

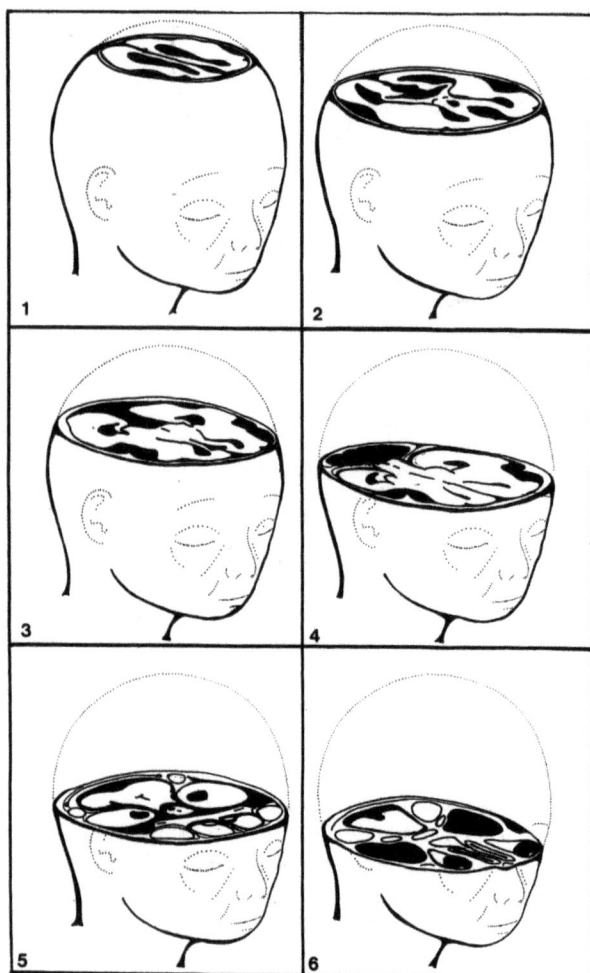

Abb. 4.33. (links) Schematische Darstellung der topographischen Lage der 6 wesentlichen Horizontalschnitte

Abb. 4.34. (unten) Die Höhe der 6 wesentlichen Horizontalschnitte in ihrer Beziehung zu einem medianen und paramedianen Sagittalschnitt durch einen fetalen Kopf (22. Woche)

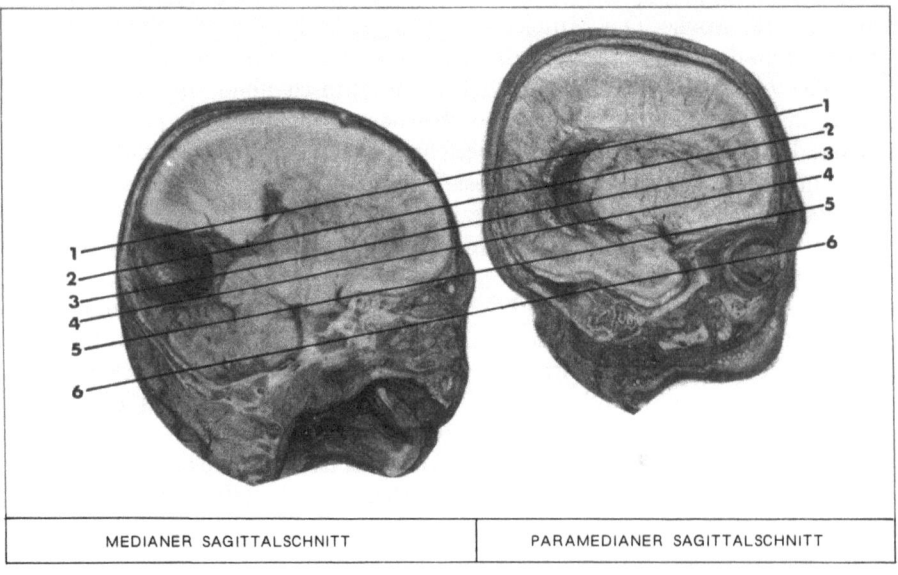

MEDIANER SAGITTALSCHNITT   PARAMEDIANER SAGITTALSCHNITT

Die Zielvorstellung einer Einstellung der Horizontalschnittebene 1 ist die Beurteilung der Seitenventrikel. Grundlegende Untersuchungen über die Entwicklung der Seitenventrikel aus radiologischer Sicht wurden von Kier (1977) publiziert. Aus sonographischer Sicht wurden Untersuchungen bislang nur unter dem Aspekt einer Abgrenzung zwischen normalem Ventrikelsystem und Hydrocephalus erstellt. In der Literatur wird als Primärzeichen eines sich entwickelnden Hydrocephalus die Ausdehnung des occipitalen Horns, gefolgt vom frontalen Horn der Seitenventrikel, angeführt (Weisberg et al. 1978; Hobbins et al. 1979; Johnson et al. 1980a; Fiske et al. 1981; Hansmann 1981; Hansmann et al. 1985). Da die Ventrikelerweiterung einer Ausdehnung der Schädelkapsel vorausgeht, ist eine Frühdiagnostik des Hydrocephalus im 2. Trimenon direkt an die Ventrikeldarstellung gebunden (Hansmann 1981).

Zur Beurteilung dieser Ausdehnung hat Campbell (1979) den „Ventrikelhemisphärenindex" eingeführt. Dazu wird der Abstand von der lateralen Begrenzung des Seitenventrikels bis zur Mittellinie gemessen und zur maximalen Hemisphärenweite in Bezug gebracht. Dieses Verhältnis soll nach der 17. Woche weniger als 0,5 betragen. Als weiteres Kriterium wurde die Messung der Strecke zwischen Seitenventrikel und innerer Schädelbegrenzung eingeführt (Vintzileos et al. 1983). Johnson et al. (1980a) haben die laterale Ventrikelweite direkt gemessen. Sie haben ihre Messungen von der Mitte des Mittelechos aus bis zum ersten Echo der lateralen Wand des lateralen Ventrikels durchgeführt, und zwar in jenem Bereich, wo die Ventrikelwand parallel zum Mittelecho verläuft und die Hemispärenweite am größten ist. An derselben Stelle wurde zusätzlich die Dimension der Hemispäre bestimmt, und zwar durch Messung der Distanz vom Mittelecho bis zur Innenbegrenzung der Schädeldecke. Aus den beiden Messungen wurde auch von diesen Autoren ein Quotient erstellt, der jedoch im Verlauf des Gestationsalters einen extrem breiten 2-Sigma-Bereich aufweist. Bei all diesen Messungen wird die tatsächliche Breite des medial von der Innenwand der Seitenventrikel gelegenen Hirnmantels vernachlässigt.

Unsere eigenen Untersuchungen anhand von fetalen Hirngefrierschnitten lassen an der Brauchbarkeit solcher Tabellen generell zweifeln. Von der 13. bis 16. Woche erscheint die Biometrie in diesen Ebenen sinnlos. Der Hirnanteil ist im Vergleich zum Ventrikelsystem auch physiologischerweise sehr schmal. Der Plexus choroideus füllt die Seitenventrikel mit Ausnahme der Vorderhörner fast gänzlich aus und zeigt eine starke Echogenität (Abb. 4.36 a, b). Diese ist wahrscheinlich durch die unregelmäßige Oberfläche und die vielfältigen vasculären Strukturen zu erklären. Die Dominanz des sonographischen Strukturbildes des Plexus choroideus nimmt mit zunehmendem Gestationsalter ab. Die Untersuchungen von Crade et al. (1981) zeigten, daß das Größenverhältnis zwischen Plexus und lateraler Hemisphäre von der 13. bis 22. Woche ständig zu Ungunsten des Plexus abnimmt. Auch in unseren eigenen Gefrierschnitten war der Plexus ab der 24. Woche am horizontalen Schnittbild isoliert im Bereich der Seitenventrikel kaum darstellbar. Die Abb. 4.37 zeigt die real-anatomischen Größenverhältnisse an einem Gefrierschnitt der 18. Woche, der Inhalt aus dem Seitenventrikel links ist entfernt – die wahren Größenverhältnisse sind in Millimeterangaben dargestellt.

Bei 5 Feten mit analogem Gestationsalter fanden sich in dieser Referenzebene identische Ventrikelweiten. Im Bereich des Vorderhorns und der Cella media betrug die maximale Distanz der Ventrikelweite jeweils 3 mm, im Hinterhorn 5 mm. Die zwischen Seitenventrikel und Falx cerebri liegende mediale Hirnwand hatte durchgehend eine konstante Dicke von 3 mm. Vergleicht man diese Werte mit den Meßergebnissen von Johnson et al. (1980a), so wird dort die laterale Ventrikelweite im

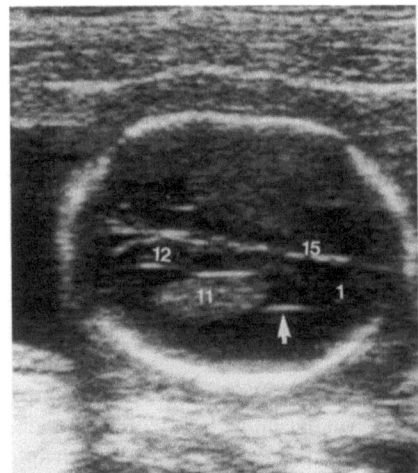
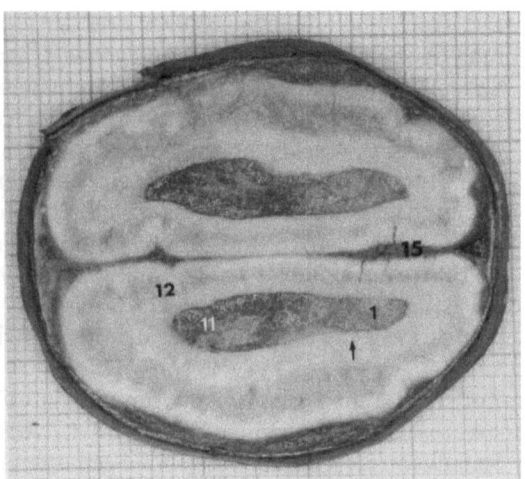

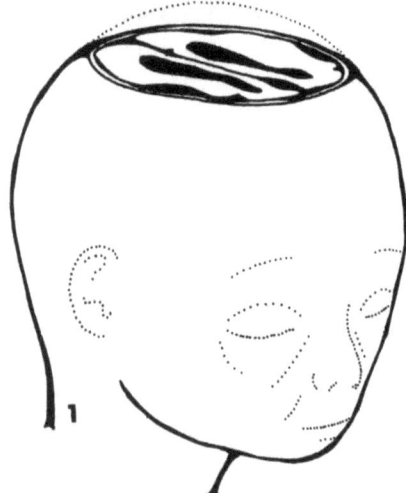

Abb. 4.35 a–c. (oben und Mitte) Horizontal-schnittebene 1. **a** Ultraschallbild, **b** Gefrier-schnitt, **c** Schema. *1* Cornu anterius (ventr. lat.); *11* Plexus choroideus; *12* Hirnmantel; *15* Falx cerebri

Abb. 4.36 a, b. (unten) Horizontalschnittebene 1 in der 15. Woche. Der Hirnmantel ist dünn, die Ventrikel sind weit und vollständig durch den Plexus choriodeus ausgefüllt. **b** Analoger Ge-frierschnitt (15. Woche)

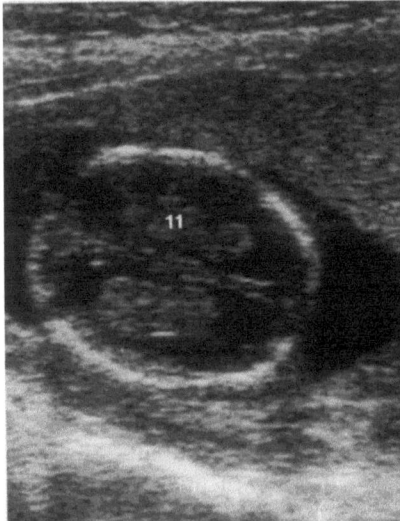
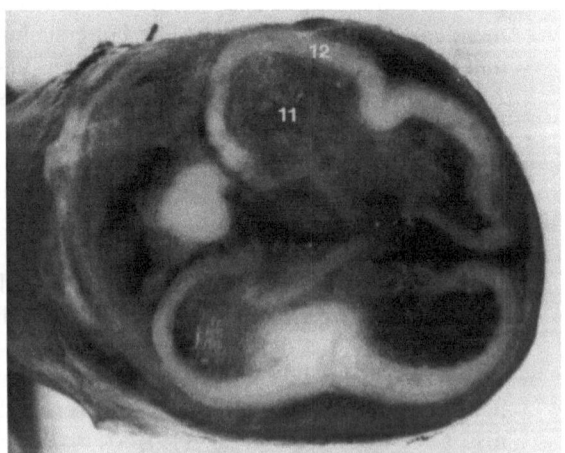

analogen Gestationsalter mit über 8 mm angegeben. Selbst unter Berücksichtigung
der Tatsache, daß diese Meßgröße die reale Dimension des medialen Hirnmantels
vernachlässigt, ergibt sich eine nicht tolerierbare Diskrepanz in der Meßgröße. Die
Abb. 4.38 zeigt die Messungen der Ventrikelweite bei einem Gefrierschnitt aus der
20. Woche in derselben Ebene. Die Ventrikelbreite zeigt im Bereich des Vorderhorns
und der Cella media eine geringe Zunahme der Ventrikeldimension auf 5 mm, im frei
präparierten linken Hinterhorn beträgt die maximale Weite 6 mm. Durch die minimale Schrägführung dieses anatomischen Schnittes erscheint die Ventrikelweite im
Hinterhornbereich des rechten Ventrikels mit insgesamt 9 mm im Vergleich zur linken Seite deutlich vergrößert. Minimale Verschiebungen der Schnittebenen während
der sonographischen Untersuchung sind nicht vermeidbar und lassen somit generell
am Wert dieser Meßmethode Zweifel aufkommen. In der 24. Woche standen für die
Untersuchung der Ventrikelweite nur 2 Feten zur Verfügung. Eine isolierte Freiprä-
paration und damit exakte Messung der Seitenventrikel war in keinem der beiden
Fälle möglich. Die Abb. 4.39 zeigt ein Gefrierschnittpräparat aus der 24. Woche. Die
makroskopische Identifikation des Seitenventrikels in der Ebene 1 ergab eine maximale Weite des Seitenventrikels von 4 mm. Der laterale Hirnmantel hatte von 8 mm
in der 20. Woche auf 25 mm zugenommen. Die mediale Hirnmanteldicke betrug je
nach Meßpunkt zwischen 6 und 9 mm. Für eine statistische Auswertung sind die
Fallzahlen zu klein, die Meßergebnisse an Gefrierschnitten zeigen jedoch, daß sonographische Messungen in diesem Bereich problematisch sind.
Ab der 26. Schwangerschaftswoche (SSW) liegen pädiatrische Untersuchungen über
die Ventrikelweite vor. Sie unterscheiden sich zwar in der definierten Meßebene von
den praepartalen Untersuchungen, erreichen jedoch kaum je höhere Maximalwerte
als 3 mm (Fiske et al. 1981; Perry et al. 1985).
Generell ist vor einer voreiligen Hydrocephalusdiagnostik vor der 24. SSW zu warnen. In unserem eigenen Untersuchungsgut stellte der bei klinikexternen Untersuchungen geäußerte Verdacht auf Hydrocephalus die größte Gruppe falsch-positiver
Verdachtsbefunde dar (s. Kap. 2.2). In allen vor der 24. Woche diagnostisch gesicherten Fällen von Hydrocephalus fanden sich bei unseren Untersuchungen deutliche
Zeichen intracerebraler Pathologie auch in anderen Schnittebenen. Besonders geeignet für die Dimensionsbeurteilung der Seitenventrikel erscheint der bislang in keiner
Arbeit beschriebene paramediane Sagittalschnitt (s. S. 83)

Horizontalschnittebene 2. Diese wird erreicht wenn man den Schallkopf von der
Ebene 1 aus wenige Millimeter parallel nach caudal verschiebt. Im allgemeinen wird
diese Schnittebene im Routinescreening übersprungen, da sie jedoch reproduzierbar
darstellbar ist, werden die in ihr auffindbaren anatomischen Strukturdetails in
Abb. 4.40 a – c zusammenfassend dargestellt. Die Abb. 4.40 b zeigt den realanatomischen Schnitt dieser Ebene bei einem Feten in der 18. Woche, die Abb. 4.40 a das
sonographische Bild. Die Struktur des Mittelechos ist im zentralen Bereich unterbro-
chen. Die Seitenwinkel sind „H"-förmig differenziert, unmittelbar im Anschluß an
die beiden Vorderhörner erscheint zentral ein echofreier Raum, der dem Cavum
septi pellucidi entspricht. Die Bereiche der Thalami sind an diesem Schnitt gerade
noch nicht getroffen. Zwischen den beiden Hinterhörnern liegt ein echoreiches
Areal, das der Cisterna venae cerebralis magna entspricht.

Horizontalschnittebene 3. Diese Schnittebene ist deshalb von zentraler Bedeutung,
da ihre Einstellung Grundlage einer exakten Biometrie am fetalen Kopf ist. Die Abb.
4.41 a – c zeigen das Ultraschallbild, den realanatomischen Gefrierschnitt sowie die

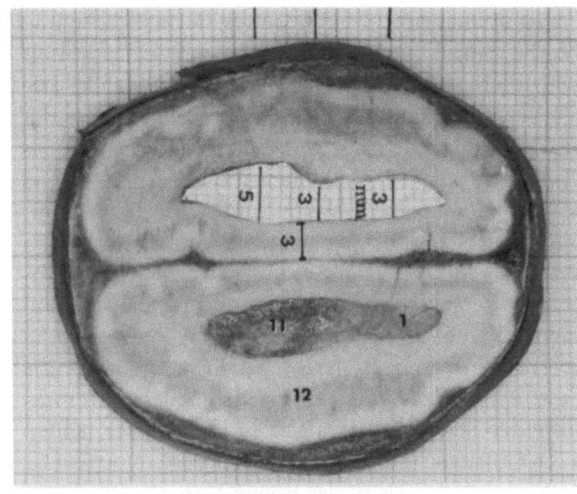

Abb. 4.37. Fetaler Gefrierschnitt in der 18. Woche. Horizontalschnittebene 1, der linke Ventrikel auspräpariert. Messung der Realventrikelweite im Bereich des Vorderhorns der Cella media und des Hinterhorns. (Angaben in Millimeter)

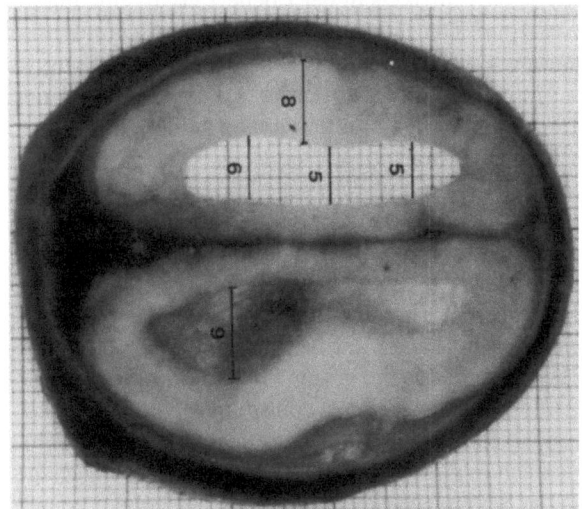

Abb. 4.38. Fetaler Gefrierschnitt in der 20. Woche. Messung der Realventrikelweite am freipräparierten Seitenventrikel links. Die geringe Asymmetrie des Schnittes bedingt eine scheinbare Erweiterung des rechten Hinterhorns

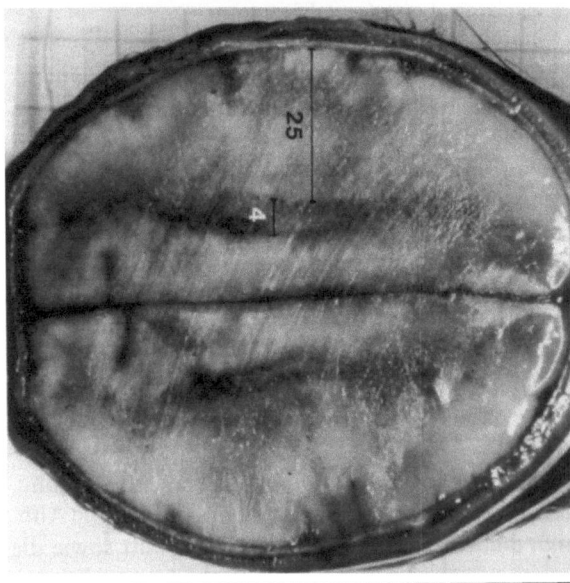

Abb. 4.39. Gefrierschnitt in Höhe der Horizontalschnittebene 1 bei einem Feten in der 24. Woche. Deutliche Zunahme der Hirnmanteldicke im Vergleich zur Ventrikelweite

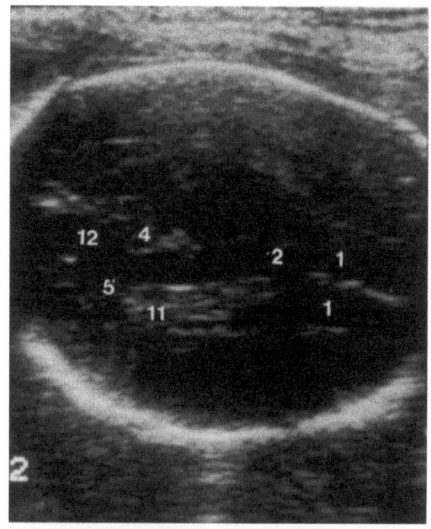

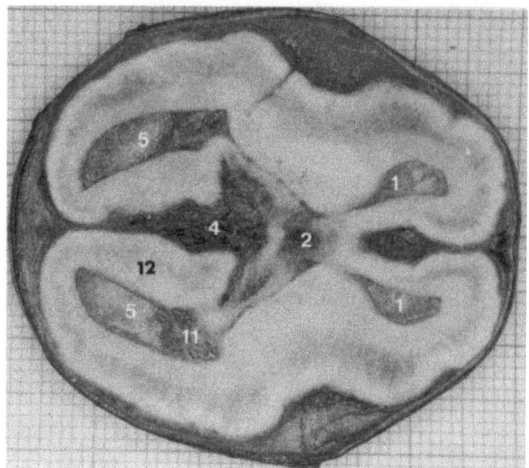

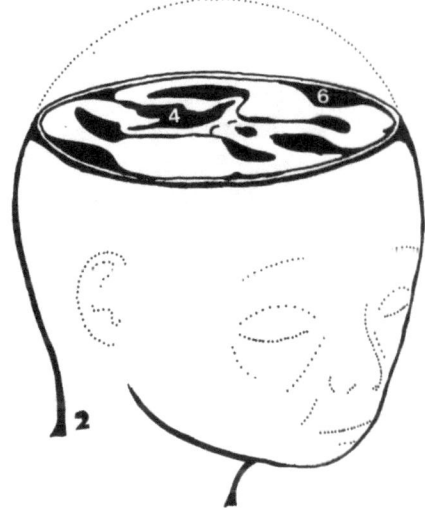

Abb. 4.40 a–c. Horizontalschnittebene 2.
a Ultraschall, **b** Gefrierschnitt, **c** Schema.
1 Cornu anterius (Ventr. lat); *2* Cavum septi
pellucidi; *4* Cisterna venae cerebralis
magnae; *5* Cornu posterius (Ventr. lat.);
11 Plexus choroideus; *12* Hirnmantel

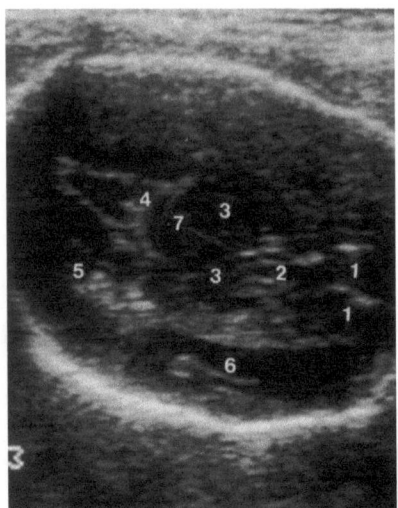

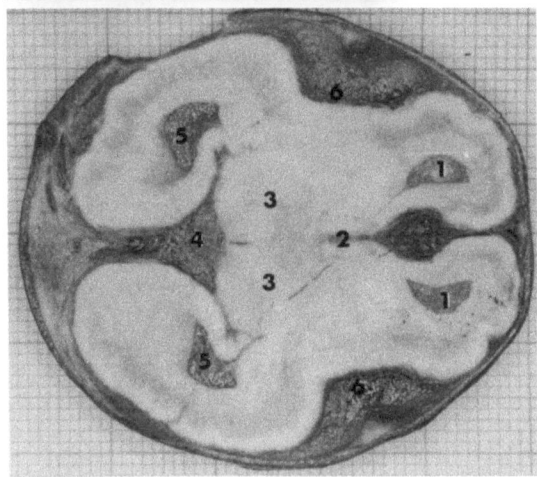

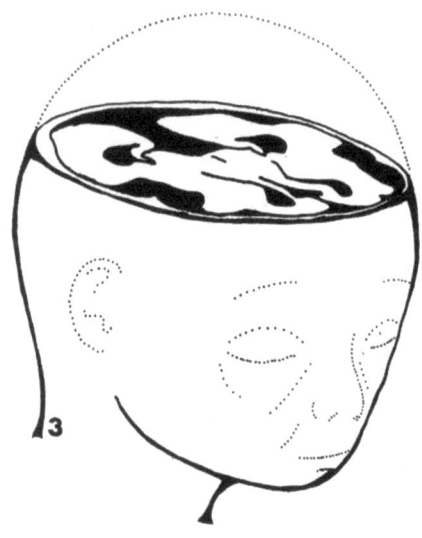

Abb. 4.41 a–c. Horizontalschnittebene 3.
a Ultraschall, **b** Gefrierschnitt, **c** Schema.
1 Cornu anterius (Ventr. lat); *2* Cavum septi
pellucidi; *3* Thalamus; *4* Cisterna venae cerebralis magnae; *5* Cornu posterius; *6* Insula;
7 Ventriculus tertius

topographische Orientierungsskizze bei einem Feten in der 18. Woche. Ein durchgehendes Mittelecho in dieser Ebene ist nicht mehr sichtbar. Die Falx cerebri stellt sich lediglich als Trennwand zwischen den beiden Vorderhörnern dar. Unmittelbar hinter dem Cavum septi pellucidi zeigt sich wieder eine angedeutete Mittelstruktur, die dem eigentlichen spaltförmigen 3. Ventrikel entspricht. Links und rechts davon bilden sich halbkreisförmig, moderiert echogene Areale ab, die dem Bereich der Thalami entsprechen. Unmittelbar im Anschluß daran stellt sich dorsal die in dieser Ebene meist dreieckförmig erscheinende Cisterna venae cerebralis magnae dar. Lateral davon liegen die Hinterhörner, die teilweise durch den Plexus choroideus ausgefüllt sind.

Ein häufiges Interpretationsproblem gerade in dieser Ebene ist der im Vergleich zum schallkopfnahen Hemispärenanteil wiederum echoarm erscheinende schallkopfferne Hemisphärenanteil. Der Eindruck einer im Vergleich zur schallkopfnahen Hemisphäre echoärmeren schallkopffernen Hemispäre wird in dieser Ebene durch das Strukturbild der Insel verstärkt. Jeanty et al. (1984b) haben auf diese Struktur und ihre häufige Fehlinterpretation hingewiesen. Dieser Strukturbereich wurde oftmals als Fissura sylvii interpretiert, was entwicklungsgeschichtlich inkorrekt ist und aus dem Vergleich sonographischer Strukturen mit anatomischen Schnitten Erwachsener resultiert (Johnson et al. 1980; Grant et al. 1981; Hadlock et al. 1981). In Abb. 4.41 b ist die Insel am Horizontalschnitt deutlich sichtbar und eine Einengung bzw. Bedeckung durch die Opercula des Frontal- u. Temporallappens besteht zu diesem Zeitpunkt nicht. Auch am Frontalschnitt in der 22. Woche (Abb. 4.42 a, b und 4.43) ist die Insel noch frei zugänglich. Erst nach der 24. Woche wird die Insel vom Frontal- und Temporallappen zunehmend überlagert und eine Fissura sylvii im eigentlichen Sinne beginnt sich abzuzeichnen (Dorovini-Zis u. Dolman 1977). Der maximale Abstand zwischen Inseloberfläche und Innenkontur der knöchernen Schädelkapsel betrug in der 18. und 20. Woche 6mm (Abb. 4.44 und 4.45), in der 22. Woche (am Frontalschnitt der Abb. 4.42 b) betrug der maximale Abstand 9mm. Bei der Ultraschalluntersuchung ist dieser Abschnitt sowohl am Horizontalschnitt als auch am Frontalschnitt eindeutig darstellbar, da die A. cerebri media als pulsierendes Gefäß diesen Bereich deutlich markiert (Abb. 4.46). Der 3. Ventrikel stellt sich im Ultraschallbild auf diesem Schnitt, unabhängig vom Gestationsalter, lediglich als zentrale, in seiner Dimension nicht meßbare, Mittelechostruktur dar (Abb. 4.46). Eine isolierte Darstellung des 3. Ventrikels am anatomischen Gefrierschnitt gelang unabhängig vom Gestationsalter in keinem Fall.

Wesentliche Bedeutung hat die Schnittebene 3 vor allem für die Biometrie des fetalen Kopfes. Dies gilt sowohl für die Messung des biparietalen Durchmessers (BPD), als auch für die Messung des fronto-occipitalen Durchmessers (FROD) und damit auch für die Bestimmung des Kopfumfanges.

Die Biometrie über den biparietalen Durchmesser ist eine seit vielen Jahren standardisierte und ausreichend erläuterte Methode (Donald u. Brown 1961; Willocks 1963; Willocks et al. 1964; Campbell 1968; Hofmann und Holländer 1968; Holländer 1972, 1975, 1984; Hansmann et al. 1985). Die Messung des fronto-occipitalen Durchmessers wurde von Hansmann (1976), von Levy und Erbsman (1975), von Schillinger et al. (1976) sowie von Hansmann et al. (1985) beschrieben. Holländer (1984) gibt an, daß er das Verfahren der Bestimmung des fronto-occipitalen Durchmessers wieder verlassen habe, da er kein Kriterium fand, auf Grund dessen sich entscheiden ließ, ob der dargestellte Schädelquerschnitt genau das Planum fronto-occipitale oder mehr ein Planum verticae-suboccipitale darstellte. Anhand unserer eigenen Untersuchungen an spontan abortierten Feten haben wir versucht, jene intracerebralen

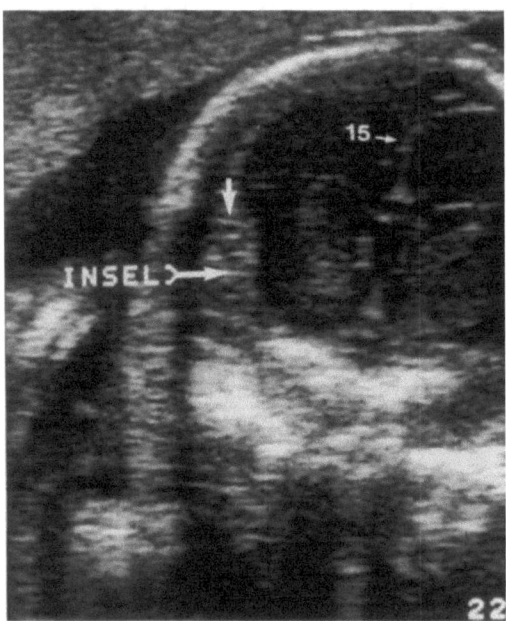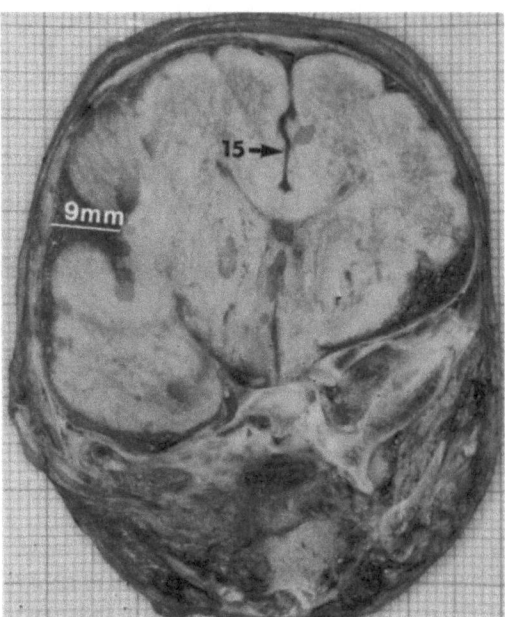

Abb. 4.42. a Frontalschnitt durch einen Schädel in der 22. Woche. Darstellung der Insel, der senkrechte Pfeil markiert die A. cerebri media

Abb. 4.42. b Analoger Gefrierschnitt

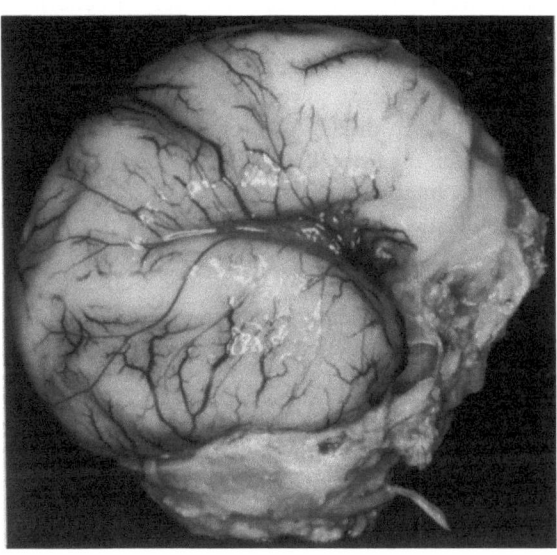

Abb. 4.43. Aufsicht auf ein fetales Gehirn in der 23. Woche. Die Insel ist frei sichtbar und noch nicht durch den Temporal- und Occipitallappen bedeckt

Strukturen zu finden, die die Meßebene des Planum fronto-occipitale am Ultraschallschnittbild definieren. Dazu wurde vor dem Einfrieren der maximale biparietale und maximale fronto-occipitale Durchmesser mittels einer Schubleere gemessen und die Punkte der größten Entfernung durch Nadeleinstiche markiert (Abb. 4.47 a, b). Durch diese Einstichsmarkierungen wurden auch während der Gefrier-

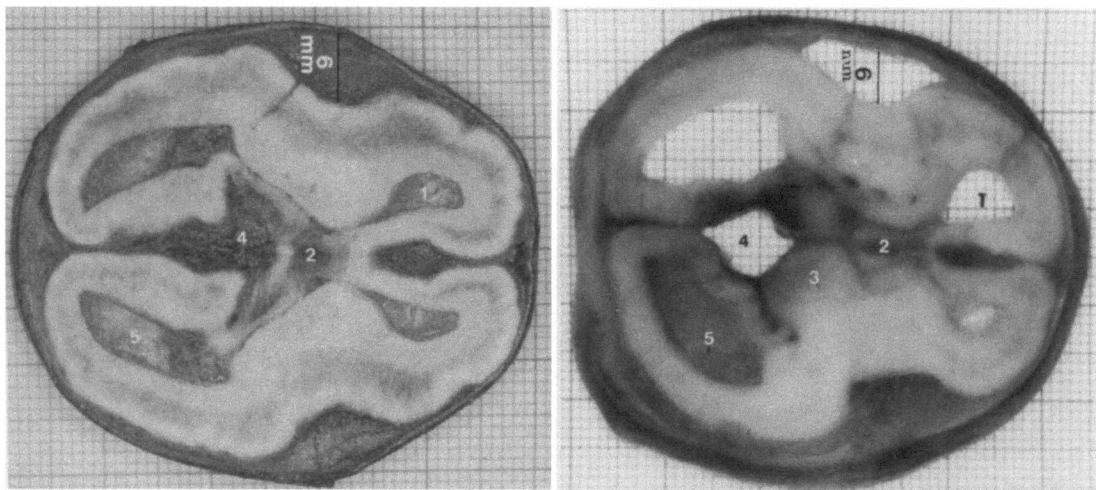

Abb. 4.44. (links) Horizontalschnittebene 2 durch einen fetalen Schädel in der 18. Woche. Der Abstand zwischen Oberfläche der Insel und der Schädelkapsel beträgt 6 mm

Abb. 4.45. (rechts) Horizontalschnittebene 3 durch einen fetalen Schädel in der 20. Woche. In der linken Hemisphäre sind das Vorderhorn, das Hinterhorn und der Raum über der Insel freipräpariert, ebenso die Cisterna venae cerebralis magnae

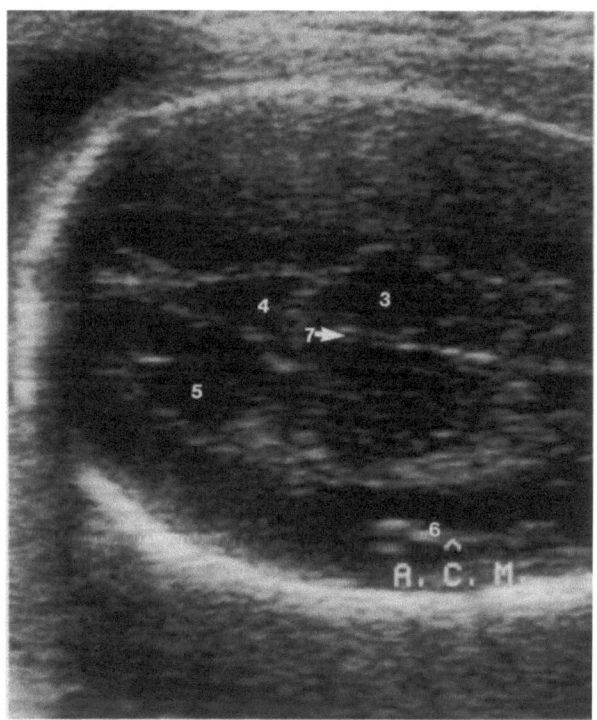

Abb. 4.46. Horizontalschnittebene 3 in der 24. Woche. Der 3. Ventrikel bildet zwischen den Thalami nur einen spaltförmigen Raum (*Pfeil*). Im Bereich der Insel demarkiert sich die A. cerebri media (ACM)

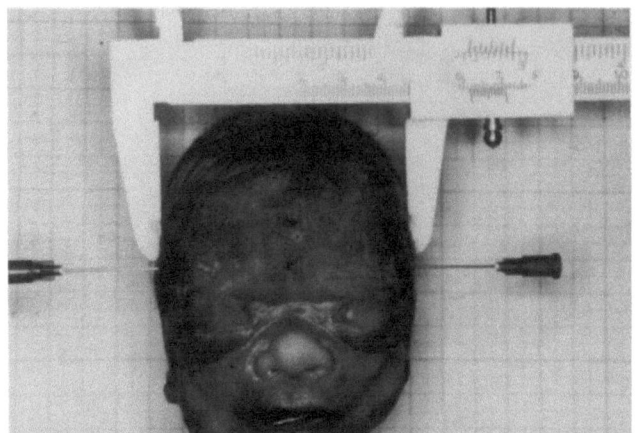

Abb. 4.47. a Messung des biparietalen Durchmessers und Markierung der maximalen Distanzpunkte für die BPD-Schnittebene

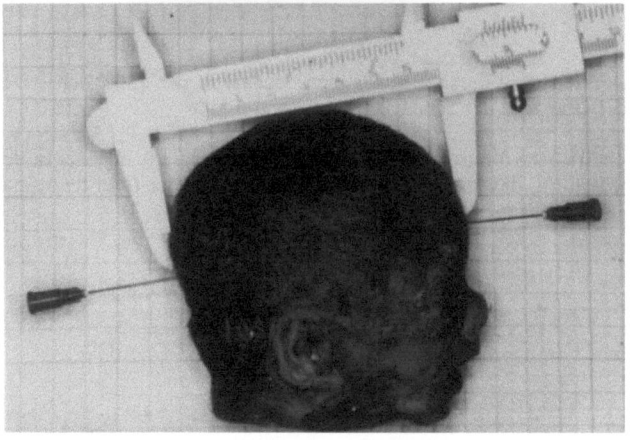

Abb. 4.47. b Analoger Vorgang für die Messung und Markierung des FROD

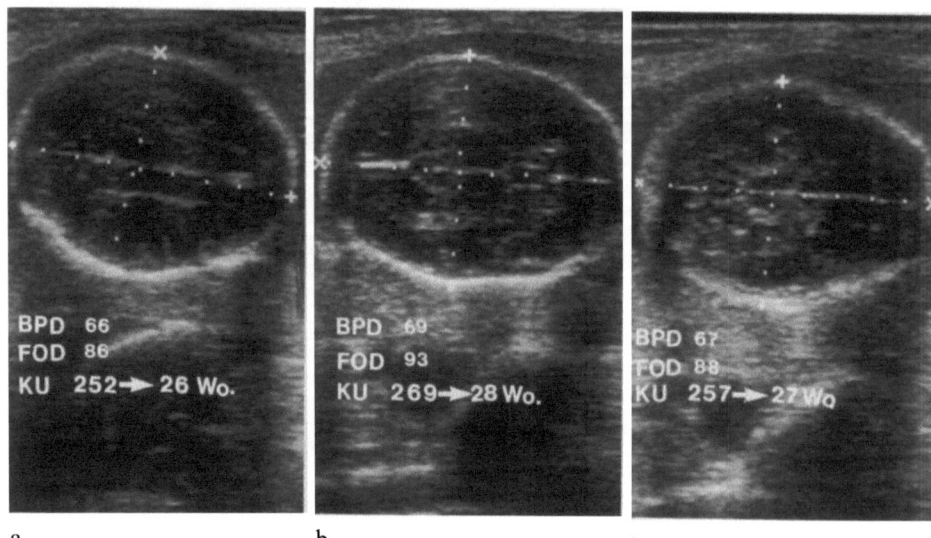

a   b   c

Abb. 4.48 a–c. Divergenz der Meßergebnisse bei Abgriff der Meßstrecken in verschiedener Schnitthöhe. (s. Text)

phase belassene Nadeln geführt und bei der schnittanatomischen Untersuchung auf die durch diese beiden Geraden bestimmte Ebene zugeschnitten. Das intracerebrale Strukturbild entsprach ausnahmslos und unabhängig vom Gestationsalter der horizontalen Standardschnittebene 3.

Sie wird somit durch folgende Orientierungspunkte definiert: Die ventral liegenden Vorderhörner und das Cavum septi pellucidi, die zentral gelegenen Thalami mit dem 3. Ventrikel und durch die Hinterhörner und die Cisterna venae cerebralis magnae im dorsalen Bereich (Abb. 4.41 und 4.46). In welchem Ausmaß die Bestimmung bzw. Kontrolle des fetalen Gestationsalters über die Meßparameter am fetalen Kopf beeinflußt wird, zeigt die Abb. 4.48a–c. In allen drei Abbildungen ist der Kopf symmetrisch geschnitten, und es stellt sich ein Mittelecho dar. In Abb. 4.48a wird die Horizontalebene 1 zur Messung herangezogen. Der biparietale Durchmesser beträgt 66 mm, der fronto-occipitale Durchmesser 86 mm. Daraus ergibt sich ein Kopfumfang von 252 mm, was nach den biometrischen Normtabellen (Hansmann et al. 1985) einem Gestationsalter von 26 Wochen entsprechen würde. In der Abb. 4.48c wird eine Meßebene caudal von der Standardschnittebene 3 eingestellt (das Kleinhirn ist im dorsalen Bereich bereits sichtbar). Dabei ergibt sich ein BPD von 67 mm, ein FROD von 88 mm und ein Kopfumfang von 257 mm, was einem Gestationsalter von 27 Wochen entsprechen würde. In Abb. 4.48b wurde die nach unserem Untersuchungsergebnis als richtig zu bezeichnende Referenzebene für die Messung herangezogen. In dieser Ebene ergibt sich bei analoger Messung ein Kopfumfang von 269 mm, was einem Gestationsalter von 28 Wochen entspricht. Im ungünstigsten Fall kann somit allein durch die Auswahl einer falschen Referenzebene für die Biometrie eine Diskrepanz von 2 Wochen, gemessen am Kopfumfang, resultieren.

Horizontalschnittebene 4. Verschiebt man den Schallkopf weiter nach caudal, wird die horizontale Standardschnittebene 4 erreicht (Abb. 4.49a–c). Ein durchgehendes Mittelecho stellt sich nicht dar. Als dominante Strukturen tauchen im Bereich der hinteren Schädelgrube erstmals die Strukturen des Kleinhirns auf. Unmittelbar ventral davon liegen die etwa herzförmigen Strukturen der Pedunculi cerebri. In ihrem zentralen Bereich findet sich ein heller, punktförmiger Reflex, der dem Aquaeductus cerebri entspricht. Lateral davon finden sich an der medialen Wand des Hinterhorns die Formationen des Hippocampus. Eine typische Thalamusstruktur fehlt, im ventralen Bereich stellen sich die Vorderhörner gerade noch dar.

Horizontalschnittebene 5. In der horizontalen Standardschnittebene 5 (Abb. 4.50a–c) ist erstmals eine Differenzierung von 3 Schädelgruben möglich. Im Bereich der vorderen Schädelgrube ist durch die Dicke des Os frontale in dieser Schnittebene keine besondere Differenzierung intracerebraler Strukturen möglich. Die Abgrenzung zur mittleren Schädelgrube bildet die echoreiche, keilförmige Struktur des Os sphenoidale. Zwischen dem Cerebellum und dem Os sphenoidale gewinnen die Strukturen der Pedunculi cerebri an Strukturdeutlichkeit, dies gilt auch für den Aquaeductus cerebri. In der hinteren Schädelgrube, unmittelbar im Anschluß an das Kleinhirn, beginnt sich die Cisterna cerebellomedullaris abzuzeichnen. In der horizontalen Standardschnittebene 5 sind auch die wesentlichen, die einzelnen Hirnbereiche versorgenden Hauptgefäße darstellbar (Abb. 4.51). Am flachen Abschnitt der Struktur des Os sphenoidale stellen sich die Eintrittsstellen der A. carotis interna dar (ACI). Die A. cerebri media (ACM) zieht zwischen Stirn- und Schläfenlappen entlang der Keilbeinflügel an den Sulcus cerebri lateralis, sie übernimmt die Versorgung des größten Teils der seitlichen Hirnoberfläche. Der unpaare dicke Stamm der A.

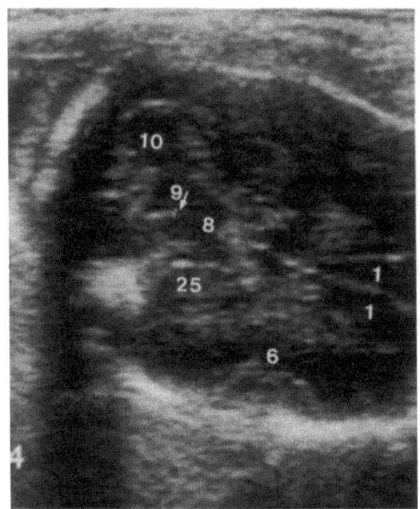

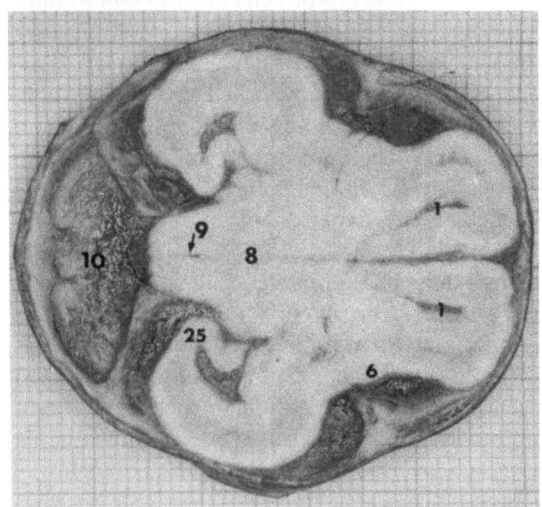

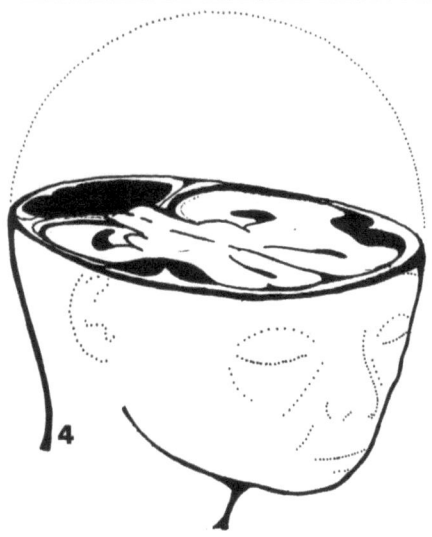

Abb. 4.49 a–c. Horizontalschnittebene 4.
a Ultraschallbild, **b** Gefrierschnitt,
c Schema. *1* Cornu anterius (Ventr. lat.);
6 Insula; *8* Pedunculus cerebri; *9* Aquaeductus cerebri; *10* Cerebellum; *25* Hippocampus

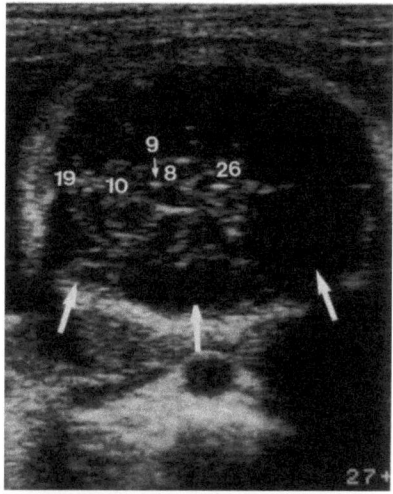

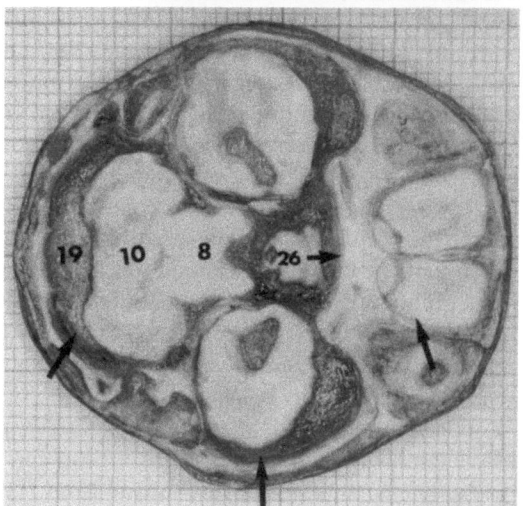

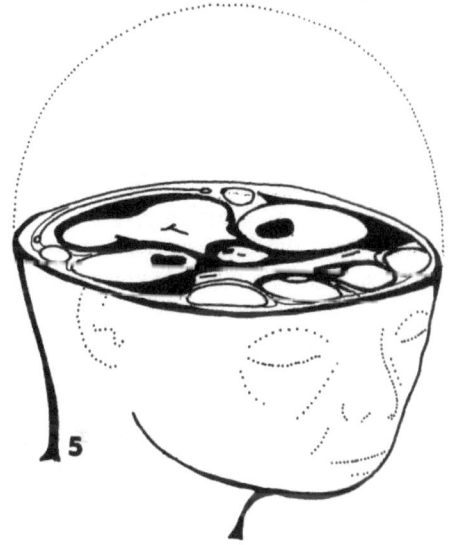

Abb. 4.50 a–c. Horizontalschnittebene 5.
a Ultraschallbild, **b** Gefrierschnitt,
c Schema. *8* Pedunculus cerebri; *9* Aquaeductus cerebri; *10* Cerebellum; *19* Cisterna
cerebello medullaris; *26* os sphenoidale;
↑ Schädelgruben

basilaris (AB) liegt in der Cisterna intercruralis zwischen den hinteren Abschnitten des Os sphenoidale und den Pedunculi cerebri. Die A. cerebri posterior (ACP) zieht als Endast der A. basilaris um die Pedunculi cerebri und dient zur Versorgung des Hinterlappens und zweier Drittel des Schläfenlappens. Die Arteria cerebelli superior (ACS) zieht etwas weiter dorsal und caudal um das Mittelhirn an die unter dem Tentorium gelegene Kleinhirnoberfläche.

Im Real-time-Bild sind die einzelnen Gefäßbereiche durch ihre Pulsation wesentlich deutlicher darstellbar und durch Verschiebung der Schnittebene unter Beachtung der Pulsation teilweise bis in die Peripherie verfolgbar. Auf die Darstellungsmöglichkeit und die Bedeutung der intracerebralen Gefäßanatomie als Hilfsmittel zur Orientierung an den fetalen Cerebralstrukturen wurde von Johnson et al. (1980b) bereits hingewiesen. Eine grundlegende Studie über die Entwicklung der fetalen cerebralen Arterien stammt von Kier (1974).

Der Darstellung und Biometrie des Cerebellums kommt in der praenatalen Sonographie zunehmende Bedeutung zu. Eine sichere Darstellung des Cerebellums gelingt vor allem dann, wenn am Horizontalschnitt das Schallfenster des Fonticulus mastoideus genutzt wird (Abb. 4.52–4.54). Meßparameter des Kleinhirns wurden von Birnholz (1982), Campbell u. Pearce (1983) und McLeary et al. (1984) publiziert. McLeary et al. (1984) haben die Kleinhirnmessung als Ersatz für die fragliche Wertigkeit einer Bestimmung des BPD in Fällen von Beckenendlagen, Oligohydramnie, Mehrlingsschwangerschaften und Uterusanomalien herangezogen. Diese Überlegung basierte auf den Untersuchungsergebnissen von Hadlock et al. (1981b) sowie Kasby u. Poll (1982), die zeigen konnten, daß der biparietale Durchmesser einerseits durch die Kopfform, andererseits durch Kompressionseffekte in bestimmten Situationen keinen brauchbaren biometrischen Parameter darstellt. Das Cerebellum liegt in der hinteren Schädelgrube und kann durch die Nachbarschaft zur Pars petrosa des Os temporale nicht komprimiert werden. In jenen Fällen, wo durch Schädelkompression der BPD keinen verläßlichen Meßparameter mehr darstellt, ist die Biometrie des Cerebellums zu empfehlen.

In unserem eigenen Untersuchungskollektiv gelang die Darstellung und Messung des Kleinhirns, analog zu den Beobachtungen von McLeary et al. (1984) in 95% der Fälle. Die Meßparameter in Abhängigkeit vom Gestationsalter zeigten eine direkte Übereinstimmung mit den Meßergebnissen von Campbell u. Pearce (1983) (Abb. 4.55). Mit fortschreitendem Gestationsalter ist eine zunehmende Differenzierung der Kleinhirnstrukturen zu beobachten. Eine klare Darstellung der Kleinhirnhemisphären unter gleichzeitiger Abtrennung vom Vermis cerebelli gelingt ab der 16. Woche (Abb. 4.52).

Wesentlich für eine exakte Messung der Kleinhirnhemisphären ist die Auswahl der entsprechenden, klar definierten anatomischen Referenzebene (Horizontalstandardschnittebene 5). Dabei wird das Kleinhirn durch folgende Strukturen abgegrenzt: dorsal liegt die Cisterna cerebellomedullaris, seitlich sind die Strukturen der Pars petrosa des Os temporale angedeutet und ventral sind die Pedunculi cerebri dargestellt.

Mit zunehmendem Gestationalter schreitet die Differenzierung der Kleinhirnstrukturen fort. Ab der 25. Woche konnten wir in zunehmender Häufigkeit die Gyrierung an der Kleinhirnoberfläche darstellen (Abb. 4.54 und 4.56). Etwa ab dem gleichen Zeitraum differenzieren sich im Bild die Strukturen im Kleinhirn in Mark und Rindenanteilen (Abb. 4.57). An paramedianen Sagittalschnitten unter Ausnützung der physiologischen Schallfenster in diesem Bereich gelingt auch die Darstellung der Foliae cerebelli (zierliche, durch Fissuren getrennte Kleinhirnwindungen) (Abb.

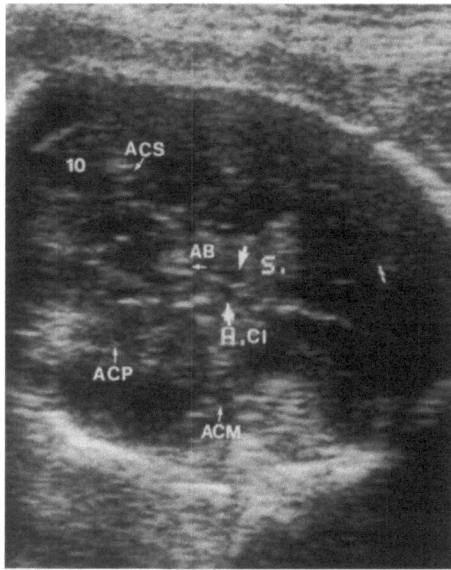 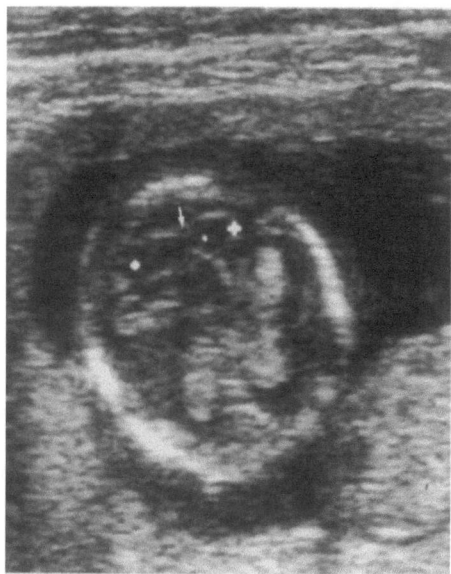

Abb. 4.51. (links) Lokalisation der wesentlichen Hirnarterien in der Horizontalschnittebene 5 (24. Woche). *S* Sphenoid; *AB* Arteria basilaris; *Aci* Arteria cerebri interna; *ACM* Arteria cerebri media; *ACP* Arteria cerebri posterior; *ACS* Arteria cerebellaris superior

Abb. 4.52. (rechts) Darstellung und Messung des Kleinhirnes in der 16. Woche (Hemisphärenbreite 14 mm). Der Pfeil markiert den Vermis cerebelli

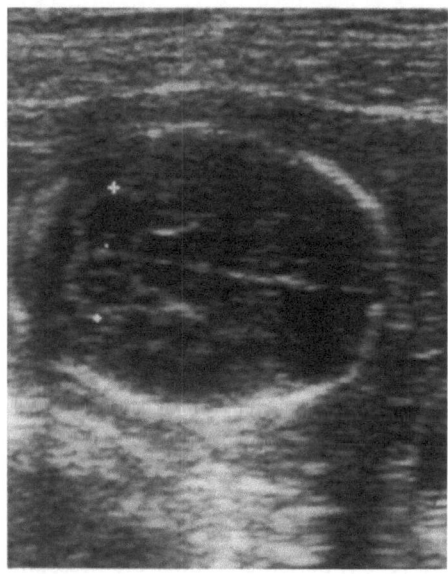 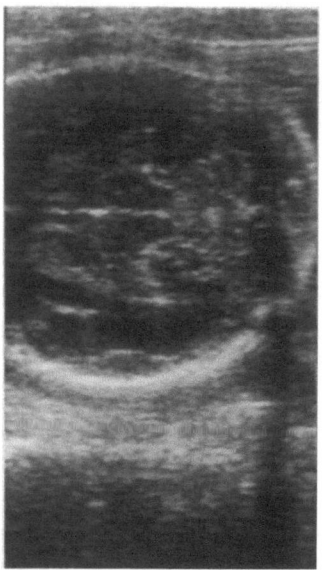

Abb. 4.53. (links) Messung der Kleinhirnhemisphäre in der 18. Woche (Abstand 18 mm)

Abb. 4.54. (rechts) Besonders gute Darstellung der Kleinhirngyrierung durch Nützung des Schallfensters (Fonticulus mastoideus, 24. Woche)

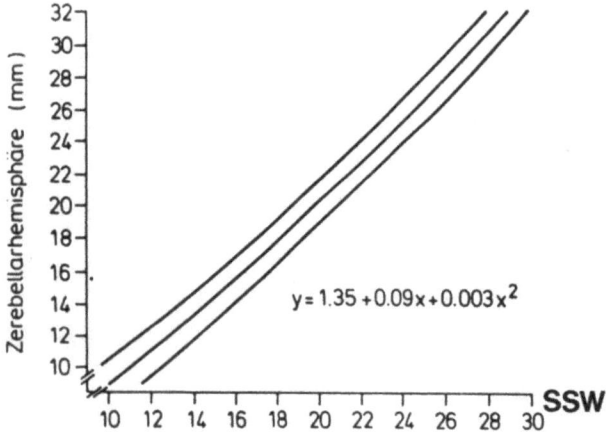

Abb. 4.55. Die Cerebellarhemisphärenbreite in Abhängigkeit vom Schwangerschaftsalter. (Meßergebnisse von Campbell 1983)

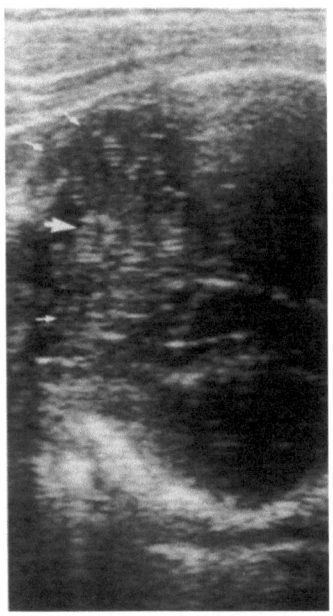 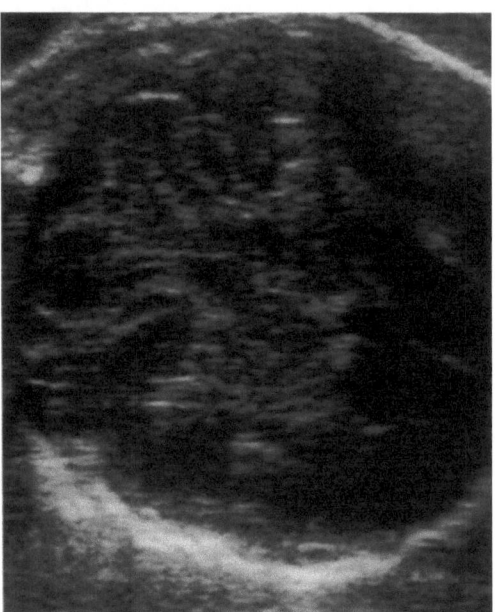

Abb. 4.56. (links) Kleinhirndarstellung in der 36. Woche. Deutliche Zunahme der Differenzierung an der Kleinhirnoberfläche. Der Pfeil markiert den Vermis cerebelli

Abb. 4.57. (rechts) Kleinhirndarstellung in der 28. Woche. Am Kleinhirnschnitt kann zwischen Mark und Rinde differenziert werden

4.58). In der gleichen anatomischen Referenzebene kann auch die Cisterna cerebellomedullaris gemessen werden. Mahony et al. (1984) berichteten über die Messung dieser Cisterne in einem Kollektiv von 155 Feten zwischen der 15. und 36. Woche. Gemessen wurde der maximale Abstand der Cisterne zwischen Vermis cerebelli und innerer Begrenzung der Schädelkalotte (Abb. 4.59). Zwischen 15. und 36. Woche konnte keine signifikante Änderung der Tiefe der Cisterna magna festgestellt werden. Das mittlere Maß betrug 5mm mit einem Schwankungsbereich von 1–10 mm und einer Standardabweichung von 3 mm. Bei Kindern mit Arnold-Chiari-Syndrom fand sich ein reduziertes Maß in 2 Fällen (jeweils nur 2 mm), wobei daraus keine typischen diagnostischen Hinweise ableitbar waren. In Fällen mit Dandy-Walker-Syndrom fand sich durchwegs eine weit über der Norm liegende Meßstrecke.

Zur Darstellung des 4. Ventrikels muß der Schnitt aus der horizontalen Ebene 5 dorsal nach caudal und ventral nach cranial gekippt werden (Abb. 4.60). Die Schnittebene nähert sich dabei zunehmend der Frontalebene. Im mittleren Bereich des Schädels wird die Insel von neuem sichtbar und im ventralen Bereich stellen sich nun wiederum die Vorderhörner dar. Der 4. Ventrikel wird in dieser Ebene durch einen dorsal und seitlich scharf begrenzten echoarmen Raum repräsentiert (Abb. 4.61 und 4.62). Eine Messung ist nur im horizontalen Ausdehnungsbereich möglich und hat bei insgesamt 211 Fällen zwischen der 20. und 37. Woche keine schwangerschaftsabhängigen Größenveränderungen gezeigt. Der mittlere Meßwert betrug 6 mm mit einer maximalen Schwankung von 3–7 mm (Abb. 4.62). In manchen Fällen konnte von uns unmittelbar hinter dem Vermis cerebelli eine kreisförmige Struktur dargestellt werden (Abb. 4.63). Diese Struktur wurde auch von Mahony et al. (1984) beschrieben und dürfte dem Sinus rectus entsprechen.

Horizontalschnittebene 6. Mit der horizontalen Standardschnittebene 6 (Abb. 4.64a–c) wird die Schädelbasis erreicht, ventral werden die Orbitae getroffen, zentral das Corpus des Os sphenoidale, dorsal nur noch die caudalen Anteile des Kleinhirns und die Cisterna cerebellomedullaris. Die am Schnitt zunehmend getroffenen knöchernen Strukturen der Schädelbasis verhindern eine weitere Differenzierung.

4.3.2 Sagittalschnitte

Sagittale Schnittebenen können bei der intrauterinen Diagnostik des Cerebrums nicht als Standardschnittebenen bezeichnet werden. Sie sind im wesentlichen von der Lage des Feten abhängig und ihre Einstellung bietet sich vor allem bei Beckenendlagen an. Häufig muß dazu der Kopf mit einer Hand durch die mütterliche Bauchdecke etwas gehalten werden, um eine exakte Ausrichtung der entsprechenden Zielebene zu ermöglichen. Gelingt jedoch die Einstellung eines sagittalen Schnittes, ist die Aussagekraft dieser Ebenen in bezug auf die detaillierte Darstellung von Hirnstrukturen enorm groß. Diagnostisch von Bedeutung sind vor allem der median-sagittale Schnitt, sowie der paramedian-sagittale Schnitt durch die Seitenventrikel.

Median-sagittaler Schnitt. In Abb. 4.65a–c ist der median-sagittale Schnitt im Ultraschallbild, an einem Gefrierschnitt und in der schematischen topographischen Orientierungsskizze zum Zeitpunkt der 22. Woche dargestellt. Die Identifikation eines exakt median gelegten Sagittalschnittes erfolgt über die Struktur der Falx cerebri. Die Falx cerebri bildet ein sichelförmiges Band mit homogen ausgeprägter „milchglasartiger" Struktur. An der Schädelbasis ist der kaskadenartige Abfall der 3 Schädelgruben erkennbar. Im Gesichtsschädelbereich darf die Orbita nicht am Schnitt getroffen sein, da dies auf eine paramediane Schnittführung im ventralen Bereich hinweisen würde. Unmittelbar am Unterrand der Falx cerebri findet sich ventral die echoarme Struktur des Corpus callosum. Als völlig echofreie Struktur liegt das Cavum septi pellucidi zwischen dem Corpus callosum und dem Fornix. Da der 3. Ventrikel einen schmalen Spaltraum darstellt und die Focusierung des Schall-

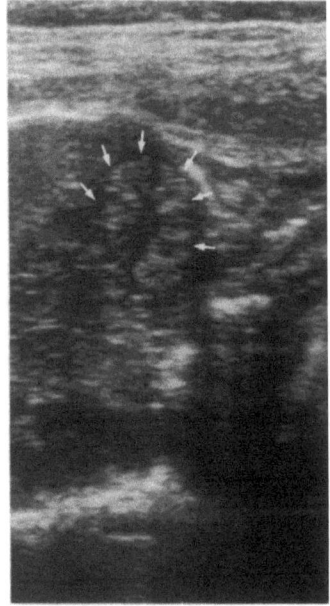 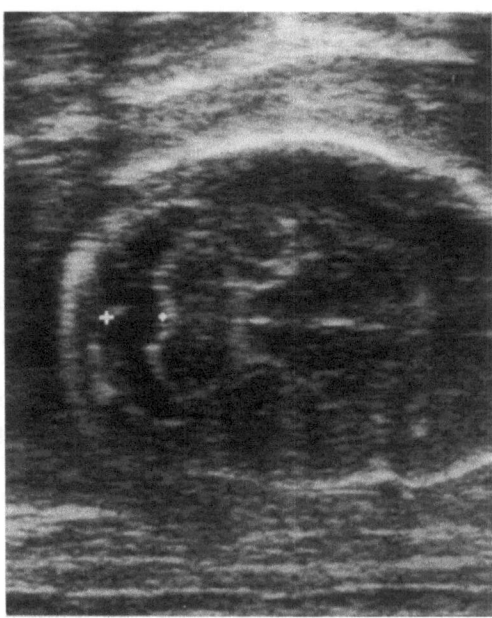

Abb. 4.58. (links) Paramedianer Sagittalschnitt durch das Kleinhirn bei dorso-posteriorer Lage (33. Woche). Die Pfeile markieren die Foliae cerebelli

Abb. 4.59. (rechts) Darstellung und Messung der Cisterna cerebellomedullaris im horizontalen Schnitt (21. Woche)

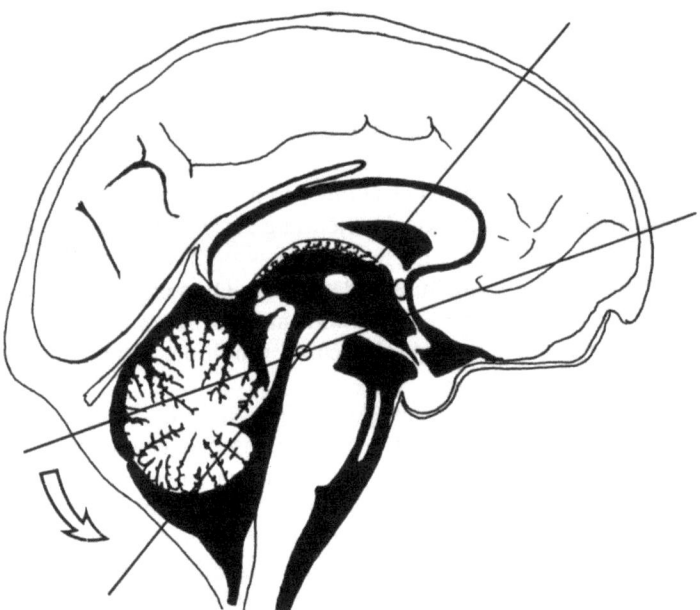

Abb. 4.60. Schematische Skizze zur Demonstration der Schnittführung für die Darstellung des 4. Ventrikels

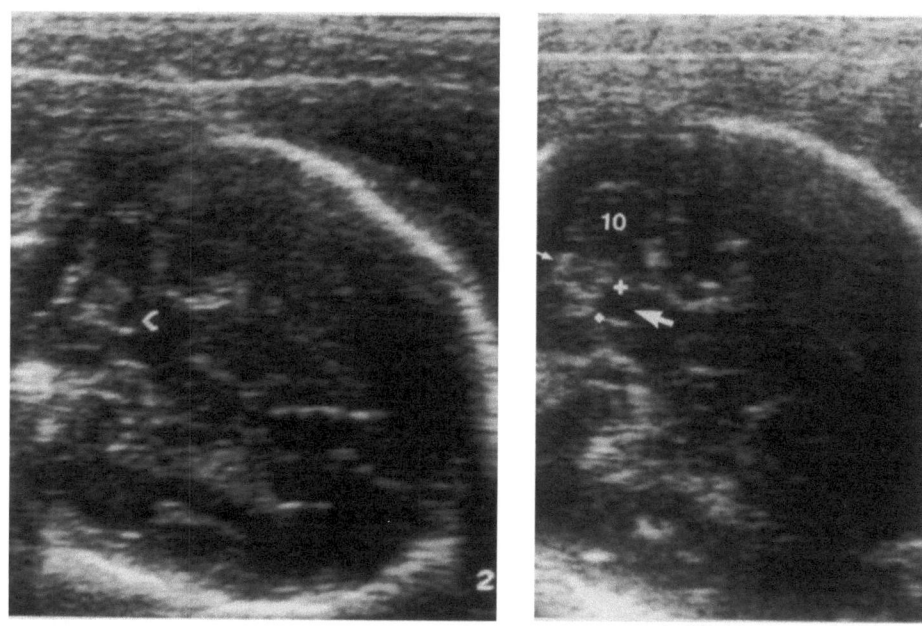

Abb. 4.61. (links) Im Kleinhirnschnitt ist der 4. Ventrikel dargestellt (*Pfeil*)

Abb. 4.62. (rechts) Messung der Breite des 4. Ventrikels. Der kleine Pfeil markiert den Vermis cerebelli

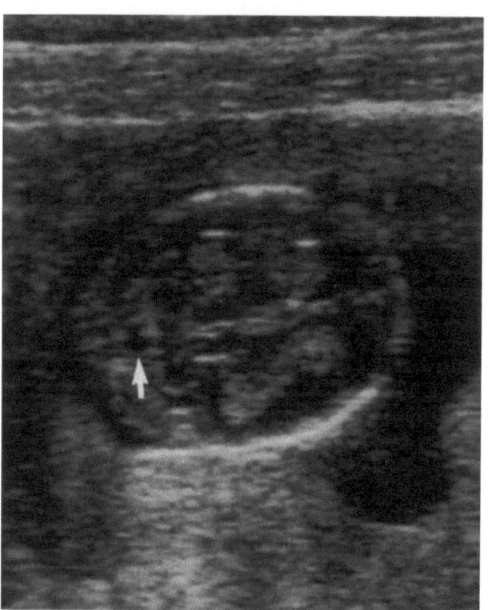

Abb. 4.63. Der Pfeil markiert den am Schnitt getroffenen Sinus rectus. (16.Woche)

bündels in dieser Tiefe bei der intrauterinen Diagnostik meist nicht mehr ausreicht, um solche Spalträume bei parallelem Strahlengang darzustellen, kommt unter dem Fornix im allgemeinen die Thalamusstruktur zur Darstellung. Über der Lamina tecti und der Falx cerebri findet sich dorsal der gefäßgefüllte Raum der Cisterna venae cerebralis magnae. In der hinteren Schädelgrube hebt sich das Cerebellum durch

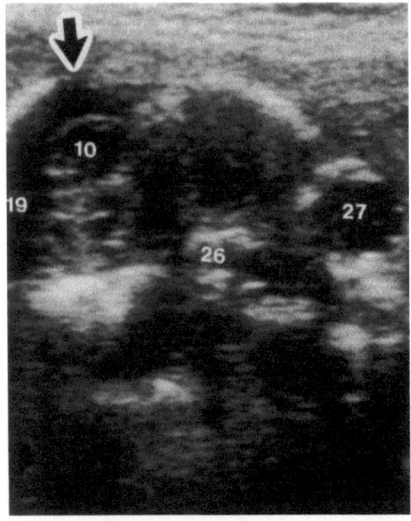

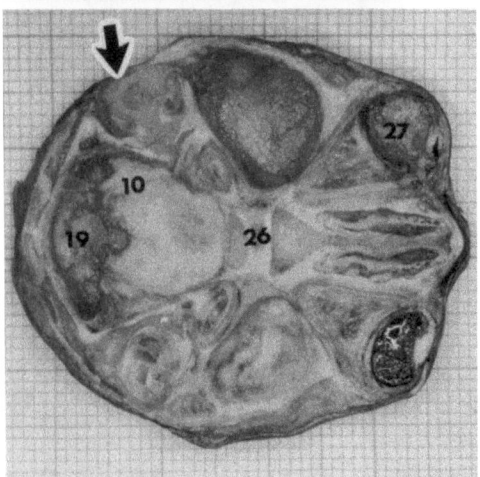

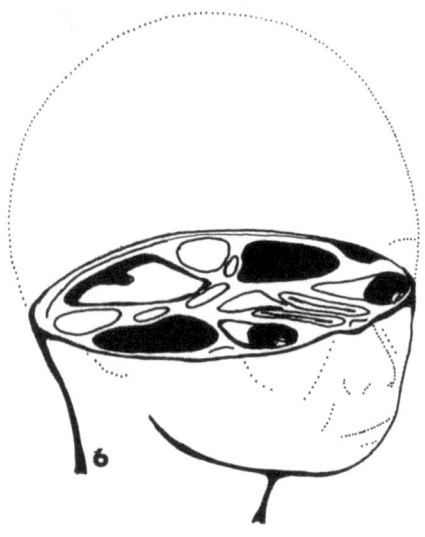

Abb. 4.64 a–c. Horizontalschnittebene 6.
a Ultraschallbild, **b** Gefrierschnitt, **c** Schema.
10 Cerebellum; *19* Cisterna cerebellomedullaris; *26* Os sphenoidale; *27* Orbita; → Fonticulus mastoideus

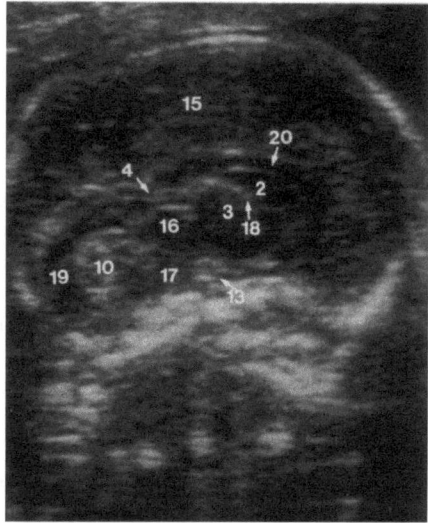

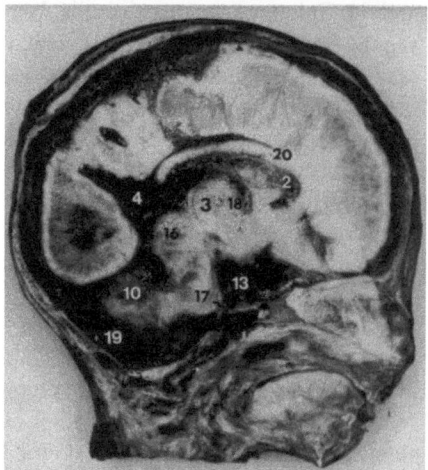

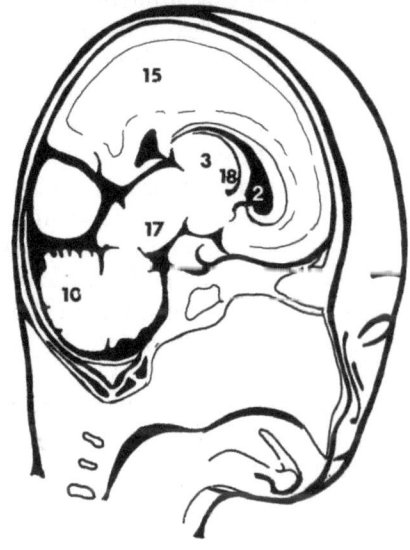

Abb. 4.65 a–c. Sagittalschnittebene 1. Medianer Sagittalschnitt. **a** Ultraschallbild, **b** Gefrierschnitt, **c** Schema. *2* Cavum septi pellucidi; *3* Thalamus; *4* Cisterna venae cerebralis
magnae; *10* Cerebellum; *13* Cisterna interpeduncularis; *15* Falx cerebri; *16* Lamina tecti;
17 Pons; *18* Fornix; *19* Cisterna cerebellomedullaris; *20* Corpus callosum

seine echoreichere Struktur von der Cisterna cerebellomedullaris deutlich ab. An der
Schädelbasis ist die Pons hinter der Cisterna interpeduncularis sichtbar – in dieser ist
die Pulsation der A. basilaris zu beobachten. Auf diesem Schnitt ist somit eine
Identifikation der wesentlichen median gelegenen Hirnstrukturen möglich.
Die Einstellung dieser Schnittebene und die Identifikation ihrer wesentlichen Struk-
turanteile gelingt bereits ab der 16. Woche (Abb. 4.66). In seltenen Fällen ist es
möglich, bei exakt medianem Sagittalschnitt am caudalen Rand der Falx cerebri den
Sinus sagittalis inferior und den Sinus rectus darzustellen (Abb. 4.67a, b). Verliert
man die exakte Einstellung der Mittellinie, so verschwindet die Textur der Falx
cerebri und die mediane Hemisphärenfläche wird am Schnitt tangential getroffen. In
dieser Schnittebene kann die Gyrierung dargestellt werden (Abb. 4.68). Birnholz
(1986) mißt der Bewertung der fetalen Hirngyrierung eine Bedeutung für die Reife-
bestimmung des Cerebrums zu. Mit zunehmendem Gestationsalter findet sich eine
fortschreitende Differenzierung der einzelnen Gyri in dieser Schnittebene (Abb.
4.68–4.70). Dorovini-Zis u. Dolman (1977) haben die fortschreitende Entwicklung
der Gyri in Abhängigkeit vom Gestationsalter beschrieben. Danach beginnt die
Differenzierung zum Zeitpunkt der 22. Woche mit Ausbildung des Sulcus calcarinus
und des Sulcus parieto-occipitalis. Wir selbst haben diese Struktur erstmals in der 24.
Woche beobachtet (Abb. 4.68). Nach Angaben der obengenannten Autoren, differenziert sich der Sulcus cinguli ab der 24. Woche, was auch mit unseren Beobachtungen übereinstimmt. Die auffallendste Differenzierung der Hirnoberfläche erfolgt im
Zeitraum zwischen der 28. und 30. Woche. Zwischen 30. und 40. Woche sind die
Veränderungen von geringerem Ausmaß, zum Zeitpunkt der 40. Woche sind die
ersten tertiären Sulci nachweisbar. (Abb. 4.69 und 4.70) Durch die Darstellung dieser
Strukturen bietet sich möglicherweise für die Zukunft ein neuer Aspekt für die
Reifebeurteilung des fetalen Gehirns aus sonographischer Sicht.

Paramedian-sagittaler Schnitt. Verschiebt man den Schallkopf aus der medianen
Sagittalschnittebene nach lateral, wobei die Richtungsänderung dorsal etwas ausgeprägter sein muß als ventral, so gelingt in Analogie zum etwas nach dorsal divergierenden Verlauf der Seitenventrikel eine vollständige Darstellung des Ventrikelsystems (Abb. 4.71 a–c). Dabei ist eine Differenzierung in das Cornu anterius, Cornu
posterius und Cornu inferius möglich, wobei sich im Bereich des Cornu posterius
und inferius der Plexus choroideus als dominante Struktur darstellt, das Hinterhorn
jedoch nicht völlig ausfüllt. Die Begrenzung des Ventrikelsystems ist im cranialen
und dorsalen Bereich scharf, der das Hohlraumsystem umgebende Hirnmantel erscheint relativ echoarm. Am knöchernen Gesichts- und Hirnschädel ist ventral die
Orbita zu erkennen, die 3 Schädelgruben fallen stufenförmig ab. Gerade an diesem
Schnitt ist die fortschreitende Entwicklung des Hirnmantels und die Differenzierung
des Ventrikelsystems gut beurteilbar. Die Abb. 4.72a und b zeigen einen Ultraschall-
schnitt zum Zeitpunkt der 14. Woche im Vergleich zu einem Gefrierschnitt. Der
Hirnmantel ist extrem dünn, Cella media und Hinterhorn werden duch die dominante Struktur des echoreichen Plexus choroideus völlig ausgefüllt. Das Hinterhorn
ist noch kaum differenziert. McFarland et al. (1969) konnten im Rahmen ihrer
phylogenetischen Untersuchungen über die Hirnentwicklung zeigen, daß das Hinterhorn eine spezifische anatomische Struktur ist, die nur bei Primaten gefunden wird.
Das Hinterhorn kann somit als der phylogenetisch jüngste Anteil des Ventrikelsystems betrachtet werden und zeigt deshalb im Rahmen der Entwicklung am Feten
auch erst relativ spät Differenzierungen. Zum Zeitpunkt der 18. Woche wird die
Unterwand des Hinterhorns durch das zunehmende Wachstum des Kleinhirns bo-

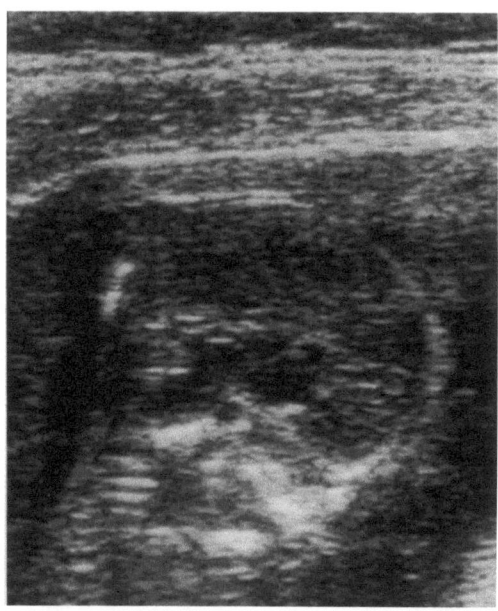

Abb. 4.66. Medianer Sagittalschnitt in der 17. Woche

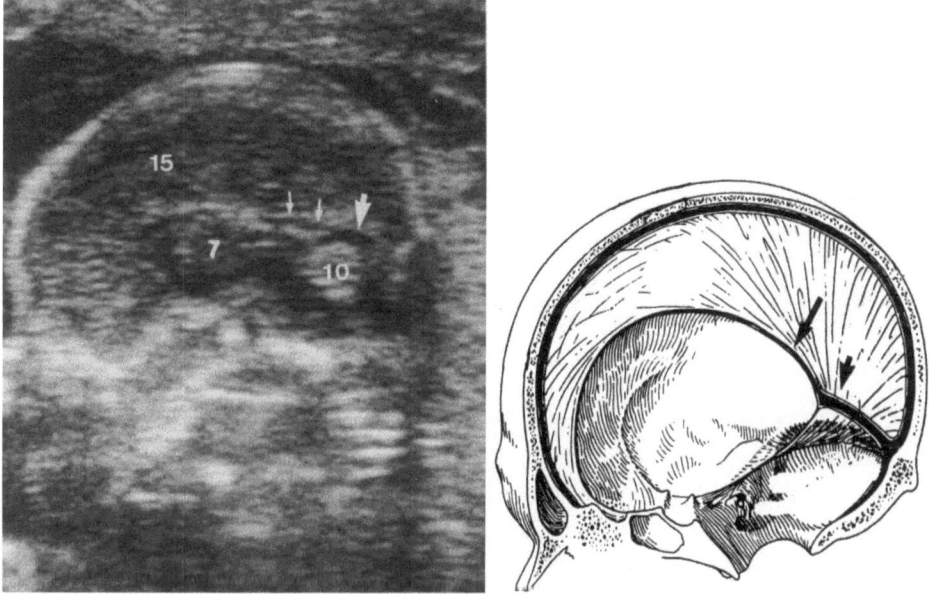

Abb. 4.67. a Medianer Sagittalschnitt in der 18. Woche (das Gesicht sieht nach links). Die Pfeile markieren den Sinus sagittalis superior und Sinus rectus

Abb. 4.67. b Schematische Skizze zur Deutung der Schnittebene in Abb. 4.67 a. Der große Pfeil weist auf den Sinus sagittalis superior, der kleine Pfeil auf den Sinus rectus

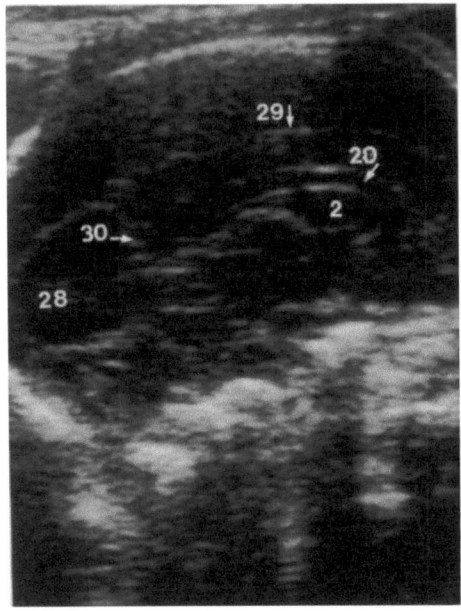

Abb. 4.68 Der Sagittalschnitt liegt nicht exakt median. Im dorsalen Bereich ist die Hemisphäre tangential getroffen. (Darstellung der Gyri, 24. Woche)

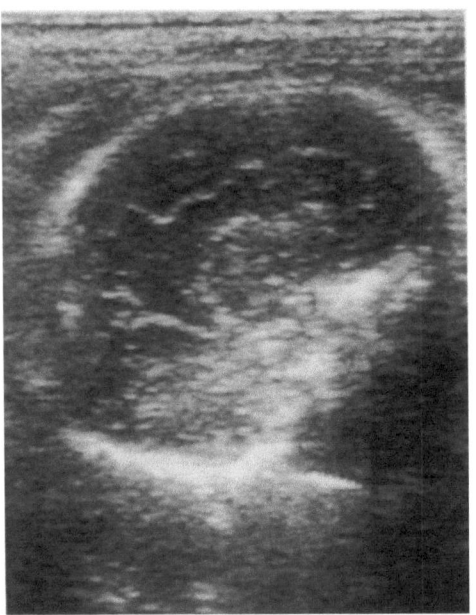 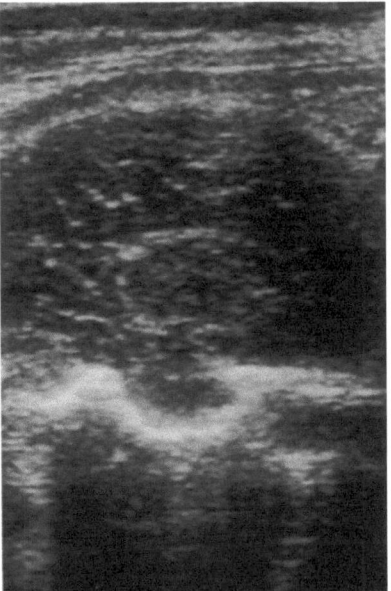

Abb. 4.69. (links) Tangentialer Sagittalschnitt durch eine mediale Hemisphäre, zunehmende Gyrierung in der 33. Woche

Abb. 4.70. (rechts) Tangentialer Sagittalschnitt durch eine mediale Hemisphäre in der 40. Woche. Die Differenzierung der Gyri hat weiter zugenommen

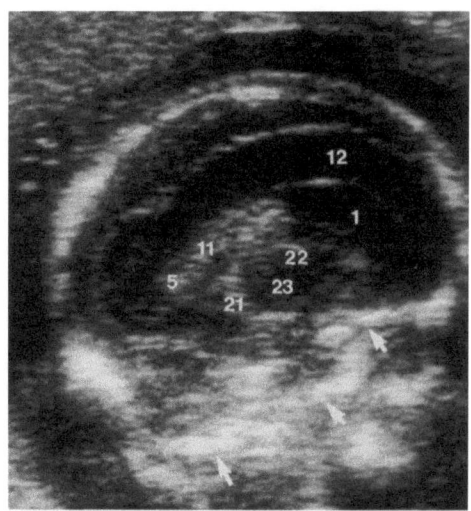

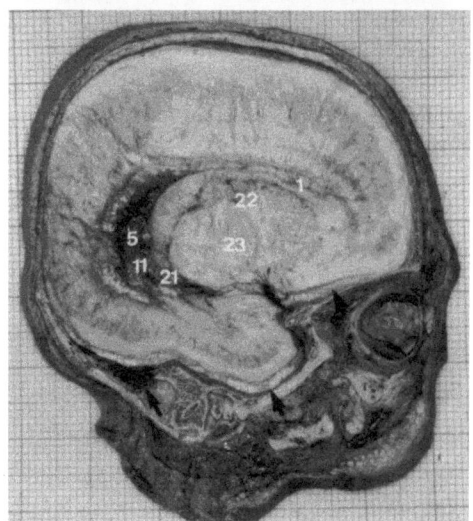

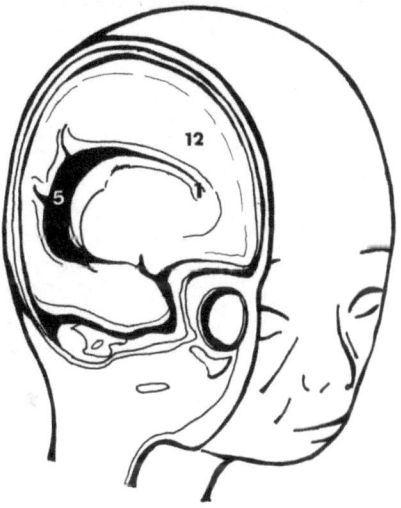

Abb. 4.71 a–c. Sagittalschnittebene 2, paramedianer Sagittalschnitt. **a** Ultraschallbild,
b Gefrierschnitt, **c** Schema.
1 Cornu anterius (Ventr. lat.); *5* Cornu
posterius (Ventr. lat.); *11* Plexus choroideus;
12 Hirnmantel; *21* Cornu inferius (Ventr.
lat.); *22* Capsula interna; *23* Nucleus lenti-
formis; ⤵ Schädelgruben

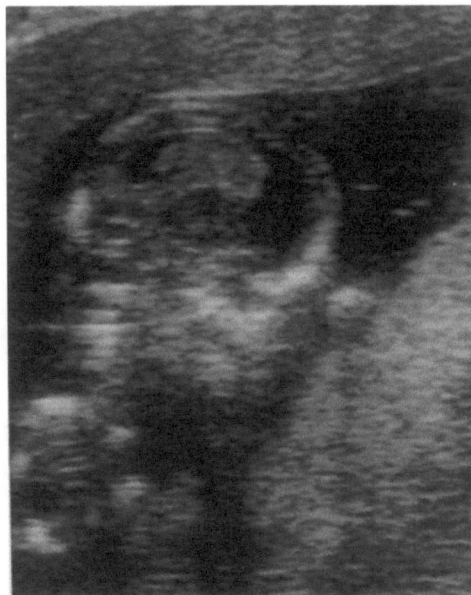 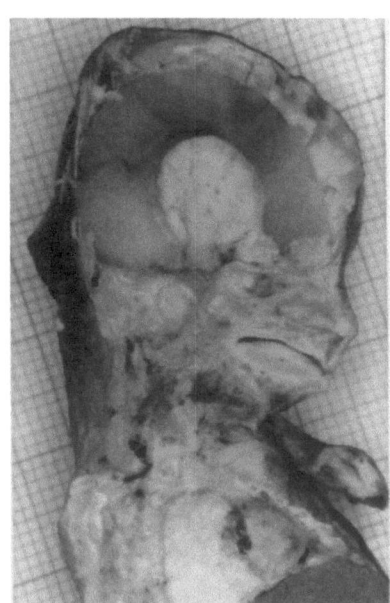

Abb. 4.72. a Paramedianer Sagittalschnitt durch einen fetalen Kopf in der 14. Woche im noch weiten Ventrikelsystem der Plexus choriodeus

Abb. 4.72. b Analoger Gefrierschnitt

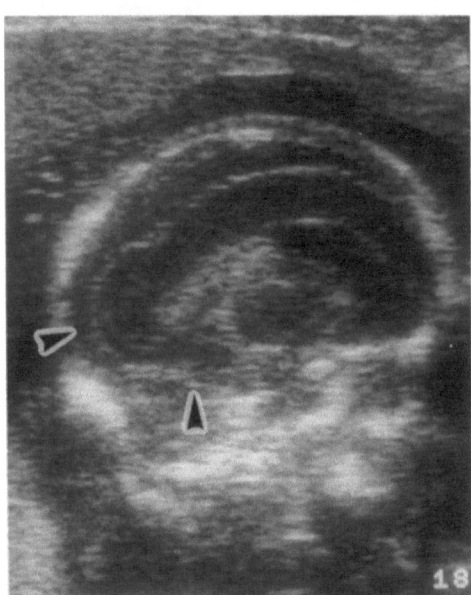 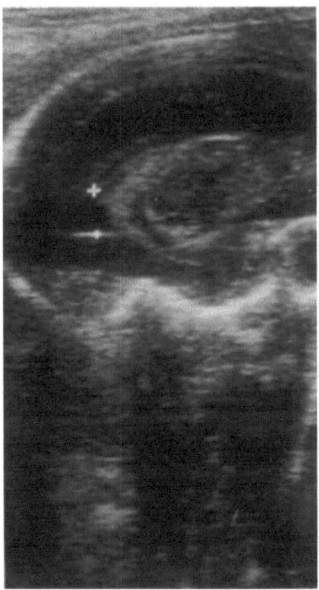

Abb. 4.73. (links) Paramedianer Sagittalschnitt durch einen fetalen Schädel in der 18. Woche. Die Pfeile zeigen die zunehmende Differenzierung des Hinterhorns

Abb. 4.74. (rechts) Paramedianer Sagittalschnitt in der 24. Woche. Die Meßpunkte markieren das Hinterhorn

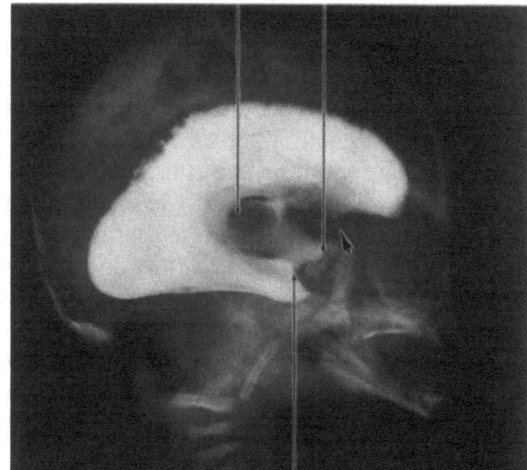

Abb. 4.75. a Laterales Röntgenbild eines fetalen Kopfes mit Darstellung der Seitenventrikel durch Bariumkontrast-füllung. 16. Woche. Das Vorderhorn ist weit, das Hinterhorn kaum differenziert (Abbildung von Kier 1977)

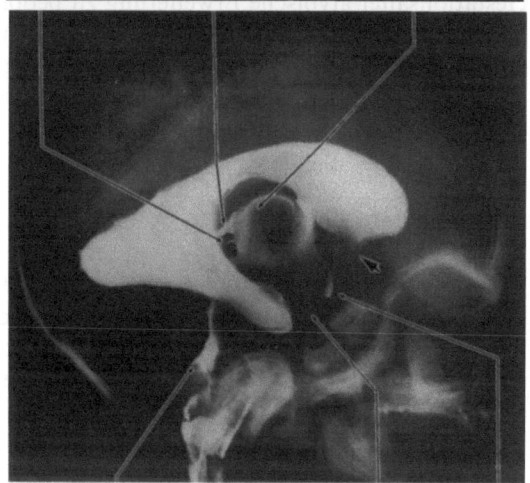

Abb. 4.75. b Analoges Bild in der 24. Woche. Das Hinterhorn im Vergleich zur 16. Woche deutlich differenziert. (Abbildung von Kier 1977)

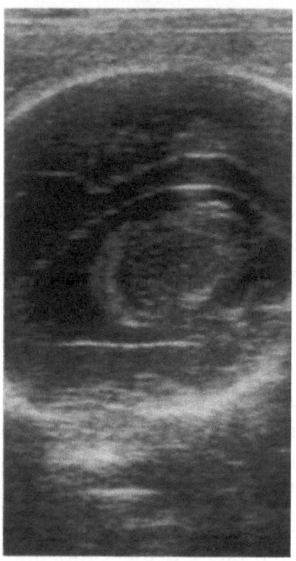

Abb. 4.76. Parasagittalschnitt durch ein Hirn in der 34. Woche. Das Hinterhorn deutlich erweitert. Beginnender Hydrocephalus.

genförmig nach cranial verlagert (Abb. 4.73), der Plexus choroideus füllt jedoch das Hinterhorn beinahe noch völlig aus. Zum Zeitpunkt der 24. Woche hat der Seitenventrikel im Bereich des Cornu anterius bereits nur noch eine spaltförmige Struktur, das Hinterhorn ist weiter differenziert und nicht mehr vollständig durch den Plexus choroideus ausgefüllt (Abb. 4.74). Der freie Anteil des Hinterhorns stellt eine dreieckförmige echofreie Struktur dar, dessen Basis zu diesem Zeitpunkt im Durchschnitt 9 mm tief ist. Die Abb. 4.75 a und b zeigen das Ergebnis der radiologischen Untersuchungen über die Differenzierung der Seitenventrikel von Kier (1977), zwischen der 15. Woche (Abb. 4.75 a) und der 24. Woche (Abb. 4.75 b). Nach den Untersuchungen von Kier (1977) wird die Ventrikelweite mit fortschreitendem Gestationsalter fortlaufend durch die zunehmende Größenstruktur der umgebenden Hirnanteile verkleinert. Um die Bedeutung dieser Schnittebene für die Frühdiagnostik der Hydrocephalus hervorzuheben, wird in Abb. 4.76 ein analoger Schnitt bei beginnender Pathologie dargestellt. Es handelt sich um die Frühdiagnostik eines beginnenden Hydrocephalus, wobei vor allem im Hinterhornbereich eine für das Gestationsalter atypische Erweiterung zu beobachten ist.
Insgesamt stellen sagittale Schnitte, vor allem im Rahmen der Differentialdiagnostik von Hirnstrukturpathologie eine wertvolle Ergänzung dar, wenngleich, wie schon eingangs erwähnt, diese Schnittebene nicht in allen Fällen der praepartalen Diagnostik erreicht werden kann.

4.3.3 Frontalschnitte

Das Spektrum möglicher Zugangswege zur fetalen Hirnanatomie soll durch die Darstellung der Frontalschnitte und ihrer typischen Strukturen ergänzt werden. Im frontalen Bereich sind im wesentlichen 4 Schnitte reproduzierbar einstellbar, für den Zugang zu diesen Schnittebenen gelten die gleichen Voraussetzungen wie für die sagittalen Schnitte.

Frontalschnittebene 1. Die Frontalschnittebene 1 führt durch die Frontallappen und trifft caudal davon den Gesichtsschädel (Abb. 4.77 a–c). Intracerebral stellt sich lediglich die Falx cerebri dar und seitlich davon sind meist nur spärlich konturiert die Vorderhörner der Seitenventrikel sichtbar. Am cranialen Ende der Falx cerebri findet sich, wie auch bei allen weiteren frontalen Schnitten, der Sinus sagittalis superior. Die Beurteilbarkeit des Gesichtsschädels ist eingeschränkt. Die dichten Strukturen der supra- und infraorbitalen Knochenanteile verhindern eine weitere Differenzierung der caudal davon gelegenen Bereiche des Gesichtsschädels. Der Gefrierschnitt (22. Woche) ist etwas schräg angelegt, wobei durchgehend die am Bild linke Schnitthälfte etwas weiter ventral liegt als die rechte. Im Gesichtsschädel rechts ist in der Orbita dabei der Bulbus getroffen, im linken Orbitalbereich sieht man die Augenmuskeln um den N. opticus gruppiert. Caudal von den Choanen stellt sich am Gefrierschnitt die Zunge dar.

Frontalschnittebene 2. (Abb. 4.78 a–c). Verschiebt man den Frontalschnitt um einige Millimeter nach dorsal und verläßt die basalen Knochenstrukturen des Os frontale, so stellen sich von cranial nach caudal gereiht folgende Strukturen dar: die Falx cerebri trennt die beiden Hemisphären. Zwischen den beiden Seitenventrikeln liegt das Cavum septi pellucidi und zwischen dem Unterrand der Falx cerebri stellt sich das Corpus callosum über dem Cavum septi pellucidi dar. Am anatomischen

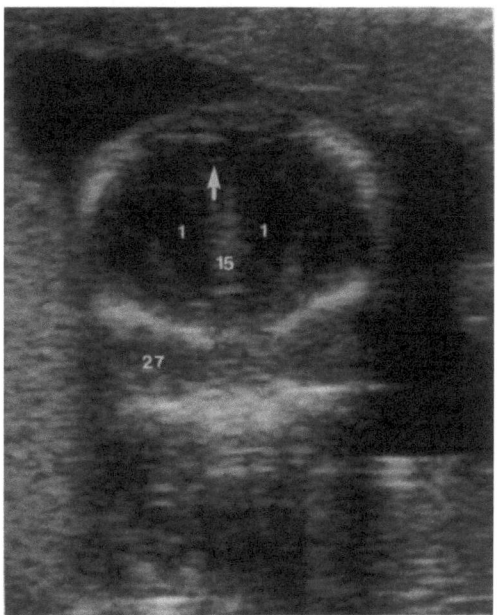

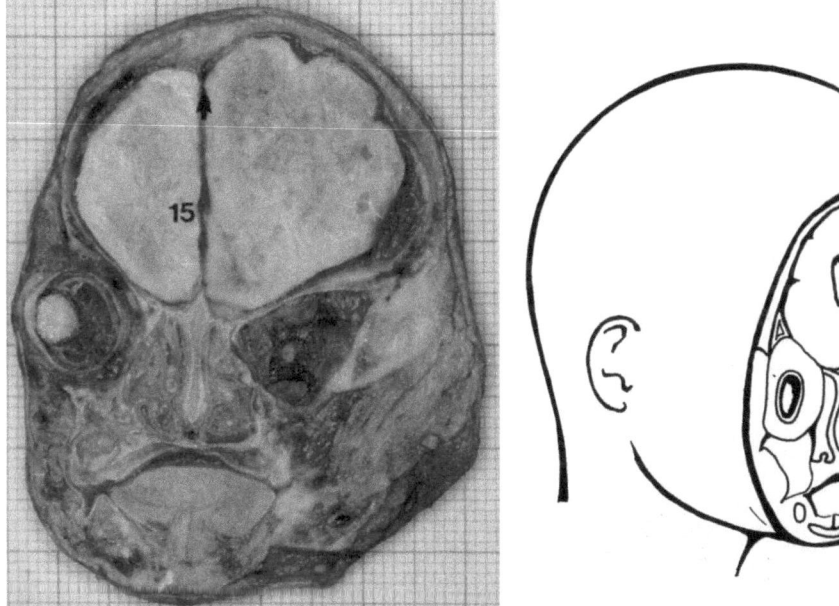

Abb. 4.77 a–c. Frontalschnittebene 1. **a** Ultraschallbild, **b** Gefrierschnitt, **c** Schema. *1* Cornu anterius (Ventr. lat.); *15* Falx cerebri; *27* Orbita; ↑ Sinus sagittalis superior

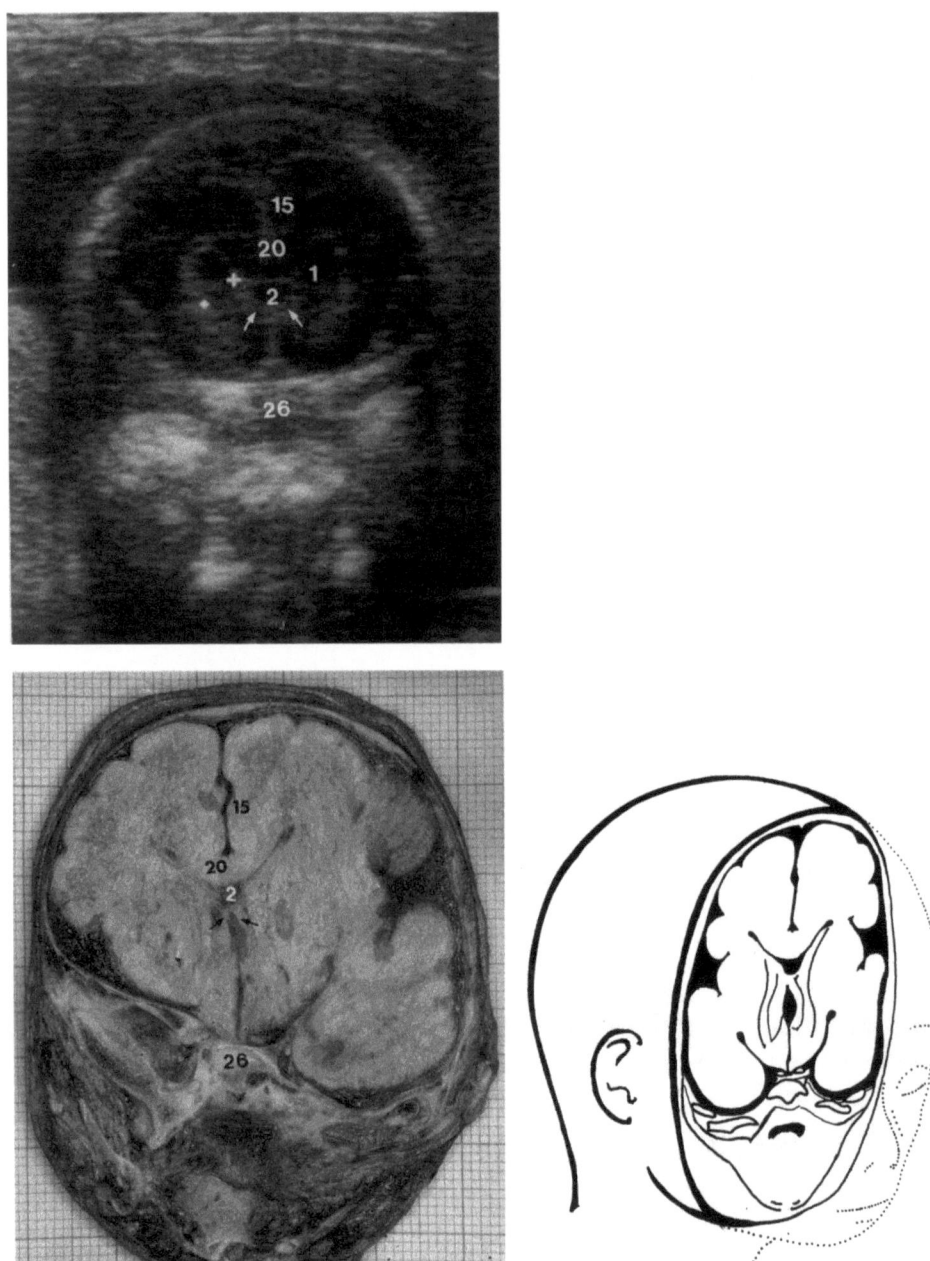

Abb. 4.78 a–c. Frontalschnittebene 2. **a** Ultraschallbild, **b** Gefrierschnitt, **c** Schema. *1* cornu anterius (Ventr. lat.); *2* Cavum septi pellucidi; *15* Falx cerebri; *20* Corpus callosum; *26* Os sphenoidale; ↖ Fornices

Gefrierschnitt sind die Fornices getroffen, am Ultraschallbild können diese nur aus der topographischen Beziehung „erahnt" werden. Die dichten Strukturen an der Schädelbasis caudal von den Seitenventrikeln entsprechen dem Sphenoid. Am anatomischen Gefrierschnitt ist im Bild links noch die vordere Schädelgrube getroffen, rechts bereits die mittlere Schädelgrube. Die Insel ist noch nicht vollständig von Hirnstrukturanteilen bedeckt. Die Seitenventrikel haben am Gefrierschnitt nur spaltförmigen Charakter und waren in dieser Schnittebene auch in keinem Fall präparatorisch freizulegen.

Frontalschnittebene 3. Verschiebt man die Schnittebene ohne zu kippen weiter nach dorsal, so werden die Strukturen des Mittelhirns in ihrer gesamten Ausdehnung getroffen (Abb. 4.79 a–c). Die Seitenventrikel werden an diesem Schnitt am Übergang zwischen Cella media und Hinterhorn getroffen, caudal davon stellen sich die Thalami dar, die Crura cerebri sind in ihrer gesamten Längsausdehnung getroffen. Lateral von der Crura cerebri findet sich das Unterhorn, an dessen medialer Seite die sonograpisch typischen Strukturen der Hippocampusformation liegen. Auf die Bedeutung der Hippocampusstrukturen und die Möglichkeit einer Fehlinterpretation wurde von McGahan et al. (1983) hingewiesen. Die dichten ossären Strukturen an der Schädelbasis entsprechen den am Schnitt getroffenen Anteilen der Pars petrosa des Os temporale. Rotiert man den Schallkopf in dieser Schnittebene um eine Rechts-links-Achse durch die Pedunculi cerebri dorsal nach cranial (Abb. 4.80), so gelingt eine besonders deutliche Darstellung der Pedunculi cerebri mit dem zentralen Aquaeduct, sowie der caudal davon gelegenen Cisterna interpeduncularis und der cranial gelegenen Cisterna venae cerebralis magnae. Seitlich davon stellt sich der ventrale Teil des Tentoriums cerebelli dar, lateral davon liegen die Hinterhörner mit dem Plexus choroideus.

Frontalschnittebene 4. Verschiebt man den Schallkopf weiterhin parallel nach dorsal, so wird die Frontalschnittebene 4 getroffen (Abb. 4.81 a–c). Lateral vom Tentorium cerebelli findet sich der Occipitallappen mit den zentral gelegenen Hinterhörnern und dem Plexus choroideus. Zentral basal liegt das Kleinhirn, seitlich begrenzt durch die Pars petrosa des Os temporale. Am freien cranialen Rand der Falx cerebelli ist der Sinus rectus dargestellt. Auch an diesem Schnitt ist die fortschreitende Differenzierung des Hinterhorns, vor allem was seine Dimension betrifft, gut kontrollierbar. Die Abb. 4.82a und b zeigen die Verhältnisse in der 17. Woche, im Vergleich zwischen Ultraschallbild und Gefrierschnitt. Die Hinterhörner sind weit, ausgefüllt vom Plexus choroideus, der Hirnmantel ist relativ schmal. In der 28. Woche ist im Bereich der kreisförmig imponierenden Hinterhörner der Plexus choroideus nicht mehr darstellbar, der Hirnmantel hat deutlich an Dicke zugenommen (Abb. 4.83).

Im allgemeinen werden dem Untersucher für die Diagnostik horizontale Schnitte genügen. Findet sich jedoch Pathologie und sind die anatomischen Strukturen sowohl in ihrer Dimension als auch in ihrer Topographie verschoben, so ist zur endgültigen Orientierung ein mehrschichtiges Screening unerläßlich.

Im Anschluß an dieses Kapitel wird die sonographisch potentiell faßbare Pathologie in diesem Bereich in Übersichtsform dargestellt, wobei jedoch keineswegs ein Anspruch auf Vollständigkeit erhoben wird (Tabelle 4.5 und 4.6).

Als besonders wesentlich muß bei der sonographischen Diagnostik am zentralen Nervensystem folgender Faktor betont werden: Neben angeborenen Mißbildungen als Anlage- und Bildungsstörungen, die meist zu schweren Formabweichungen der

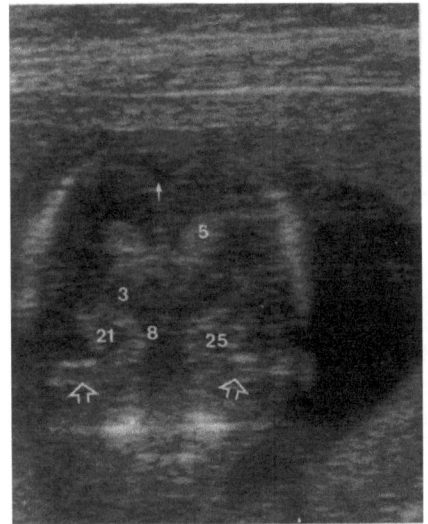

a

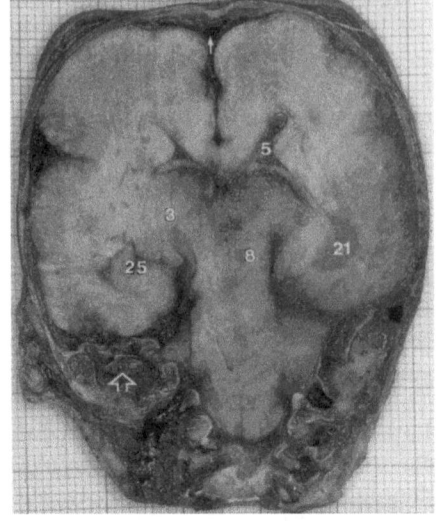

b

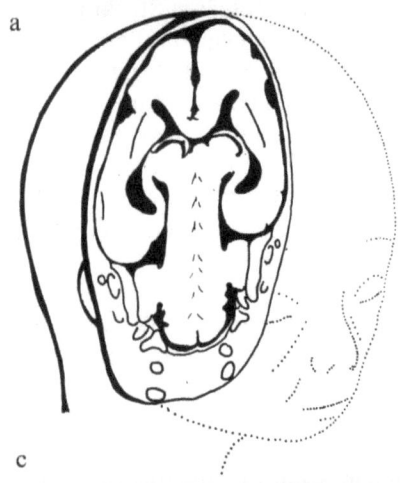

c

Abb. 4.79 a–c. Frontalschnittebene 3. **a** Ultraschallbild, **b** Gefrierschnitt, **c** Schema. *3* Thalamus; *5* Cornu posterius (Ventr. lat.); *8* Pedunculus cerebri; *21* Cornu inferius (Ventr. lat.);
25 Hippocampus; ◆ Sinus sagittalis superior;
⇨ Pars petrosa (Os temporale)

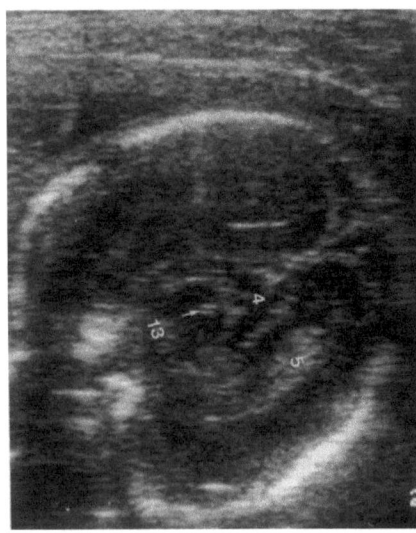

Abb. 4.80. Frontalschnitt 22. Woche. Darstellung
der Pedunculi cerebri und des Aquaeductus
cerebri

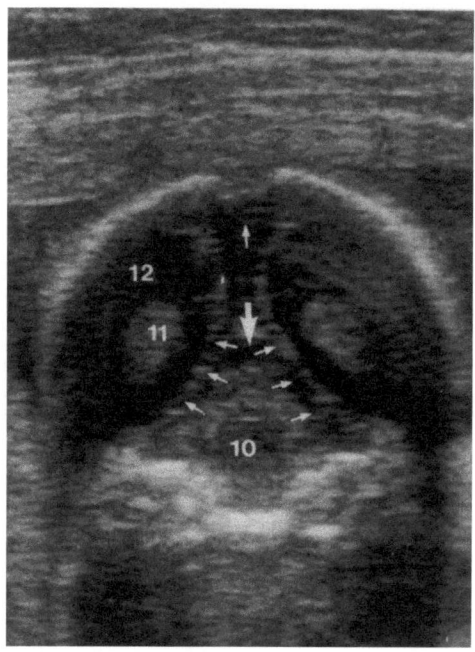

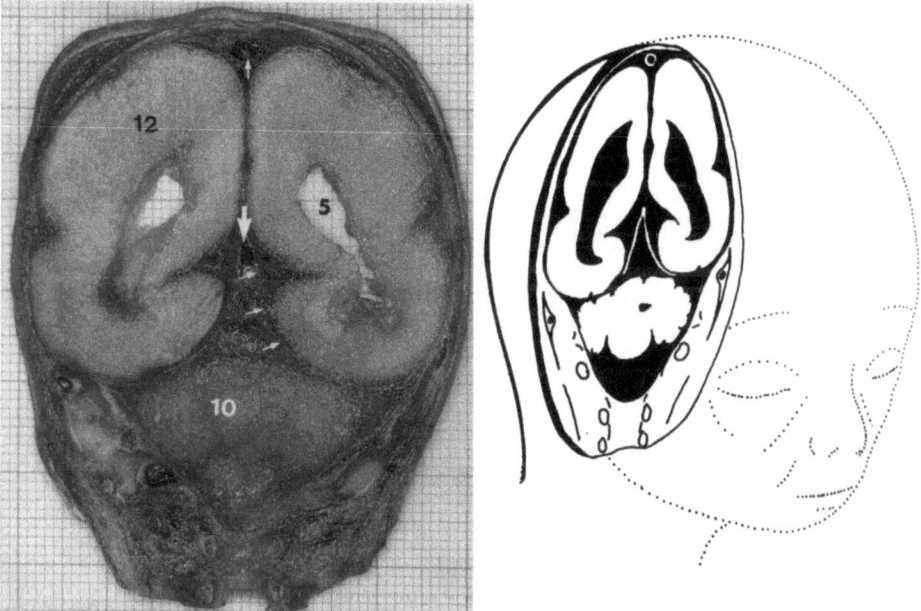

Abb. 4.81 a–c. Frontalschnittebene 5. **a** Ultraschallbild, **b** Gefrierschnitt, **c** Schema. *5* Cornu posterius (Ventr. lat.); *10* Cerebellum; *11* Plexus choroideus; *12* Hirnmantel; ← Tentorium cerebelli

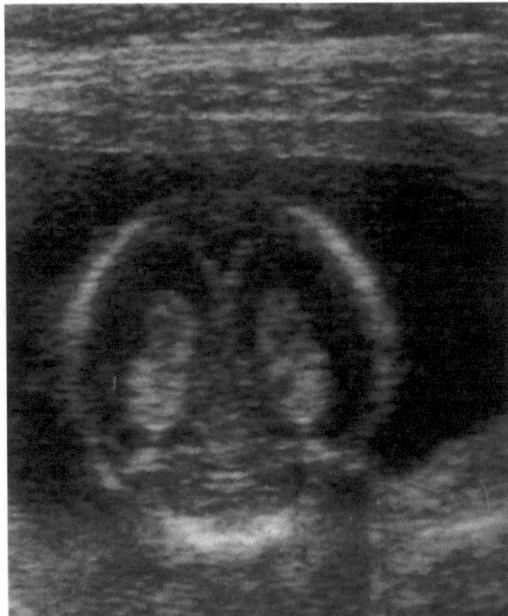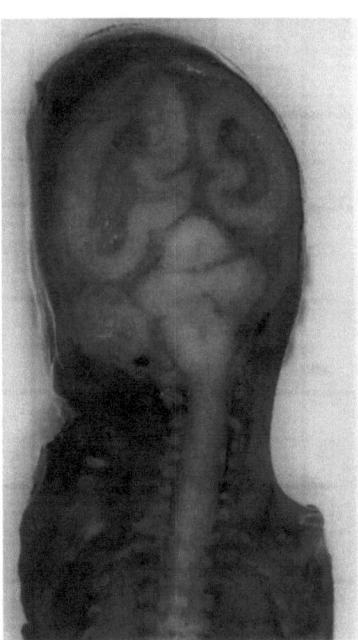

Abb. 4.82. a Frontalschnittebene 5 in der 17. Woche. Die Ventrikel weit, ausgefüllt von Plexus choriodeus, der Hirnmantel relativ schmal. **b** Analoger Gefrierschnitt in der 17. Woche

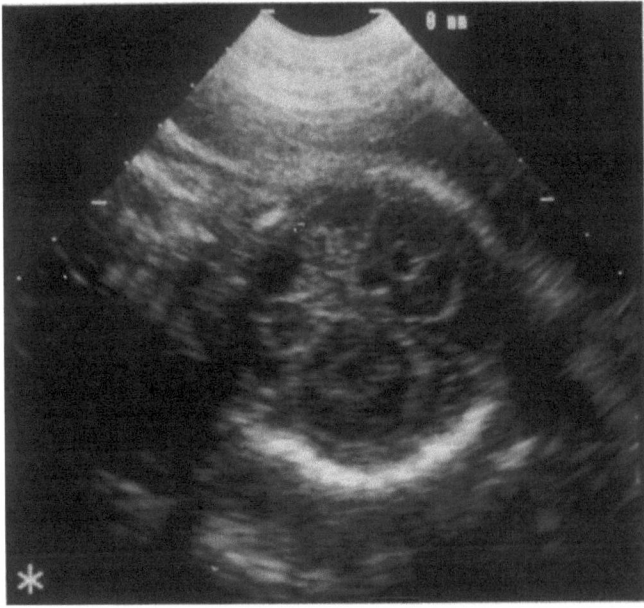

Abb. 4.83. Die Frontalschnittebene 5 in der 28. Woche. Zunahme der Hirnmanteldicke. Unter dem Tentorium liegt das Kleinhirn und die Cisterna cerebellomedullaris

Tabelle 4.5. Einteilung der cerebralen Pathologie, die sonographisch potentiell faßbar ist. (Modifiziert nach Hopf et al. 1984)

I. *Cerebrale Dysplasien*

    1. Craniale Verschlußstörungen:
       a. Cranioschisis totalis
       b. Anencephalie

    2. Defekte der Mittellinie (Prosencephalien)
       a. Holoprosencephalien (Alobuläre H., Semilobuläre H., Lobäre H. (Typ A–F), Riechlappenagenesie
       b. Balkenmangel
       c. Fehlbildungen des Septum pellucidum

    3. Störungen der Windungs- und Rindenbildung:
       a. Agyrie, Pachygyrie
       b. Heterotopien
       c. Microgyrien
       d. Porencephalien

    4. Abnormes Hirnmassenwachstum:
       a. Micrencephalie
       b. Megalencephalie
       c. Hemimegalencephalie

II. *Kleinhirn-Hirnstamm-Dysplasien*

    1. Dysraphien und Mittelliniendefekte:
       a. Wurmagenesie
       b. Dandy-Walker-Syndrom
       c. Arnold-Chiari-Mißbildung (Typ I–IV)
       d. Encephalocranielle Dysproportion

    2. Störungen des Massenwachstums:
       a. Komplette Kleinhirnagenesie
       b. Kleinhirnhypoplasie

    3. Cerebellare Rindendysplasien
    4. Dysplasien des Hirnstammes

III. *Cerebrale Dysplasien bei Gendefekten*

    1. Trisomie 21
    2. Trisomie 18
    3. Trisomie 13
    4. Cri-du-Chat-Syndrom
    5. Klinefelter-Syndrom
    6. Turner-Syndrom
    7. XYY-Syndrom

IV. *Sonstige Dysplasiesyndrome*

    1. Pierre-Robin-Syndrom
    2. Cornelia-de-Lange-Syndrom
    3. Rubinstein-Taby-Syndrom
    4. Hirnmißbildungen bei craniofacialen Dysplasien
    5. Alkoholembryopathie
    6. Diabetische Embryopathie

Gehirnanatomie führen und häufig mit dem Leben nicht vereinbar sind, finden sich Fehlbildungen im Sinne von Differenzierungs- und Reifungsanomalien, die erst in Folge von Noxen in der späteren Fetogenese auftreten und häufig nur geringe oder gar keine Formabweichungen zeigen. Solche Defekte sind oftmals so geringfügig,

Tabelle 4.6. Ätiologie und Einteilung des Hydrocephalus. (Hopf et al. 1984)

Verschlußhydrocephalus oder nichtkommunizierender Hydrocephalus	Kommunizierender Hydrocephalus
1. Angeborene Ursachen	*1. Angeborene Ursachen*
1.1. Aquäduktverschluß oder -stenose	1.1. Arnold-Chiari-Fehlbildungen
1.1.1. Aufgabelung („forking")	1.2. Encephalocelen
1.1.2. Verengung	1.3. Arachnitiden
1.1.3. Transversales Septum	1.4. Lissencephalie
1.1.4. Gliose	1.5. Angeborenes Fehlen bzw. Dysplasie der Pacchioni-Granulationen
1.2. Atresie der Foramina Luschkae und des Foramen Magendie: Dandy-Walker-Syndrom	
	2. Erworbene Ursachen
1.3. Raumbeengende Prozesse	2.1. Arachnitiden
1.3.1. Benigne intrakranielle Cysten	2.1.1. Infektionen
1.3.2. Tumoren	2.1.2. Blutungen
1.3.3. Gefäßfehlbildungen	2.1.3. Partikel (cellulär) im Liquor
	2.2. Raumbeengende Prozesse
	2.2.1. Tumoren
2. Erworbene Ursachen	2.2.2. Nichttumoröse Prozesse
	2.2.3. Platybasie
2.1. Aquäduktverschluß oder -stenose (Gliose)	
2.2. Ventriculitis	*3. Überproduktion von Liquor*
2.3 Raumbeengende Prozesse	
2.3.1. Tumoren	3.1. Papillome des Plexus choroideus
2.3.2. Nichttumoröse Prozesse	

daß sie auch makroskopisch keine erkennbaren Formveränderungen verursachen. Ein sonographischer „Normalbefund" darf daher in keinem Falle eine Garantie für eine normale neurologische Funktion beinhalten.

Nach den Untersuchungen von Kurtzke et al. (1973) betreffen 1/3 aller angeborenen Mißbildungen, die in der Perinatalperiode erkennbar sind, das Zentralnervensystem. Die Todesrate für alle Mißbildungen des Nervensystems wird in internationalen Statistiken zwischen 0,5 und 6 bis 7 auf 100000 der Gesamtbevölkerung angegeben; die meisten Todesfälle durch schwerwiegende Mißbildungen treten bereits im ersten Lebensjahr auf. Die Tabelle 4.5 zeigt in Anlehnung an Hopf et al. (1984) eine tabellarische Einteilung der Mißbildungen des Gehirns nach morphologischen Gesichtspunkten. Tabelle 4.6 zeigt eine Einteilung der Hydrocephalusätiologie.

4.4 Gesicht – Weichteile am Kopf

Auf die Bedeutung der sonographischen Beachtung der fetalen Gesichtsstrukturen wurde von Hansmann et al. (1985) hingewiesen. Zunehmende Bedeutung gewinnt die detaillierte Betrachtung des Gesichts auch unter dem Aspekt einer immer intensiveren Beachtung fetaler Bewegungsabläufe zur Beurteilung und Differenzierung physiologischer Zustandsmuster. In diesem Zusammenhang muß vor allem auf die Untersuchungen über fetale Augen- und Schluckbewegungen hingewiesen werden (Bots et al. 1981; Birnholz 1981; Nijhuis et al. 1982; Birnholz 1983). Manche besonders versierte Untersucher berichten über die Beobachtung der fetalen Mimik, die offensichtlich in Abhängigkeit vom Allgemeinzustand sonographisch faßbare Differenzierungen zeigen kann (Hansmann et al. 1985).

Aber auch für die Routinediagnostik in Stufe 1 empfiehlt sich im Rahmen der Basisdiagnostik ein Training in der Beurteilung des fetalen Gesichts, um in Fällen von Normabweichungen entsprechend aufmerksam zu werden. So sind Kiefer-Lippen-Gaumenspalten, Micrognathie, Hypotelorismus und Hypertelorismus sowie auch Dysplasien im Bereich der Ohren ein häufiges Begleitsymptom von chromosomalen Störungen und Mißbildungssyndromen und nicht selten erfolgt der „Einstieg" in die Mißbildungsdiagnostik durch Auffälligkeiten am fetalen Gesicht.

4.4.1 Sagittaler Profilschnitt

Wie schon in Kapitel 4 einleitend erwähnt, sollte vor einer detaillierten Diagnostik im cerebralen Bereich der Versuch einer Profileinstellung gemacht werden. Dazu muß der Schallkopf am mütterlichen Abdomen so geführt werden, daß der Fetus dorso-posterior in Relation zum Schallkopf liegt (Abb. 4.84). Da die Geräte der neueren Generation großteils mit Zoomeinrichtung versehen sind, kann ein Gesicht dann gezielt vergrößert und dementsprechend exakter beurteilt werden (Abb. 4.85). Wesentlich dabei ist, daß das Gesicht tatsächlich in der median-sagittalen Ebene getroffen wird. Ist dies nicht der Fall, so können bizarre, hoch pathologisch imponierende „Pseudoprofilschnitte" entstehen, die in keinem Fall den tatsächlichen Gegebenheiten entsprechen (Abb. 4.86a–c). Keiner dieser 3 „Profilschnitte" zeigt ein normales Profil, da die Orbita in allen 3 Abbildungen zur Darstellung kommt und damit der Schnitt in unterschiedlichem Maße schräg an das Profil gelegt wurde. Konstruiert man ein „Profil" in Abhängigkeit von der Schnittebene (Abb. 4.87), so entsteht z.B. bei schrägem Schnitt durch die seitlichen Kieferanteile am zweidimensionalen Bild der Eindruck einer Micrognathie. Um eine exakt median-sagittale Schnittführung zu sichern, müssen das Stirnbein, das Os nasale, die Maxilla und die Mandibula median getroffen aneinandergereiht dargestellt sein.
Zur Kontrolle eines exakten Schnittes verschiebt man den Schallkopf parasagittal nach links und rechts und kontrolliert, ob die Verschiebedistanz bis zum Erreichen der linken und rechten Orbita vom Medianschnitt aus gleich groß ist.
Die Abb. 4.88a–c zeigen die Beobachtung und Dokumentation einer Öffnung des fetalen Mundes, ein Vorgang, der beim Feten in phasenhaften Abläufen häufig zu beobachten ist. In keiner der 3 Abbildungen ist die Orbita getroffen, in allen 3 Fällen stellt sich das Os nasale gemeinsam mit den Weichteilen der Nase, der Oberlippe und der Unterlippe dar. In Abb. 4.88b und c ist bei geöffnetem Mund die Zunge deutlich sichtbar.

4.4.2 Frontale Aufsicht

Zur Darstellung des Gesichts im Frontalschnitt muß der Schallkopf nur um 90° zur Schädellängsachse rotiert werden, um dann durch Kippen um die Rechts-links-Achse die Weichteilstrukturen des fetalen Gesichts im Frontalschnitt kontrollieren zu können (Abb. 4.89). Dabei kann durch fortschreitendes Kippen die isolierte Darstellung von Stirn und Nase (Abb. 4.90a, b), die Darstellung der Nasenflügel und Nasenlöcher mit der Oberlippe und der Unterlippe bei geschlossenem Mund (Abb. 4.91a, b) und bei geöffnetem Mund (Abb. 4.92a, b) eingestellt werden. Je weiter diese Ebene nach caudal gekippt wird, desto mehr gehen cranial Anteile des Weichteilgesichts verloren und treten caudale Anteile in Erscheinung. So ist in Abb.

4.93 a, b mit Erreichen der Kinnstruktur nur mehr die Nasenspitze sichtbar. Die isolierte Darstellung der Lippen gelingt nur bei geöffnetem Mund (Abb. 4.94 a, b).

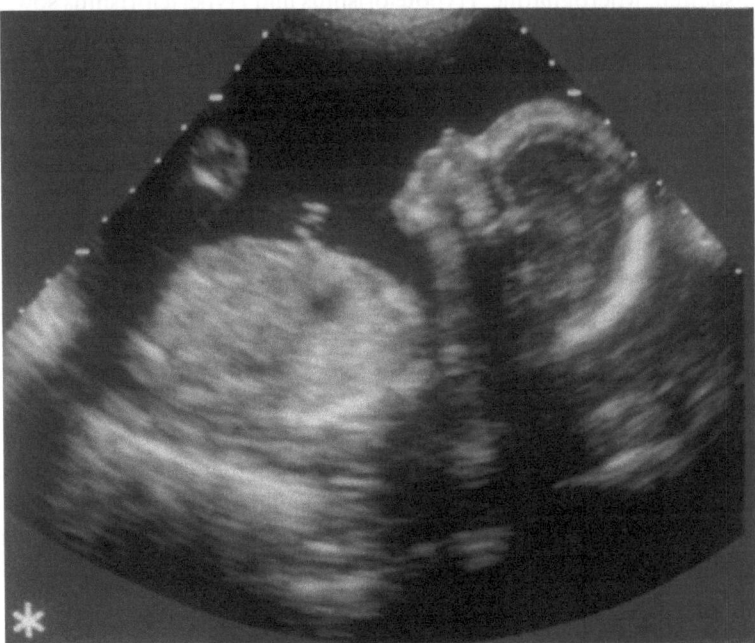

Abb. 4.84. Median-sagittaler Schnitt durch einen Feten in der 20. Woche bei dorso-posteriorer Lage. Beurteilung des Profils

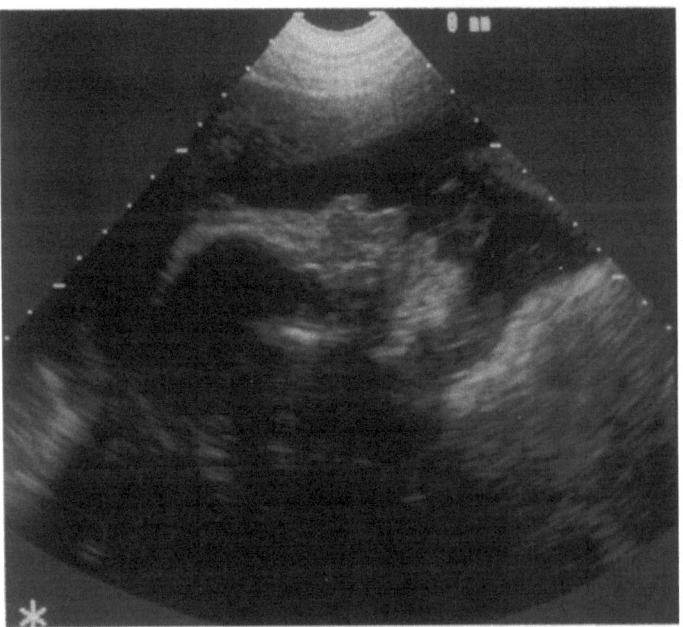

Abb. 4.85. Betrachtung des Profils am „gezoomten" Bild, der Mund halb geöffnet, die Orbita nicht sichtbar

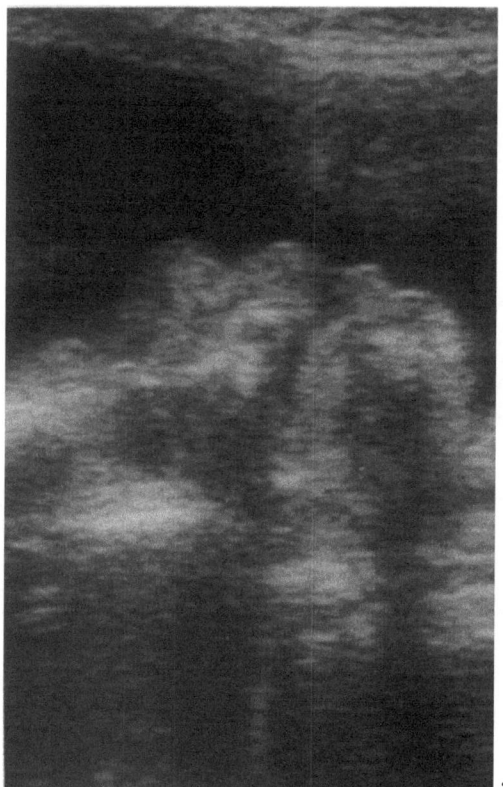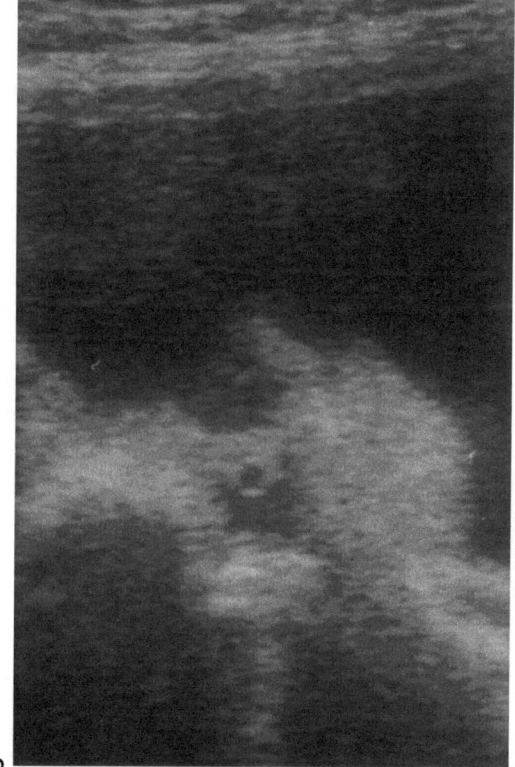

a b
c

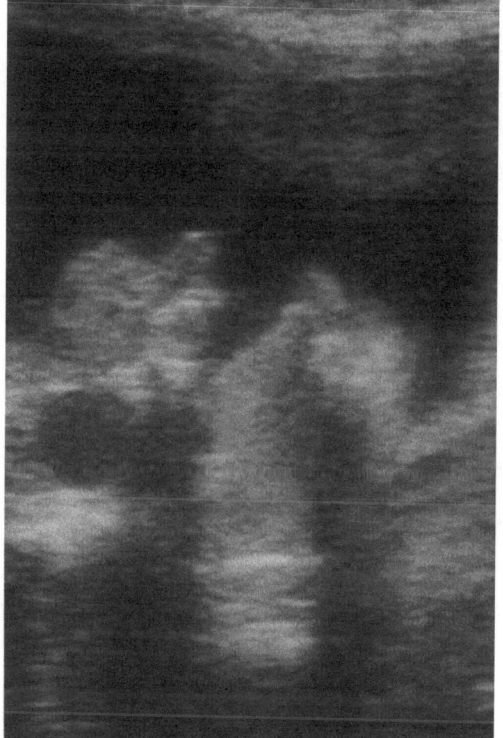

Abb. 4.86 a–c. „Pseudoprofilschnitt". Auf allen
Schnitten ist eine Orbita getroffen, das Os nasale
ist in keiner Abbildung dargestellt. Die Schnitte liegen nicht median-sagittal, die Profilkonturen erscheinen abnorm

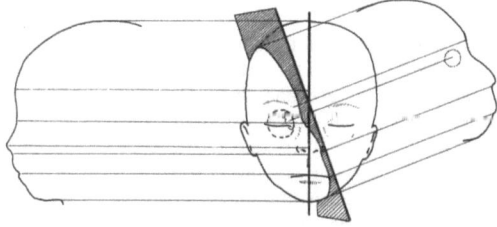

Abb. 4.87. Konstruktion von Profilen in Abhängigkeit von der Schnittebene, *rechts* median sagittaler
Schnitt normales Profil, *links* schräger Schnitt
durch die Orbita. Die Mundpartie nur tangential
getroffen, dadurch entsteht der Eindruck einer Micrognathie

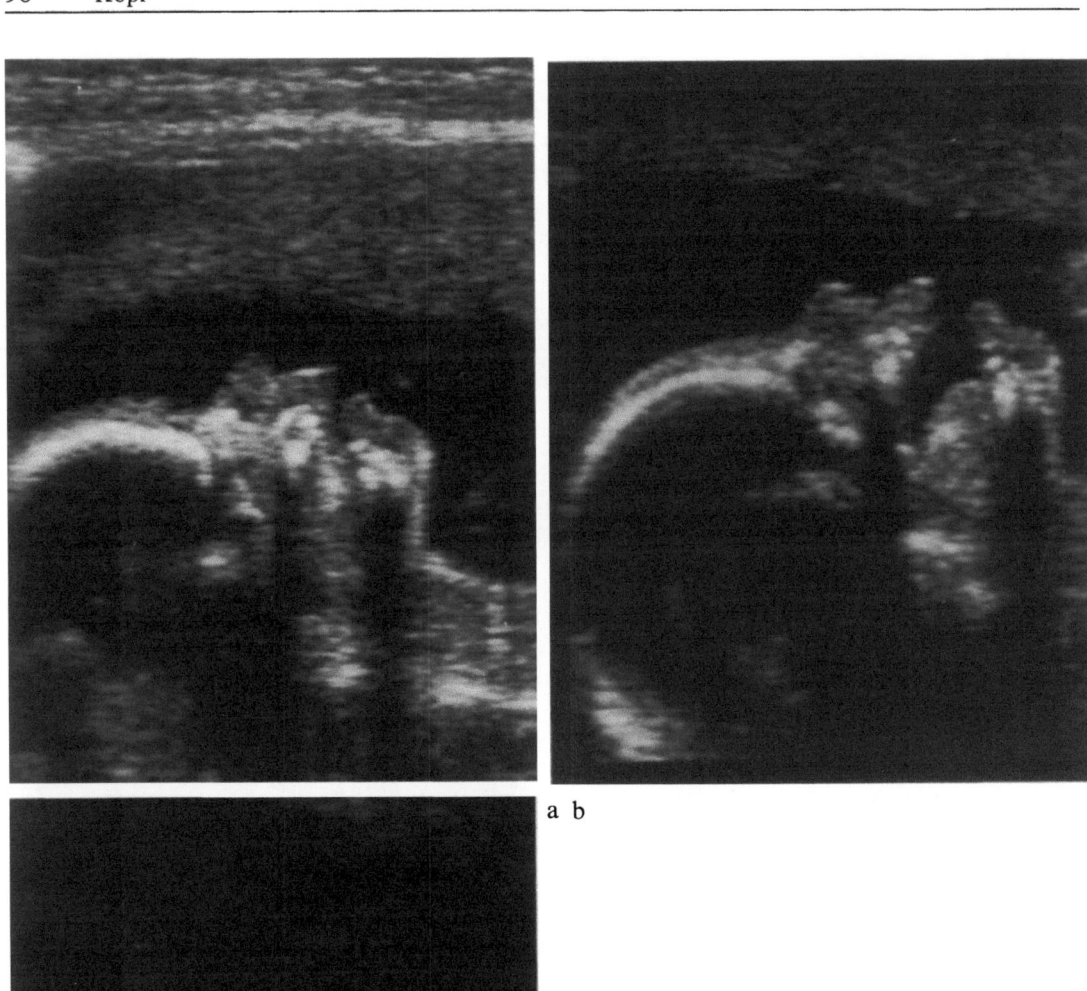

a b

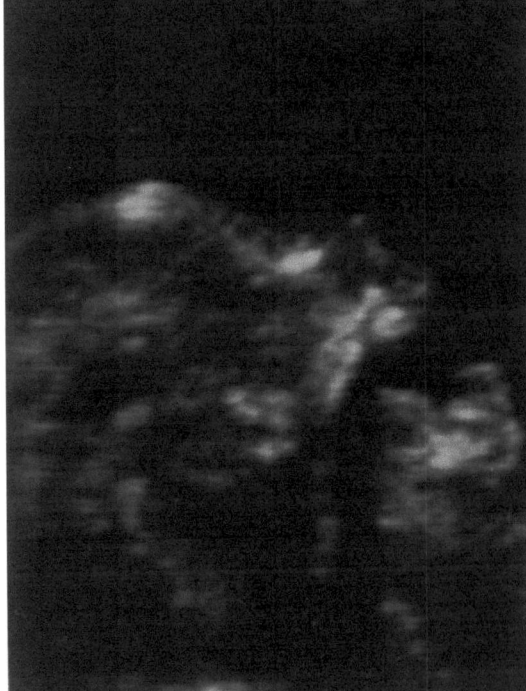

c

Abb. 4.88 a–c. Exakt median sagittale Profilschnitte. Die Orbita ist in keinem Bereich sichtbar, das Os nasale immer getroffen. (**a** Mund geschlossen, hinter Ober- und Unterlippe sieht man die Maxilla und Mandibula. **b** der Mund leicht geöffnet, die Zunge nach dorsal verlagert, die Lippenkontur deutlich dargestellt. **c** maximale Mundöffnung „fetales Gähnen".)

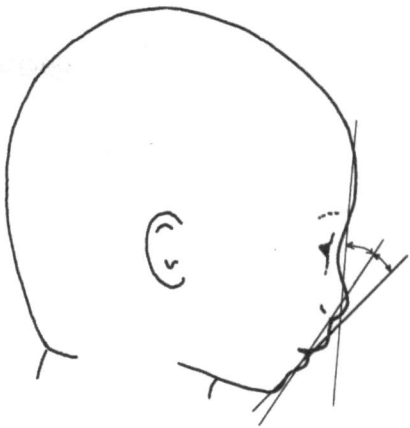

Abb. 4.89. Schema zur Gesichtsdarstellung im Frontalschnitt. Durch Kippen der Schnittebenen werden diverse Partien des Gesichtes am Frontalschnitt getroffen

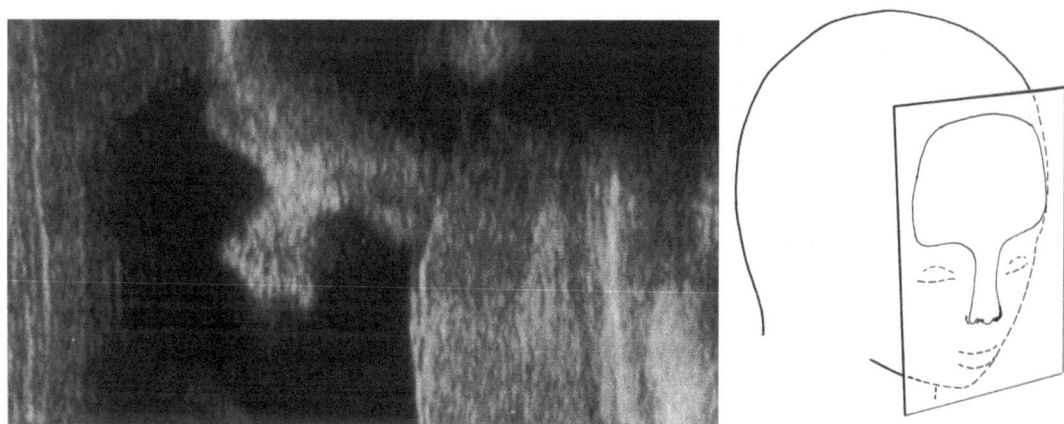

Abb. 4.90 a, b. Tangentialer Frontalschnitt durch Stirn und Nase

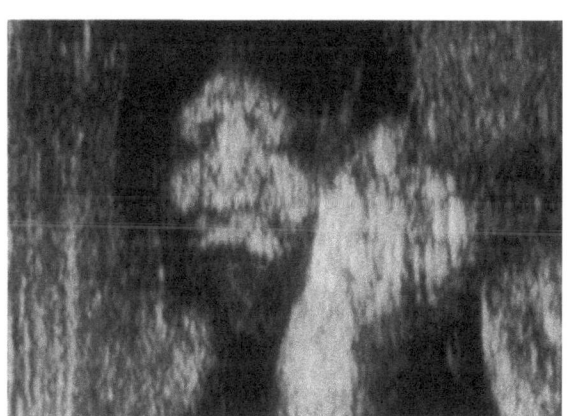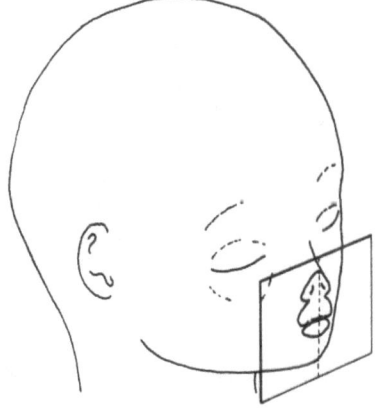

Abb. 4.91 a, b. Tangentialer Frontalschnitt durch Nase, Oberlippe und Unterlippe bei geschlossenem Mund

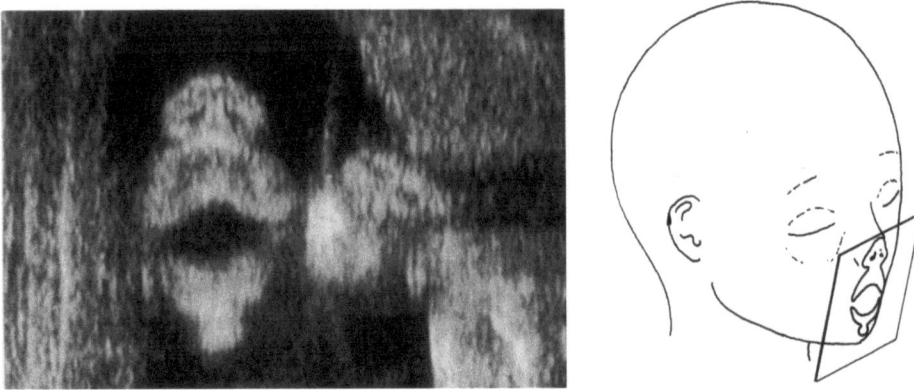

Abb. 4.92 a, b. Tangentialer Frontalschnitt durch Nase und Lippen bei geöffnetem Mund

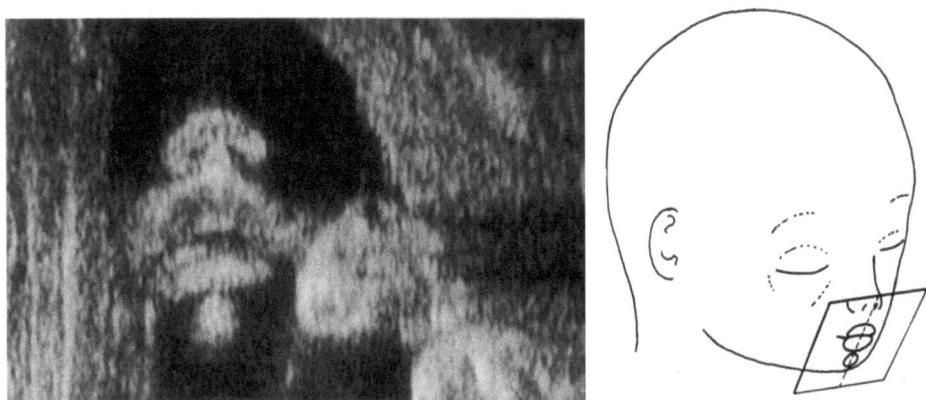

Abb. 4.93 a, b. Nasenflügel, Lippen und Kinn. Durch Kippen der Frontalebene nach caudal wird der dargestellte Nasenanteil kleiner, dafür erscheint das Kinn am Bild

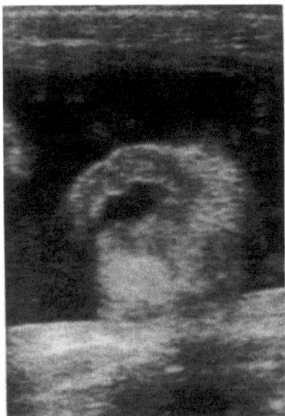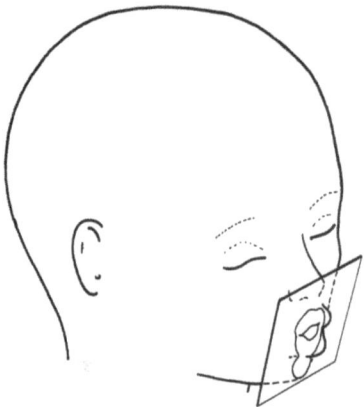

Abb. 4.94 a, b. Schnitt durch die Lippen und Kinnteile bei geöffnetem Mund mit vorgeschobenen Lippen

4.4.3 Orbita

Um das Screening im Bereich des Gesichtsschädels zu komplettieren, sollten auch die knöchernen Strukturen der Orbita, des Oberkiefers und Unterkiefers einer Kontrolle unterzogen werden. Diese Forderung gilt nicht für das Basisscreening, ist jedoch im Rahmen der gezielten Ausschlußdiagnostik, vor allem bei der Frage nach Dysmorphien im Gesicht-Schädel-Bereich, unbedingt notwendig. Vom Untersuchungsgang her ist primär eine Einstellung der Orbitae zu empfehlen. Für den Unerfahrenen ist dabei folgende Vorgangsweise von Vorteil (Abb. 4.95): Einstellung des biparietalen Durchmessers (Horizontalschnittebene 3).
In Phase 1 sollte der Schallkopf nun parallel bis zum Erreichen der Horizontalschnittebene 6 verschoben werden (Darstellung der 3 Schädelgruben, ventraler Orientierungspunkt: Orbitae). Unter Beibehaltung der Orbitae als Fixpunkt wird der Schallkopf im dorsalen Bereich in Phase 2 so weit angehoben, bis das Kleinhirn aus der anatomischen Schnittebene verschwindet (Abb. 4.96 a–c und Schema Abb. 4.95). Mayden et al. (1982) haben diese Referenzebene als eine der möglichen Ebenen zur adäquaten Messung der Orbitaparameter angeführt. Auch Jeanty (1984a) mißt in dieser Ebene die Biorbitalbreite. Mayden et al. (1982) verwendeten auch eine frontale Schnittebene durch die Orbitae zur Messung der Biorbitalbreite und des interorbitalen Abstandes. Die Abb. 4.97a und b zeigen schematisch die beiden Referenzebenen. Die Messung in der frontalen Ebene ist in Abb. 4.98 bei einem Feten in der 15. Woche dargestellt. Um eine exakte Messung zu sichern, müssen in beiden Schnittebenen beide Orbitae symmetrisch getroffen sein, gleich groß sein, und der Schallkopf muß so lange verschoben werden, bis die größte Orbitalbreite erreicht ist. Für die Messung der biorbitalen Breite müssen die Meßpunkte im Orbitalbereich außen-außen angelegt werden. Gleiches gilt für den Interorbitalabstand. Vor allem die Biorbitalbreite zeigt gute Korrelation zum Gestationsalter und die Meßergebnisse wurden als brauchbare Parameter beim Einsatz zur gezielten Ausschlußdiagnostik bewertet. Die Abb. 4.99 zeigt die von Jeanty (1984) erstellten Normkurven.

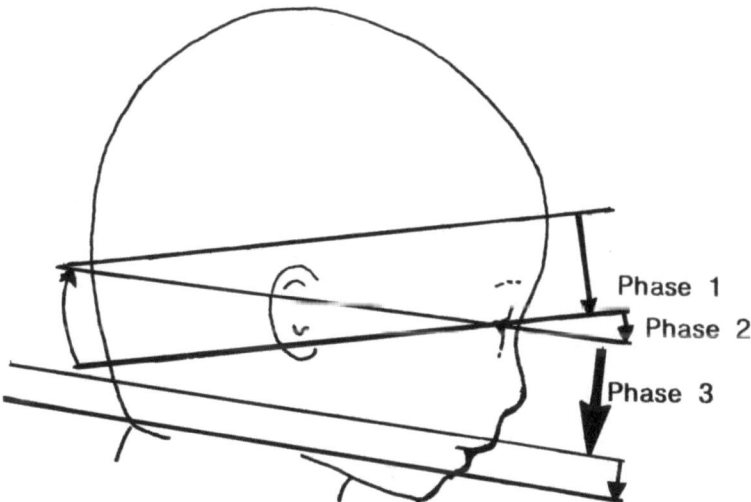

Abb. 4.95. Schematische Zeichnung zur Darstellung des Untersuchungsganges beim Einstellen von Schnitten durch Orbita, Ober- und Unterkiefer

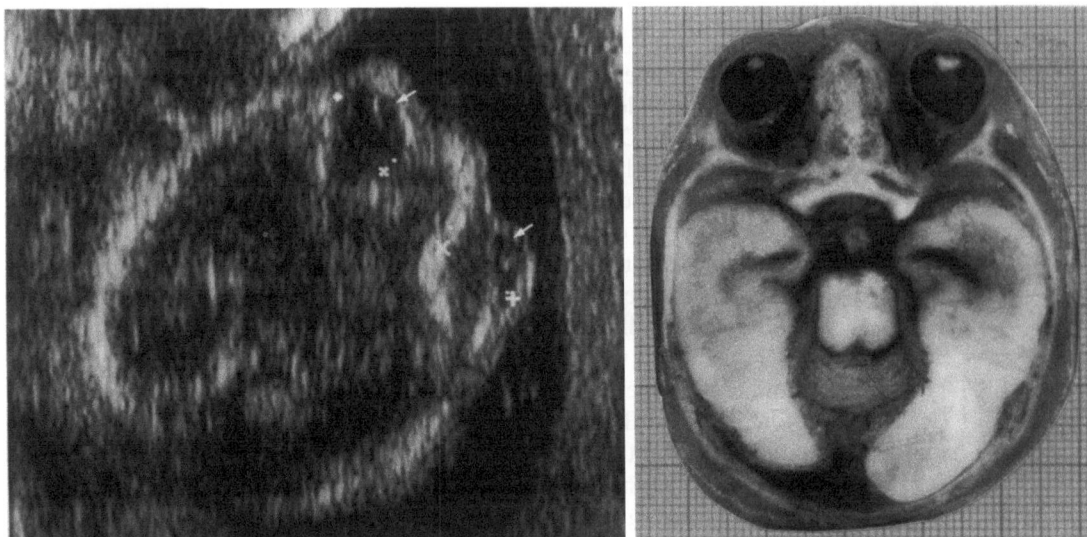

Abb. 4.96. a Horizontalschnitt durch einen fetalen Schädel in der 18. Woche in der Referenzebene für eine richtige Messung der Biorbitalbreite und des Interorbitalabstandes. **b** Analoger Schnitt durch einen Feten in der 23. Woche. In der Orbita die Linse dargestellt, im Hirnbereich das Kleinhirn nicht getroffen

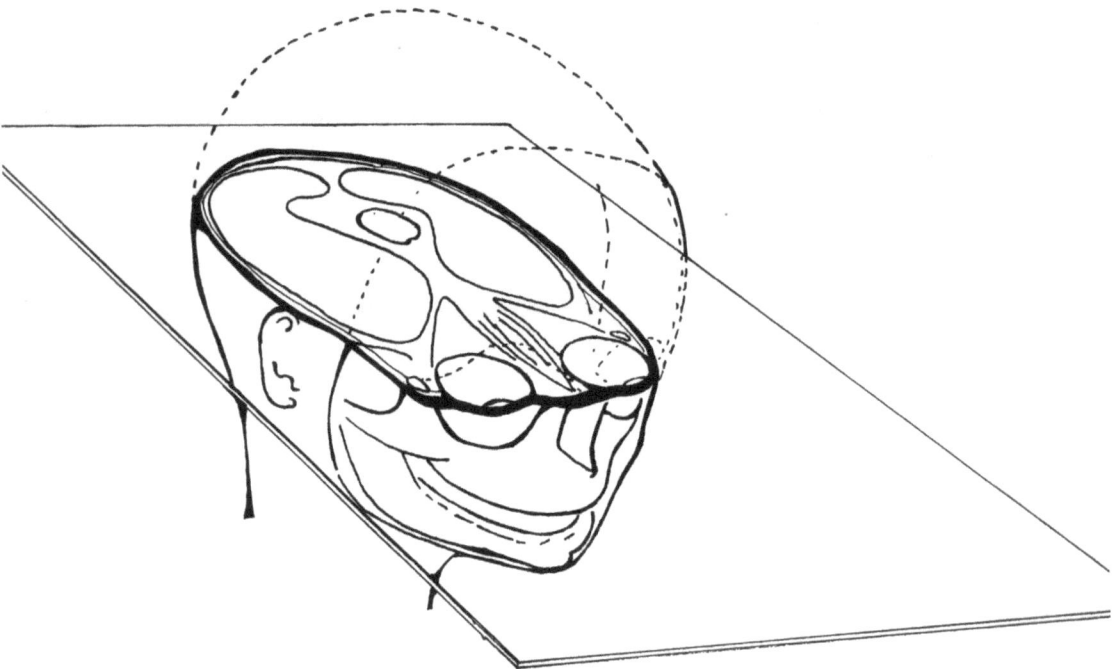

Abb. 4.96. c Schematische Skizze zur Demonstration der Schnittebene

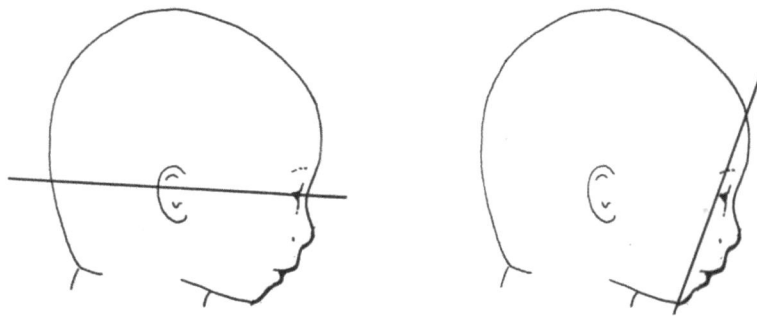

Abb. 4.97 a, b. Schematische Skizze zur Darstellung der möglichen Schnittebenen für das richtige Abgreifen von Meßparametern an der Orbita. **a** Frontalschnitt, **b** Horizontalschnitt

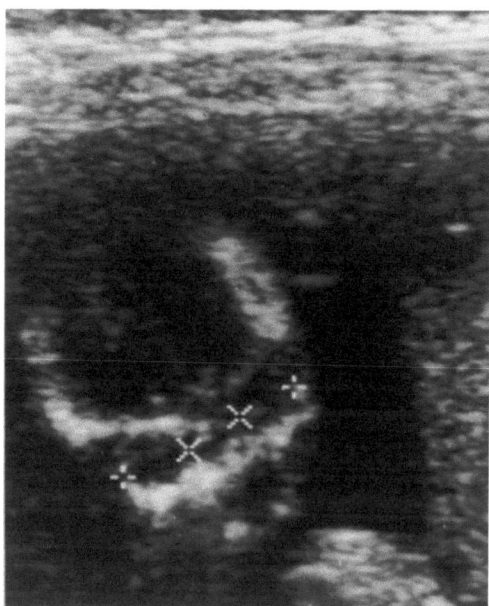

Abb. 4.98. Orbitamessung. Frontalschnitt bei einem Feten in der 15. Woche

4.4.4 Augen

Verschiebt man den Schallkopf nach Darstellung der maximalen Orbitalbreite im Frontalschnitt nach ventral, so stellen sich häufig im ventralen Bereich des Bulbus primär kreisförmig imponierende Strukturen dar (Abb. 4.100 und 4.101). Bei genauer Strukturanalyse handelte es sich dabei um die 4 kreisförmig rund um den Bulbus ansetzenden Augenmuskeln (Abb. 4.101). Eine sichere Identifikation der Linse gelingt nur an horizontalen Schnitten (Abb. 4.96a) oder an paramedianen Sagittalschnitten (Abb. 4.102). Liegt das kindliche Gesicht direkt mento-anterior unter dem Schallkopf, so können der Glaskörper, der Augenhintergrund und die Pars orbitalis des N. opticus dargestellt werden (Abb. 4.103a, b). Bei längerer Betrachtung dieses Bereichs können die Bewegungsabläufe der Augenmuskeln beobachtet werden und mit entsprechend hoch auflösenden Schallköpfen kann auch die

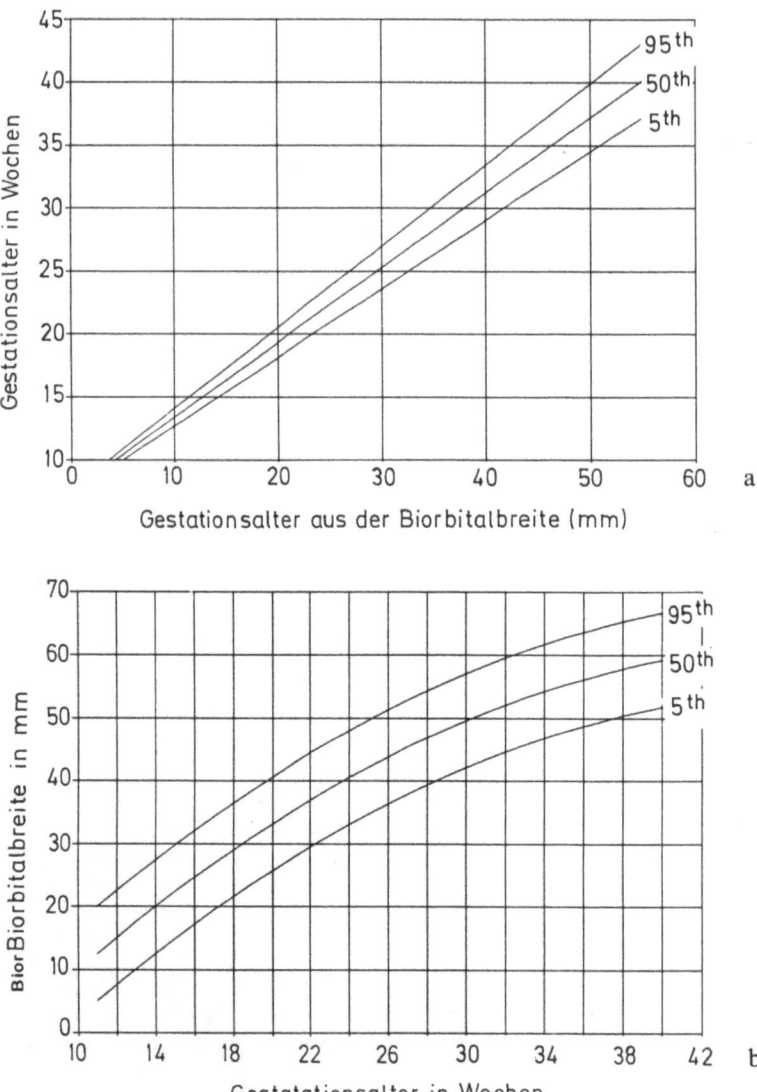

Abb. 4.99 a, b. Normtabellen für die Korrelation des Gestationsalters aus der Biorbitalbreite (**a**) und Kontrolle der Biorbitalbreite bei bekanntem Gestationsalter (**b**). (Jeanty 1986 in Hansmann et al. 1986)

Pulsation der A. ophthalmica registriert werden. Birnholz (1983) mißt der Beurteilung der Augenbewegungen für die Zustandsdiagnostik des Feten wesentliche Bedeutung zu.

Wird der Schallkopf im frontalen Schnitt noch weiter nach ventral bewegt, so können die Augenlider dargestellt werden (Abb. 4.104). Dies gelingt auch an leicht schräg angelegten tangentialen Schnitten an der Gesichtsoberfläche (Abb. 4.105).

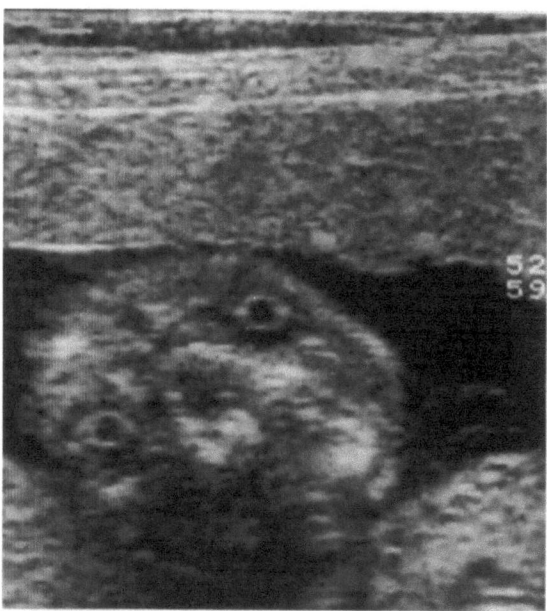

Abb. 4.100. Frontalschnitt durch einen fetalen Kopf in der 21. Woche. In den Orbitae sind die Konturen der Augenmuskeln kreisförmig angeordnet dargestellt

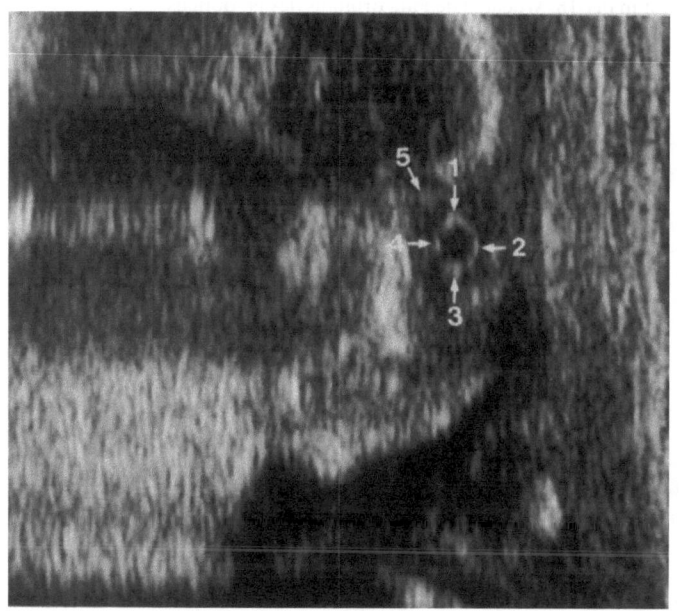

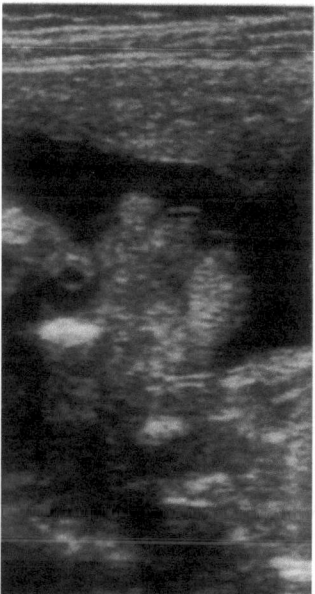

Abb. 4.101. (links) Frontalschnitt durch einen fetalen Kopf in der 17. Woche. In der schallkopfnahen Orbita die Augenmuskeln differenzierbar. *1* M. rectus superior, *2* M. rectus lateralis, *3* M. rectus inferior, *4* M. rectus medialis, *5* Bereich der Trochlea zur Führung der Sehne des M. obliquus superior an der medialen Augenhöhlenwand

Abb. 4.102. (rechts) Paramedianer Sagittalschnitt durch ein fetales Gesicht in der 22. Woche. Im Bereich der Orbita stellt sich ventral die Linse dar

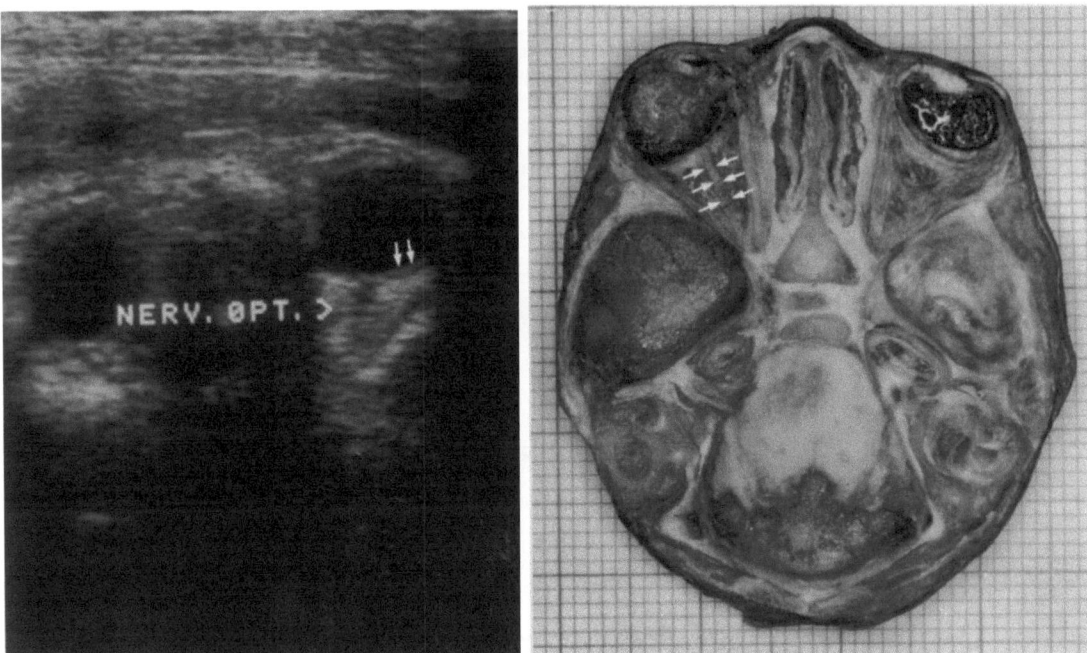

Abb. 4.103. a Horizontalschnitt durch ein fetales Gesicht in der 38. Woche. Dargestellt symmetrisch beidseitig die Bulbi, hinter dem Bulbus am Bildrand rechts kommt die Pars orbitalis des N. opticus als echoarmer Streifen zur Darstellung. Die Pfeile markieren die hintere Begrenzung des Bulbus. **b** Analoger Gefrierschnitt durch eine fetalen Kopf in der 16. Woche. Die Pars orbitalis des N. opticus ist hinter dem Bulbus am Bild links durch Pfeile markiert

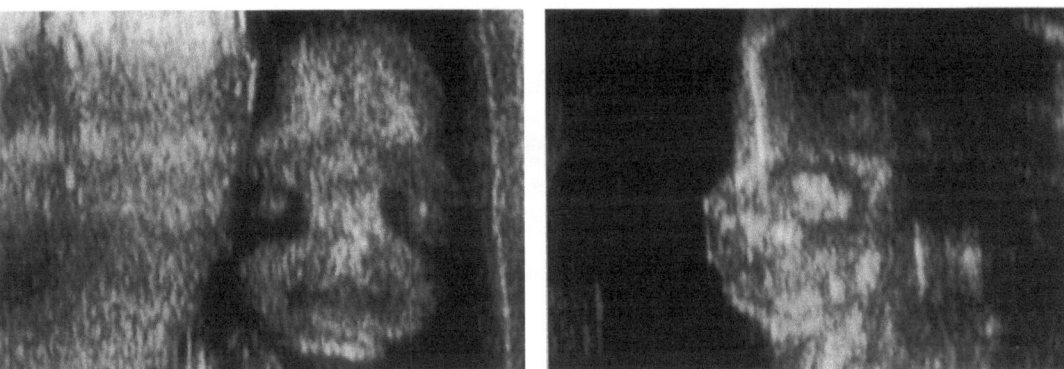

Abb. 4.104. (links) Darstellung der Augenlider durch tangentialen Frontalschnitt am Feten in der 20. Woche (Abb. zur besseren Orientierung um 90° gedreht)

Abb. 4.105. (rechts) Seitlicher Tangentialschnitt zur Darstellung eines Augenlides. Der Fetus blickt zum linken Bildrand (Drehung der Abb. um 90°)

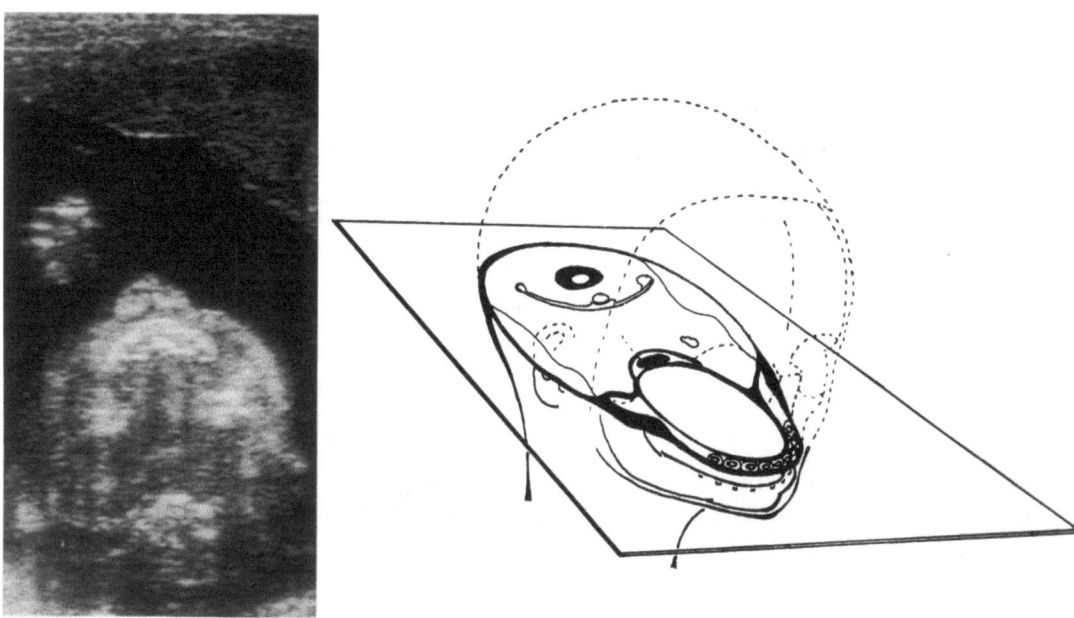

Abb. 4.106. (links) Partieller Schnitt durch den Oberkiefer bei einem Feten in der 20. Woche. Das Gesicht sieht nach oben, die Nase ist als Bezugspunkt gerade noch dargestellt

Abb. 4.107. (rechts) Topographie der Schnittebene. Schematische Skizze

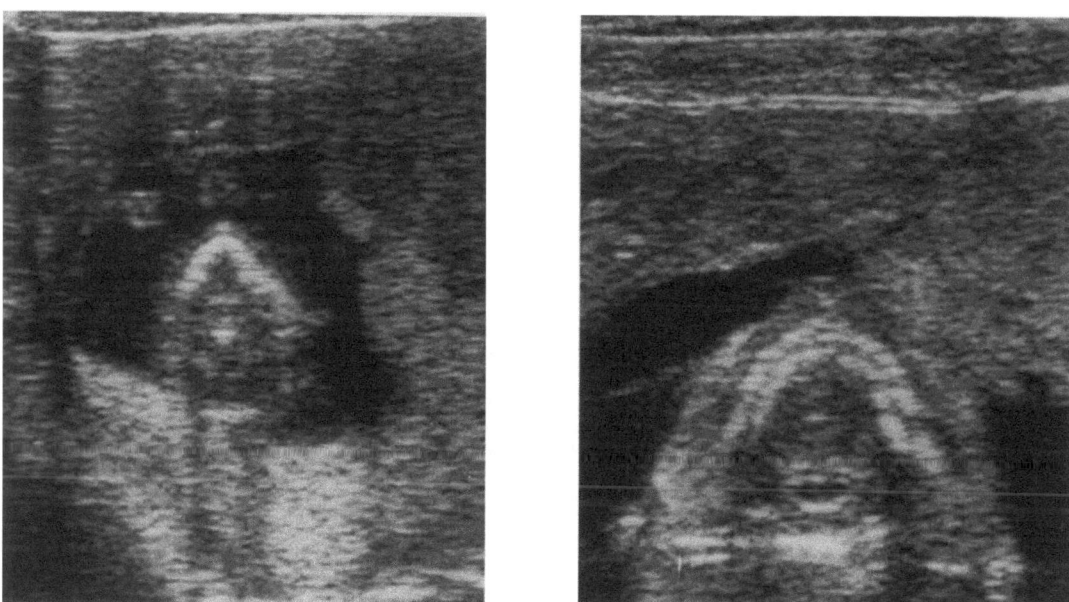

Abb. 4.108. (links) Kieferdarstellung in der 14. Woche (horizontaler Schnitt)

Abb. 4.109. (rechts) Schnitt durch den Unterkiefer bei einem Feten in der 21. Woche. Im Kieferbereich die einzelnen Zahnanlagen sichtbar, vor der Wirbelsäule stellt sich der echofreie Raum der Pars oralis pharyngis dar

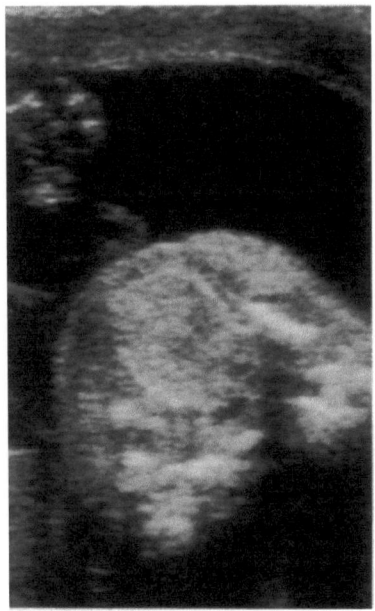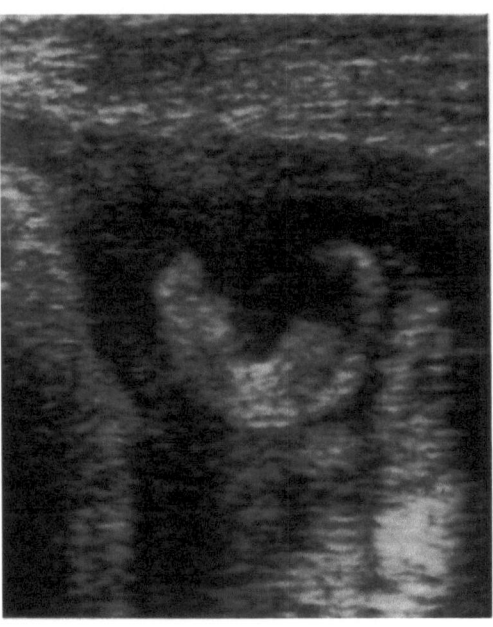

Abb. 4.110. (links) Schnitt zwischen Ober- und Unterkiefer durch die Zunge (23. Woche)

Abb. 4.111. (rechts) Tangentialer Schnitt am Kopf zur differenzierten Darstellung des Ohres

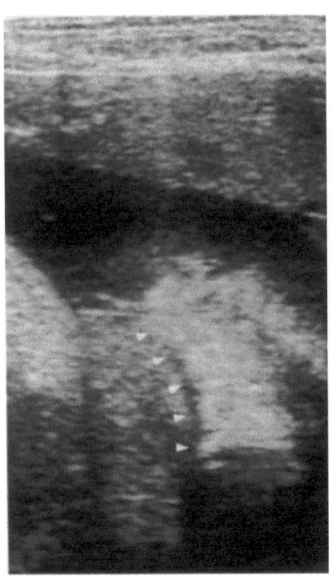

Abb. 4.112. Schnitt durch den Nacken – Schulterbereich bei einem Feten in der 36. Woche. Die linke Schulter teilweise am Schnitt getroffen, darüber der Nackenbereich, durch Anlagerung von Vernix deutliche Darstellung der Haare am Hinterkopf. Der Haaransatz demarkiert sich (*Pfeile*)

4.4.5 Kiefer, Zunge

Zur Darstellung der Kieferstrukturen empfiehlt es sich, aus dem Horizontalschnitt durch die Orbitae (Abb. 4.96a) – in Phase 3 (Abb. 4.95) – den Schallkopf parallel nach caudal zu verschieben, bis die Nasenspitze erreicht ist (Abb. 4.106). Die Abb. 4.107 zeigt die topographische Schnittebene schematisch. Die Darstellung des Kie-

ferbogens gelingt bereis ab der 14. Woche (Abb. 4.108). Verschiebt man den Schallkopf parallel nach caudal, so erscheint die Mandibula mit den einzelnen Zahnanlagen (Abb. 4.109). Bei Öffnung des Mundes ist zwischen den beiden Schnitten die
Zunge darstellbar (Abb. 4.110).

4.4.6 Ohr, Nacken

Zur Darstellung des Ohres muß der Schallkopf seitlich tangential an den Kopf gelegt
werden (Abb. 4.111). Eine optimale Darstellung ist jedoch nur bei einer entsprechend ausreichenden Fruchtwassermenge möglich. Bei Tangentialschnitten im Bereich des Nackens können im Idealfall die Weichteilstrukturen der Schultern und des
Nackens mit dem Haaransatz dargestellt werden, wobei Haare nach Anlagerung von
Vernix besonders echoreich erscheinen (Abb. 4.112).
Auf die Bedeutung der Beurteilung des Phänotypus wurde von Hansmann et al.
(1985) ausführlich hingewiesen. Eine übersichtliche Gliederung der einzelnen Auffälligkeiten im Bereich der Gesichtsweichteile mit der jeweiligen Korrelation zu Syndromen und chromosomalen Defekten findet sich bei Smith (1982).

5 Wirbelsäule und Rückenmark

Eine Kontrolle der Integrität der Wirbelsäule sollte ins Basisscreening eingeschlossen sein. Auf die sich dabei ergebenden Probleme wurde von Miskin et al. (1979), Leucht et al. (1979), sowie Hansmann et al. (1985) hingewiesen. Vor übertriebenen Forderungen ist in dem Zusammenhang zu warnen, da selbst aus Zentren der Stufe 3 über nicht erkannte Neuralrohrdefekte berichtet wird (Hansmann u. Gembruch 1984). Um eine qualitativ ausreichende sonographische Beurteilung der Wirbelsäule zu ermöglichen, muß der Untersucher die entwicklungsgeschichtlichen und anatomischen Grundlagen kennen.

Die Verknorpelung der Wirbel erfolgt im 2. Monat in cranio-caudaler Richtung. Primär sind davon Wirbelkörper und Wurzeln der Wirbelbögen betroffen. Der dorsale Abschluß des Wirbelkanals durch Vereinigung der Bögen erfolgt erst im 4. Monat. Auch der periphere Teil der Dornfortsätze entsteht nicht vor dem 4. Monat. Die Ausbildung von Ossifikationszentren in den Wirbeln beginnt im 3. Monat. Primär finden sich ein Ossifikationszentrum im Wirbelkörper und je ein seitliches in den Wirbelbögen. Von diesen Zentren aus schreitet die Ossifikation im Laufe des zunehmenden Gestationsalters rasch fort (Abb. 5.1). Der früheste Zeitpunkt, zu dem die Wirbelsäule sonographisch identifiziert werden konnte, war in unserem Kollektiv die 9. Woche (Abb. 5.2). Ein Screening vor der 16. Woche ist auf Grund der obengenannten entwicklungsgeschichtlichen Grundlagen nicht sinnvoll. Auch beim Screening des Neuralrohres sollte ein genormter Untersuchungsgang eingehalten werden, der die Darstellung im sagittalen, horizontalen und frontalen Schnitt einschließt. Dabei sind prinzipiell 2 Gesichtspunkte zu beachten:

1. Von den einzelnen Wirbelabschnitten stellen sich primär immer die Ossifikationszentren dar.
2. Zum sicheren Ausschluß von Ausstülpungen an der dorsalen Oberfläche des Feten muß zwischen Uteruswand und fetalem Rücken eine entsprechende Fruchtwasservorlaufstrecke vorhanden sein, da kleine Celen bei Kompression des Rückens an die Uteruswand nicht zur Darstellung kommen.

Es ist zu empfehlen, das Screening mit einer Darstellung der Wirbelsäule im Längsschnitt zu beginnen.

5.1 Sagittalschnitte

Dabei sollte der Schallkopf am mütterlichen Abdomen möglichst so appliziert werden, daß die Wirbelsäule direkt unter dem Schallkopf zu liegen kommt. Liegt der

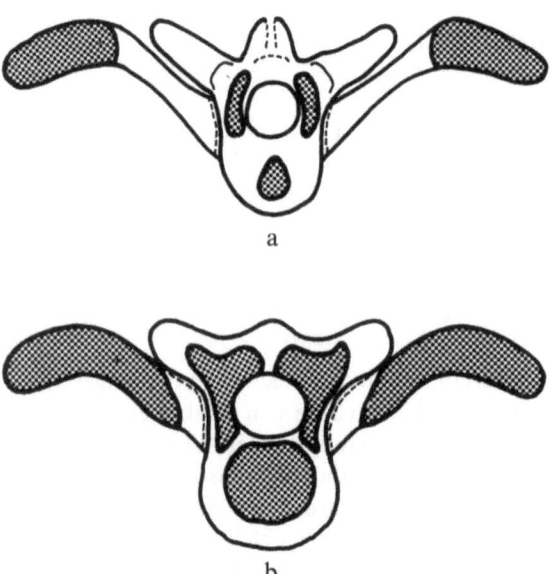

a

b

Abb. 5.1 a, b. Schematische Skizze der Ossifikationszentren im Bereich des Brustwirbels bei einem Feten in der 12. Woche (**a**) und 20. Woche (**b**)

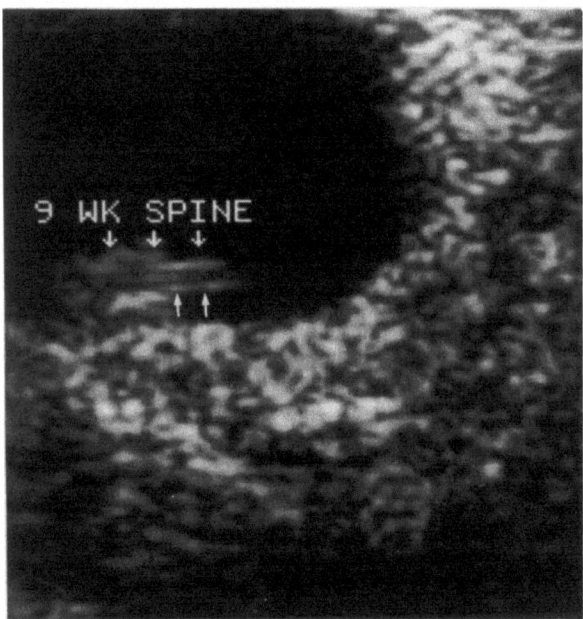

Abb. 5.2. Früheste Darstellung der Neuralrohrkonturen in der 9. Woche – der tangentiale Frontalschnitt trifft gerade noch die Doppelkontur des Neuralrohres

Schnitt dabei exakt median-sagittal und dringt zwischen den beiden seitlichen Ossifikationszentren des Wirbelbogens ein, so stellen sich am Ultraschallbild lediglich die Wirbelkörper dar (Abb. 5.3a–c). Wird der Schnitt nur gering verkantet, so entsteht der Eindruck eines knöchern intakten dorsalen Neuralrohrabschlusses. Die dabei dorsal dargestellten knöchernen Strukturen entsprechen jedoch nicht den Processus spinosi, sondern den durch die etwas schräge Schnittform getroffenen Anteilen der seitlichen Wirbelbögen (Abb. 5.4a–c). Bei exakt medianem Schnitt kommt das Rückenmark und die Dura mater zur Darstellung (Abb. 5.3a), bei verkantetem Schnitt sind die Strukturen im Neuralrohr nicht exakt darstellbar, da sich entsprechende Schallschatten bilden. Da zwischen Placenta und fetalem Rücken auf beiden Abbildungen ein zwar schmaler aber deutlich erkennbarer Streifen von Fruchtwasser liegt, kann die häutige Oberfläche des Rückens exakt dargestellt werden und eine Celenbildung somit sicher ausgeschlossen werden. In jenen Fällen, wo der fetale Rücken der Uteruswand bzw. der Placenta direkt anliegt, kann durch beidseitige Kompression des mütterlichen Abdomens ein Fruchtwasserpolster zwischen fetalem Rücken und Uteruswand geschaffen werden. Zum Zeitpunkt der 20. Woche stellt sich am caudalen Ende der Wirbelsäule die Kontur des noch nicht verknöcherten Os coccygis dar (Abb. 5.5). Im cervikalen Bereich der Wirbelsäule können bei Auswahl dieser Schnittebene die Medulla oblongata und die Cisterna cerebellomedullaris dargestellt werden (Abb. 5.6a, b).

5.2 Frontalschnitte

In den meisten Fällen gelingt im Anschluß an diese Untersuchung durch Rotation des Schallkopfes am mütterlichen Abdomen um 90° zur fetalen Längsachse die Darstellung der Wirbelsäule im Frontalschnitt. Läßt man den Schallkopf in dieser Ebene von ventral nach dorsal wandern, so kommen je nach Tiefe der Schnittebene und auch in Abhängigkeit vom Gestationsalter unterschiedliche Wirbelstrukturen zur Darstellung. Durch Parallelverschiebung des Schallkopfes von der ventralen Oberfläche nach dorsal trifft man primär die Ossifikationszentren der Wirbelkörper. Diese stellen sich durch Summation der einzelnen Echos als median liegende strichförmige Struktur dar (Abb. 5.7a–d). Bei Krümmung des Rückens muß die Schallkopfführung sich den jeweiligen Bereichen anpassen. Wird der Schallkopf weiter nach dorsal verschoben, so entstehen im thoracalen und lumbalen Bereich unterschiedliche Strukturbilder. Im thoracalen Bereich trifft ein exakt frontaler Schnitt median die beiden seitlichen Ossifikationszentren der Wirbelbögen und lateral davon die der Rippen (Abb. 5.8a–d). Ist die Wirbelsäule völlig gestreckt, so erscheinen die Ossifikationsbereiche der lateralen Wirbelbögen sowohl im thoracalen als auch im lumbalen Bereich als parallel angeordnete, perlschnurartige Strukturen (Abb. 5.9). Ist die Wirbelsäule jedoch leicht gekrümmt, so können je nach Lage des Schallkopfes in den einzelnen Abschnitten der Wirbelsäule unterschiedliche Ossifikationszentren getroffen sein (Abb. 5.10). Läßt man den Schallkopf weiter nach dorsal an die Rückenoberfläche wandern, so gelingt die Darstellung des dorsalen knöchernen Wirbelbogenabschnittes an tangentialen Schnitten nach unseren Erfahrungen nicht vor der 20. Woche (Abb. 5.11a, b).

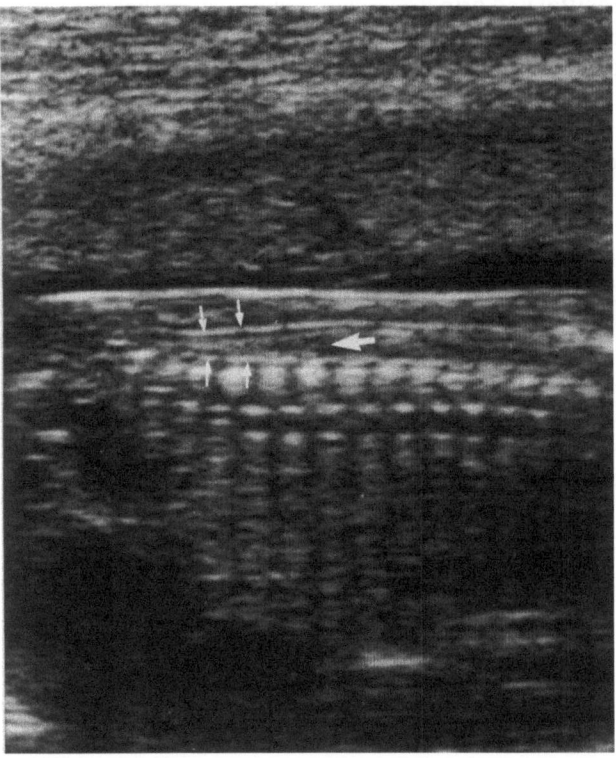

Abb. 5.3. a Exakt medianer
Sagittalschnitt durch den
Rücken eines Feten (20. Woche). Der Conus medullaris
(*horizontaler Pfeil*) liegt zwischen den Blättern der Dura
mater spinalis, basal davon
die Ossifikationszentren der
Wirbelkörper

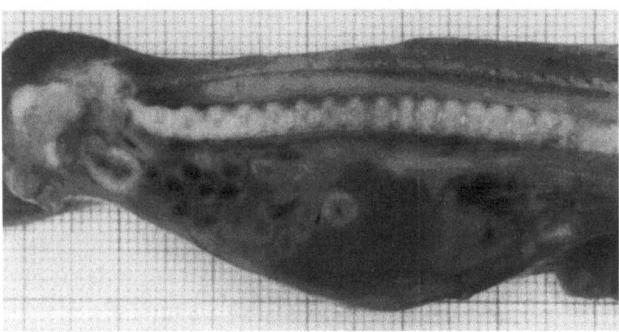

Abb. 5.3. b Gefrierschnitt in
der analogen Ebene bei einem Feten in der 16. Woche

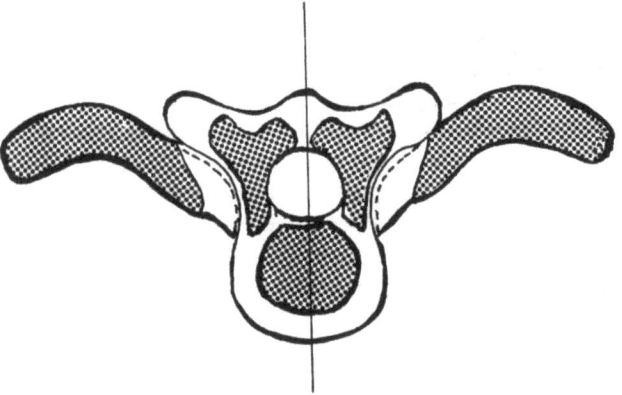

Abb. 5.3. c Schematische
Zeichnung der Schnittebene
durch einen Brustwirbel
(20.Woche)

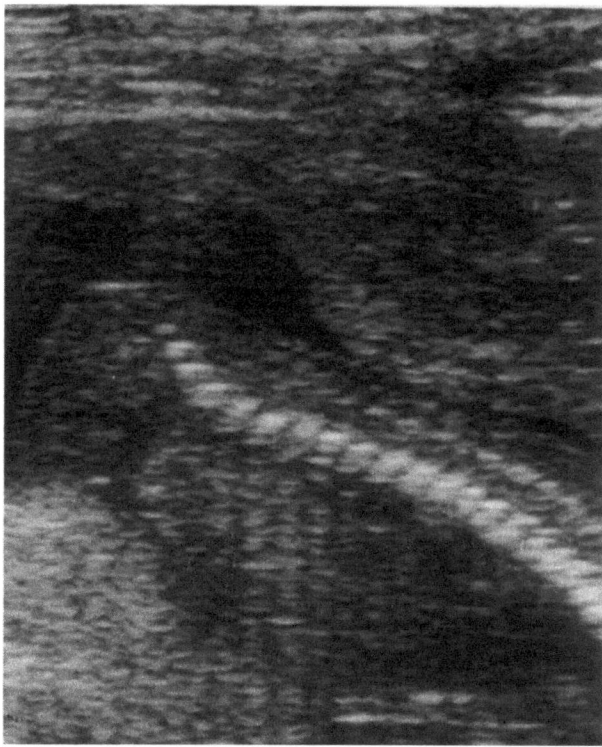

Abb. 5.4. a Parasagittalschnitt durch den Rücken eines dorso-anterior liegenden
Feten in der 17. Woche.
Durch die schräge Schnittführung stellen sich die seitlichen Ossifikationszentren der
Wirbelbögen als scheinbar
knöcherner Abschluß des
Neuralrohres dar

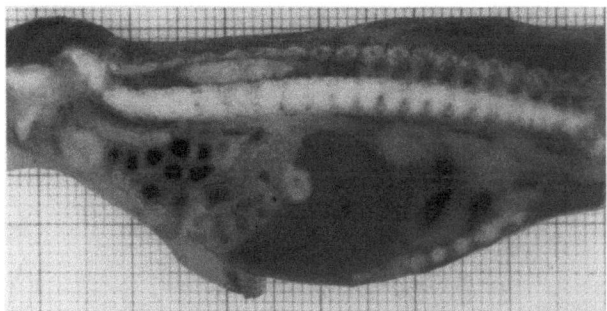

Abb. 5.4. b Analoger Gefrierschnitt in der 16. Woche

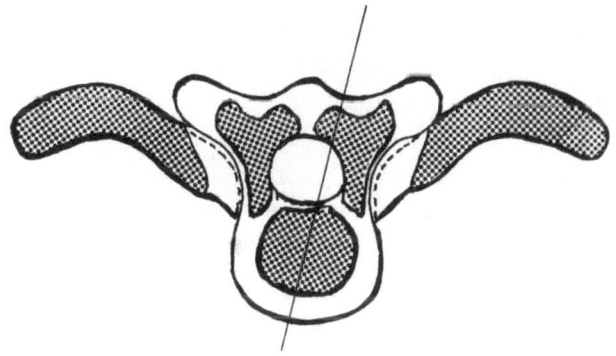

Abb. 5.4. c Schematische
Skizze zur Darstellung der
Schnittebene

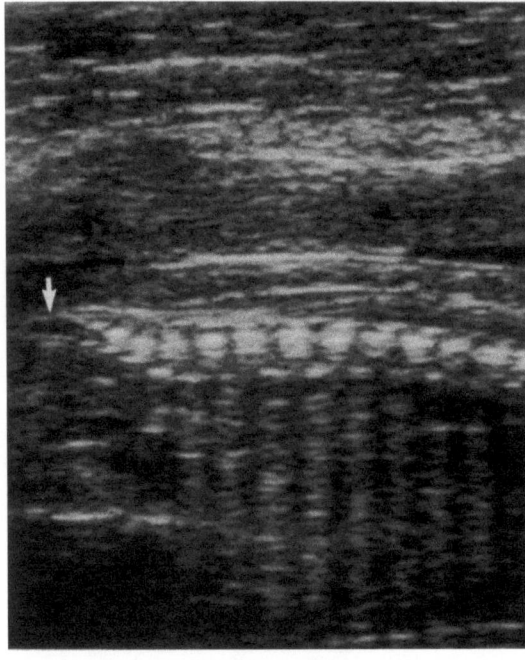

Abb. 5.5. Medianer Sagittalschnitt durch den lumbosacralen Bereich eines Feten in der 22. Woche. Am caudalen Ende des Os sacrum stellt sich das Os coccygis (*Pfeil*) dar

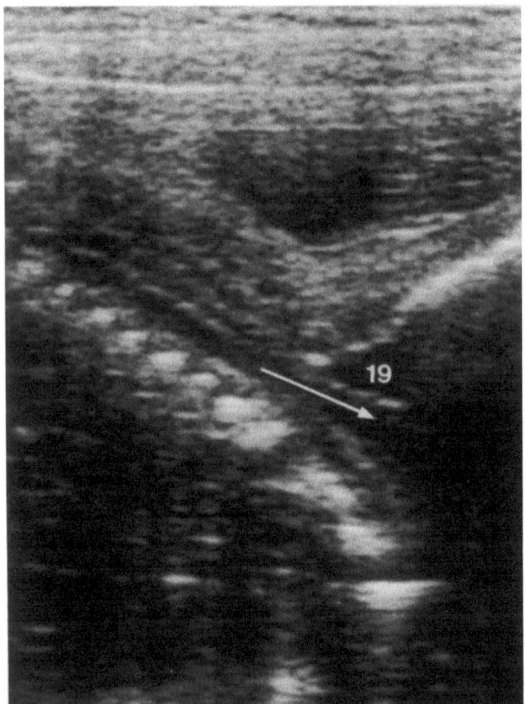

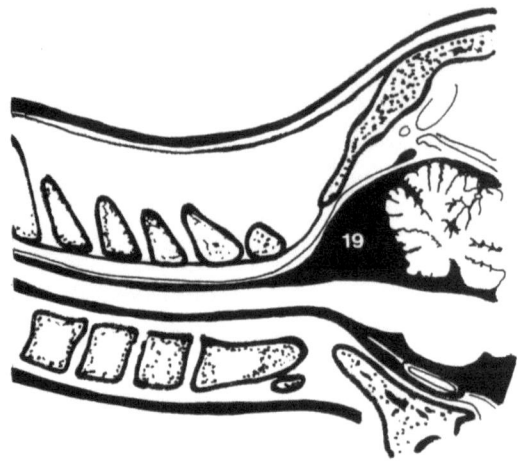

Abb. 5.6. a Medianer Sagittalschnitt durch den Nacken eines Feten in der 26. Woche. Der Pfeil weist auf die Eintrittsstelle des Rückenmarks in den Schädel, die Pfeilspitze entspricht der Medulla oblongata, dorsal davon ein Teil der Cisterna cerebellomedullaris sichtbar (*19*)

Abb. 5.6. b Schematische Skizze der Schnittebene (*19* cisterna cerebellomedullaris)

Abb. 5.7. a Frontaler Schnitt
durch die Wirbelkörper der
Brustwirbelsäule eines Feten in
der 16. Woche

Abb. 5.7. b Analoger Gefrierschnitt (16. Woche)

Abb. 5.7. c Schematische
Zeichnung der Schnittebene

Abb. 5.7. d Schematische
Zeichnung – die Schnittebene
trifft durch exakten Frontalschnitt nur die Wirbelkörper

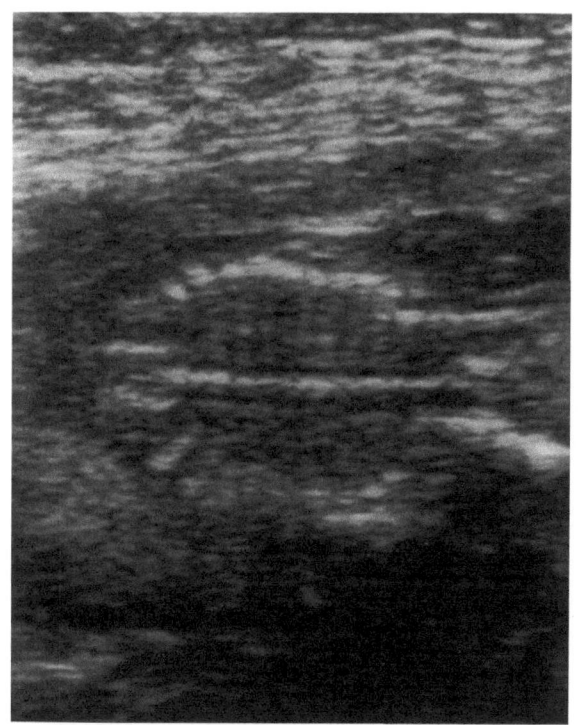

a

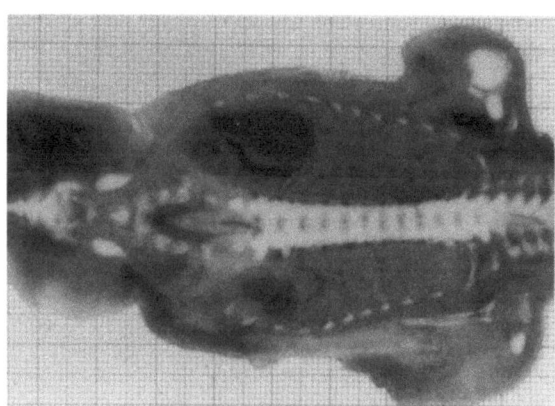

b

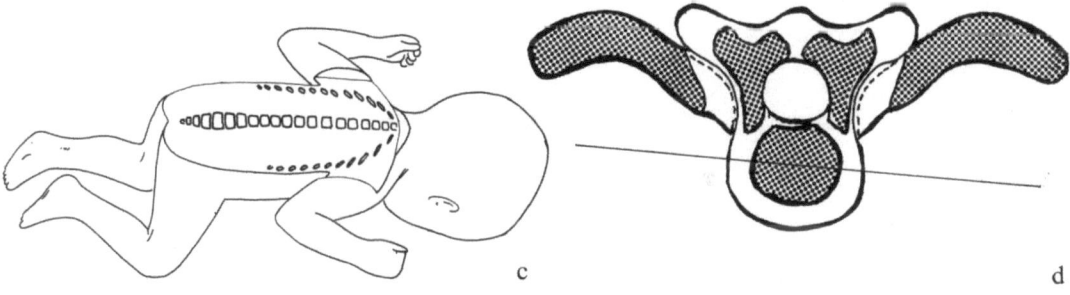

c   d

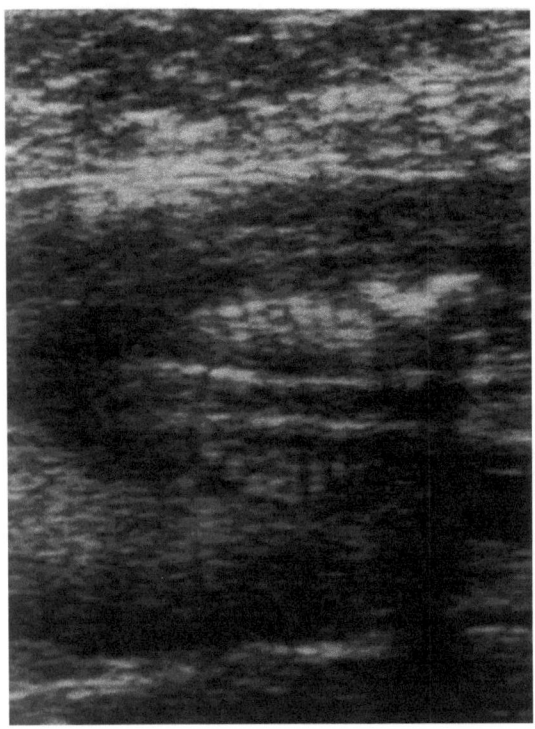

a

Abb. 5.8. a Frontalschnitt durch
die Brustwirbelsäule eines Feten
in der 16. Woche – der Schnitt
trifft die Ossifikationszentren der
Wirbelbögen und der Rippen

Abb. 5.8. b Analoger Gefrierschnitt bei einem Feten in der
16. Woche

Abb. 5.8. c Schematische Skizze
der gesamten Schnittebene

Abb. 5.8. d Schematische Zeichnung der Schnittebene an einem
Brustwirbel

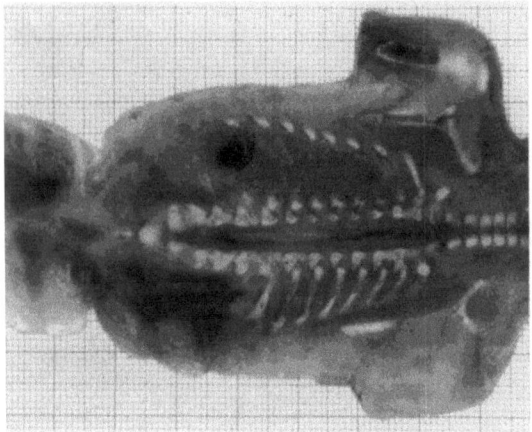

b

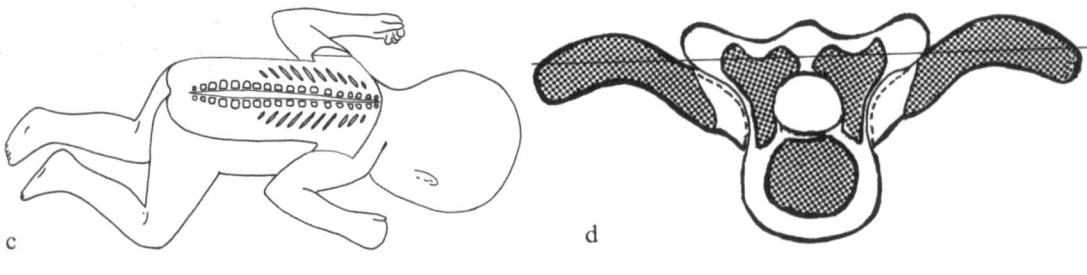

c   d

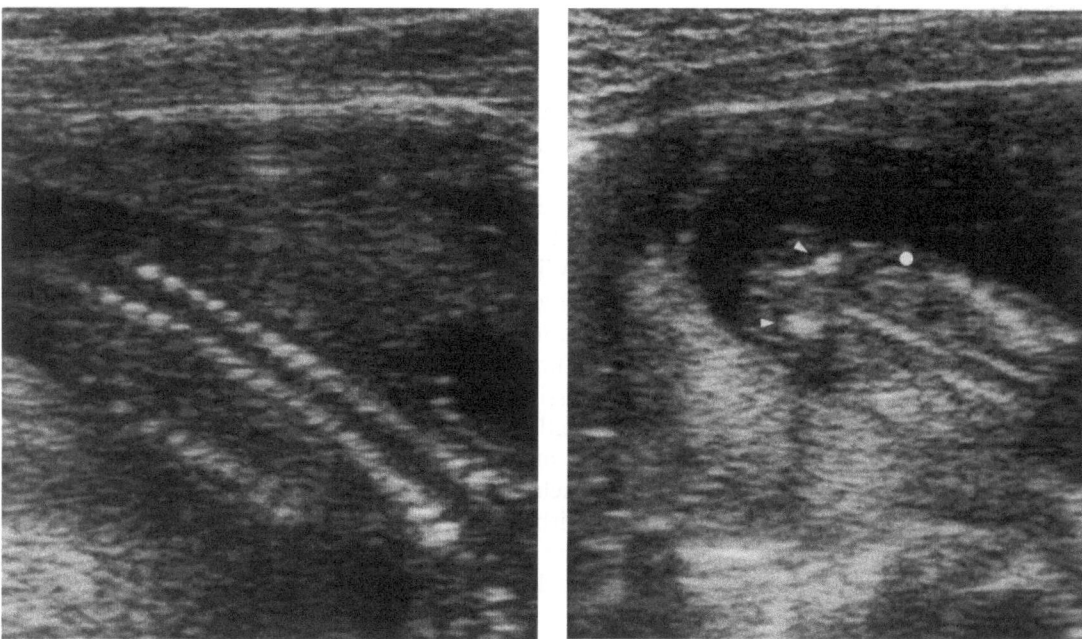

Abb. 5.9. (links) Frontalschnitt durch die seitlichen Ossifikationszentren der gesamten Wirbelsäule bei einem Feten in der 15. Woche

Abb. 5.10. (rechts) Frontalschnitt durch den Rücken bei einem Feten in der 14. Woche. Im Bereich der Brustwirbelsäule sind die Ossifikationszentren der Wirbelbögen getroffen, im Bereich der Lendenwirbelsäule die Ossifikationszentren der Wirbelkörper. Die Pfeile markieren das Os ileum. Der Punkt liegt über der linken Niere

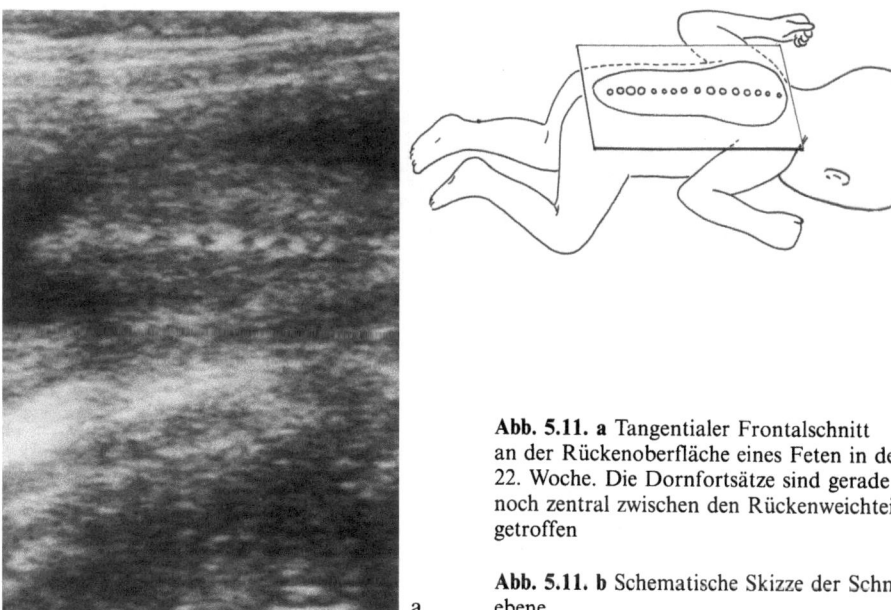

Abb. 5.11. a Tangentialer Frontalschnitt an der Rückenoberfläche eines Feten in der 22. Woche. Die Dornfortsätze sind gerade noch zentral zwischen den Rückenweichteilen getroffen

Abb. 5.11. b Schematische Skizze der Schnittebene

5.3 Horizontalschnitte

Bei Horizontalschnitten finden sich im thoracalen und lumbalen Bereich unterschiedliche Strukturbilder. Im Lendenwirbelsäulenbereich sind die Verhältnisse relativ einfach. Am exakt horizontal gelegten Schnitt finden sich die 3 typischen Echostrukturen der beschriebenen Ossifikationszentren (Abb. 5.12), sofern der Schnitt tatsächlich exakt horizontal gelegt wurde. Der Rumpfschnitt erscheint dabei kreisförmig, symmetrisch, und die Darstellung des Wirbelkörpers kann generell als Orientierungshilfe für die Auswahl der richtigen Schnittebene herangezogen werden. Im Bereich der Brustwirbelsäule ist ein exakt horizontaler Schnitt durch die Darstellung der 3 Ossifikationsbereiche im Wirbelkörper und in den Wirbelbögen sowie die symmetrisch links und rechts davon liegende Ossifikationsstruktur der Rippen definiert (Abb. 5.13). Sind die Rippen und die seitlichen Ossifikationszentren dargestellt, kommt jedoch das Ossifikationszentrum im Wirbelkörper nicht zur Darstellung, so ist der Schnitt um die Links-rechts-Achse gekippt (Abb. 5.14); erscheint seitlich von den drei Ossifikationszentren im Wirbelkörper nur eine Rippe, so ist der Schnitt geringfügig um die dorso-ventrale Achse gekippt (Abb. 5.15).

Es ist zu empfehlen, zu einem exakten Screening die horizontalen Schnittebenen von cranial nach caudal langsam zu verschieben und in den einzelnen Schritten die Ossifikationsbereiche zu überprüfen. Die endgültige Beurteilung von fraglichen Auf-

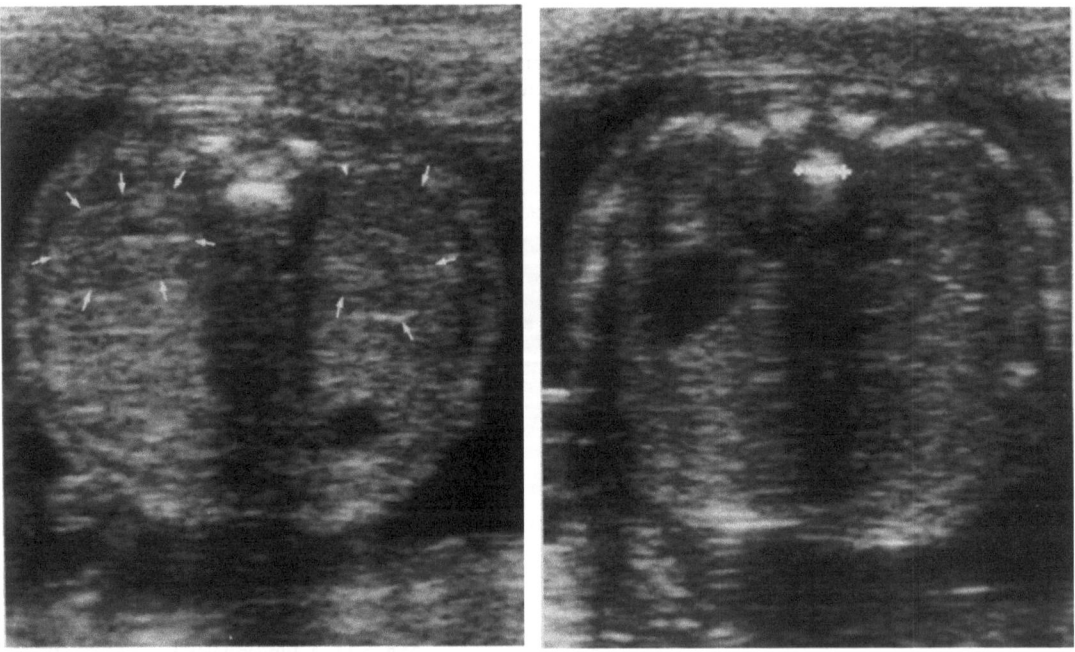

Abb. 5.12. (links) Horizontaler Schnitt durch die Lendenwirbelsäule. Darstellung der 3 Ossifikationszentren an einem Wirbel. Die Nieren liegen paravertebral (*Pfeile*)

Abb. 5.13. (rechts) Exakter Horizontalschnitt durch die Brustwirbelsäule. Neben den 3 Ossifikationszentren im Wirbelkörper und in den Wirbelbögen stellen sich links und rechts symmetrisch die Ossifikationszentren der Rippen dar. Die Punkte markieren die Größe des Wirbelkörpers (24. Woche, 4 mm)

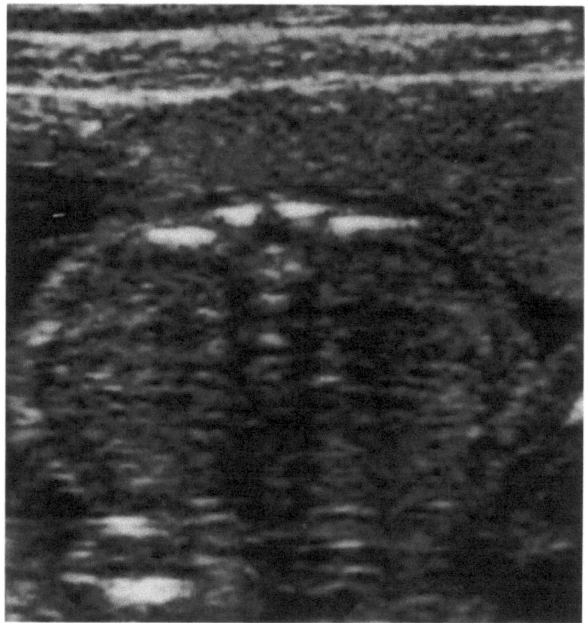

Abb. 5.14. Schnitt durch die Brustwirbelsäule – der Horizontalschnitt ist um die Rechts-links-Achse gekippt – dadurch nur Darstellung der Ossifikationszentren in den Wirbelbögen und Rippen

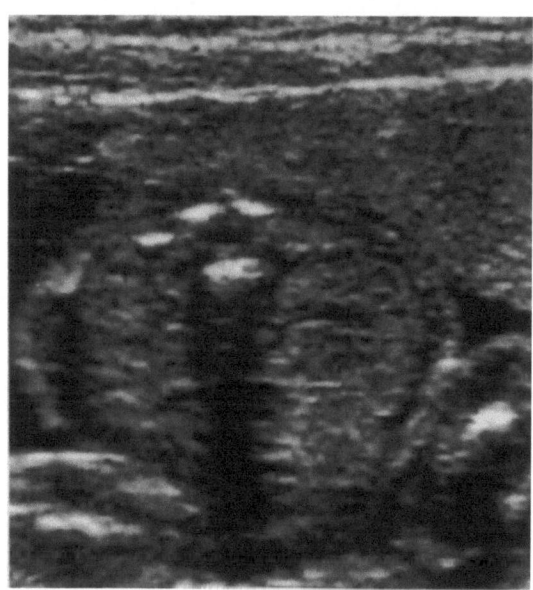

Abb. 5.15. Schnitt durch die Brustwirbelsäule – der Schnitt geringfügig um die dorso-ventrale Achse gekippt, das Ossifikationszentrum nur einer Rippe am Schnitt getroffen

fälligkeiten im Bereich der Wirbelsäule sollte auf Grund der eingangs erwähnten Problematik prinzipiell in Zentren mit entsprechender Erfahrung erfolgen. Um die Assoziation zu verschiedenartigen Ausmaßen von Defekten im Bereich des Neuralrohres (Wirbelsäulenbereich) zu erleichtern, ist abschließend eine graphische Übersicht unterschiedlicher Ausdehnungsformen von Neuralrohrdefekten dargestellt (Rickham et al. 1975)(Abb. 5.16).

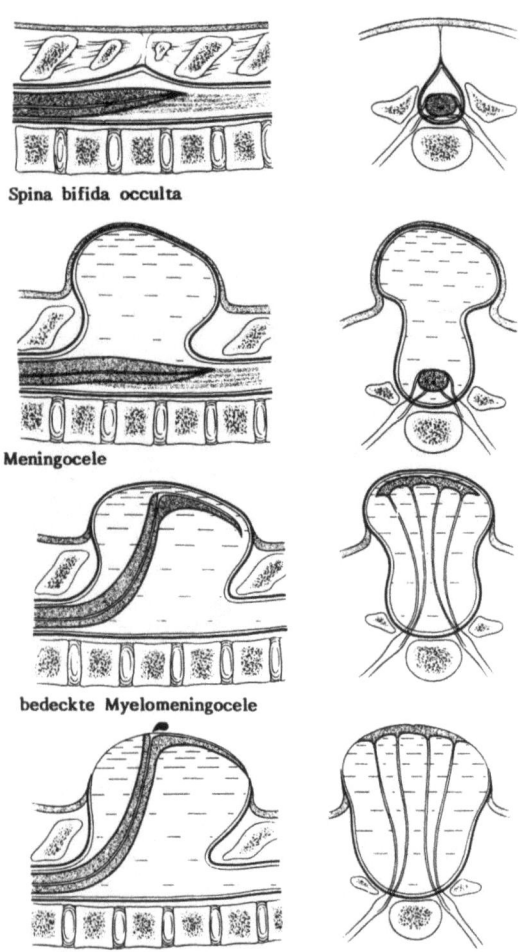

Spina bifida occulta

Meningocele

bedeckte Myelomeningocele

**Myelomeningocele mit vollkommen unbedeckter Neuralplatte
Aus dem Spinalkanal tropft L I Q U O R ab.**

Abb. 5.16. (rechts) Schematische Skizze der unterschiedlichen Ausbildungsgrade von Neuralrohrdefekten (Rickham et al. 1975)

6 Hals

Aus topographischen Gesichtspunkten wurde der Hals in einem eigenen Kapitel behandelt. Die Literatur, die auf die normale Anatomie des Halsbereiches hinweist, ist spärlich (Jeanty et al. 1984; Cooper et al. 1985).

Nach unseren eigenen Erfahrungen sind im Halsbereich die diagnostisch wesentlichen Strukturen des Pharynx, der Trachea und der großen Gefäße sonographisch darstellbar. Bei einem median-sagittalen Profilschnitt am fetalen Kopf stellen sich Anteile des Pharynx häufig partiell dar (Abb. 6.1). Die cranialen und caudalen Pharynxabschnitte sind auf solchen Schnitten meist nicht einstellbar (sie liegen im Schallschatten von Maxilla und Mandibula), lediglich die Pars oralis pharyngis läßt sich hinter der Zunge darstellen. Dies gelingt auch bei horizontalen Schnitten, die zwischen den Ober- und Unterkiefer durch die Zunge gelegt werden (Abb. 6.2). Verschiebt man den Schallkopf nach caudal über den Hals und ist der fetale Kopf dabei nicht gebeugt, so gelingt auch die Darstellung der Trachea (Abb. 6.3). Diese bildet eine charakteristische, echoarme, bandförmige Struktur, deren Randbereiche durch die verstärkten Echos der einzelnen Knorpel betont werden (Abb. 6.3 und 6.4). Cooper et al. (1985) konnten die Trachea in einem gezielten Untersuchungskollektiv zwischen der 18. und 38. Woche in 94% der Fälle darstellen. Die Messung des Trachealdurchmessers zeigte eine geringe Zunahme im Verlauf der Schwangerschaft, von 2,4 mm zwischen der 18. und 25. Woche auf 2,8 mm zwischen der 26. und 38. Woche. Da die von uns verwendeten Geräte im allgemeinen eine Calibrierung in Millimetersprüngen nicht unterschreiten, haben wir Kontrollmessungen in diesem Bereich nicht durchgeführt. Auch an Horizontalschnitten im caudalen Halsbereich ist die Trachea identifizierbar. Dies vor allem dann, wenn ein Ringknorpel am Schnitt getroffen wird. Die Abb. 6.5 zeigt einen solchen Schnitt, ventral wird die Trachea vom Schilddrüsengewebe überlagert.

Am frontalen Schnitt kann die Trachea ebenfalls durch ihre typische echoreiche, knorpelige Begrenzung dargestellt werden (Abb. 6.6a). Sowohl bei Schluck- als auch bei Atembewegungen kann auf frontalen Schnitten cranial von der Trachea die Pars laryngea pharyngis zur Darstellung kommen (Abb. 6.6a–c), deren Füllungszustand deutlich von einzelnen Schluck- und Atemphasen abhängt. Im Grenzbereich zwischen Trachea und Pars laryngea pharyngis treffen Frontalschnitte Teile der Epiglottis. Links und rechts von der Epiglottis stellt sich an solchen Schnitten der Recessus piriformis dar. Bei längerfristigen Beobachtungen konnten wir ab der 18. Woche rhythmische Dimensionsänderungen in diesem Bereich beobachten, die vor allem im Zusammenhang mit Zungenbewegungen auftraten. Utsu et al. (1983) haben den trachealen Flow im Zusammenhang mit Atembewegungen durch Dopplermessungen bestimmt.

Die bildliche Darstellung des Oesophagus gelang uns in keinem Fall, wenngleich der dynamische Vorgang einer kurzfristigen Füllung mit peristaltikartigem Transport

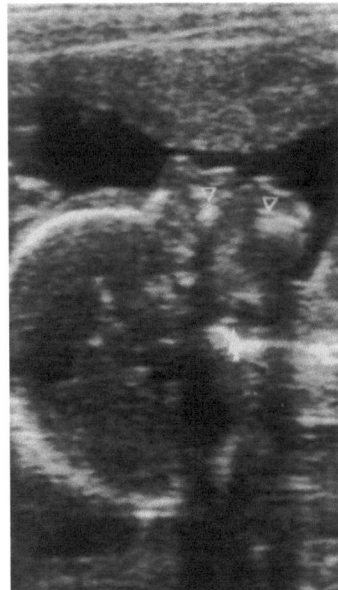 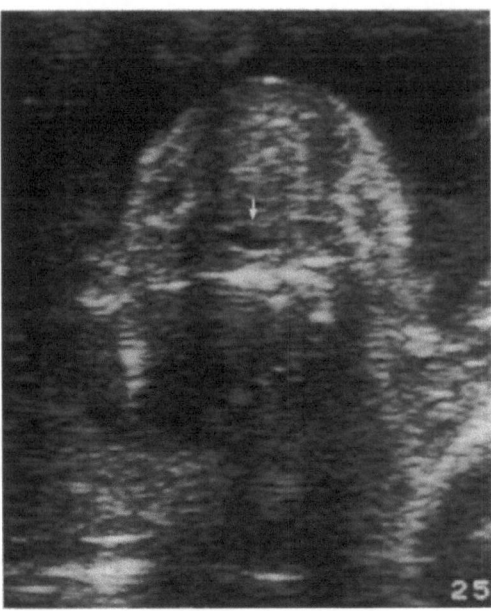

Abb. 6.1. (links) Exakt medianer Sagittalschnitt durch einen fetalen Schädel in der 20. Woche. Hinter der Zunge stellt sich die Pars oralis pharyngis dar (*Pfeil*), die Schallschatten der Mandibula und der Maxilla (*Pfeile*) lassen eine Darstellung des Pharynx cranial und caudal davon nicht zu

Abb. 6.2. (rechts) Horizontaler Schnitt durch eine fetalen Kopf in der 25. Woche. Der Mund geöffnet – hinter der Zunge trifft der Schnitt (*Pfeil*) die Pars oralis pharyngis

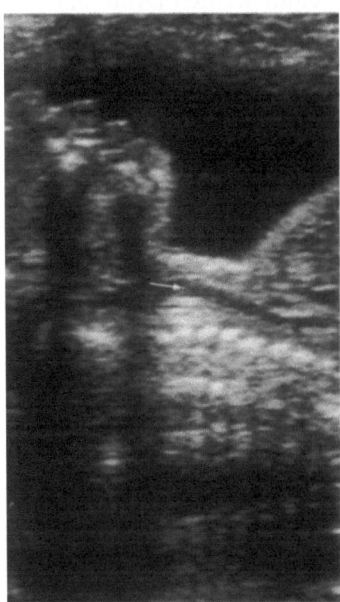 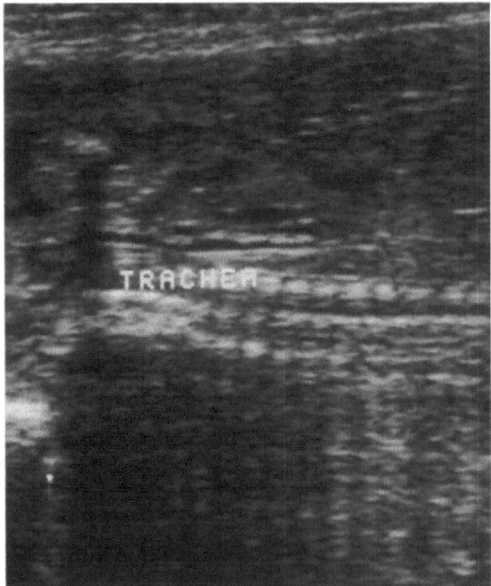

Abb. 6.3. (links) Medianer Sagittalschnitt durch einen fetalen Kopf in der 20. Woche – der Kopf gestreckt, im Hals die Trachea (*Pfeil*) dargestellt

Abb. 6.4. (rechts) Sagittalschnitt durch den Hals und Thorax eines Feten (der Kopf am linken Bildrand nicht mehr sichtbar) in der 21. Woche. Die Trachea liegt vor der Wirbelsäule und ist auf ihrer ganzen Länge getroffen

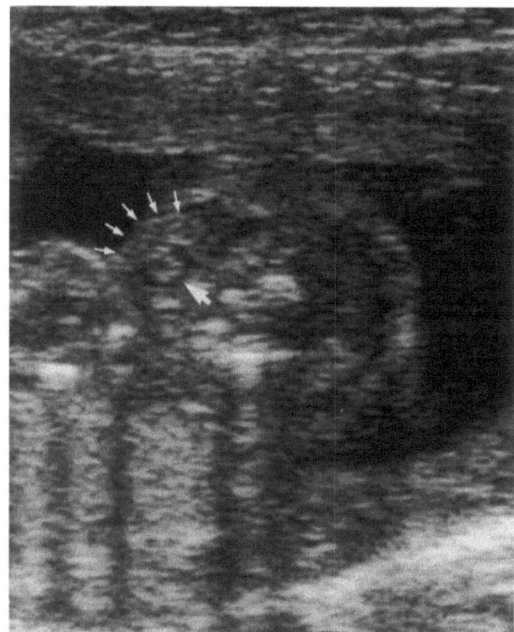
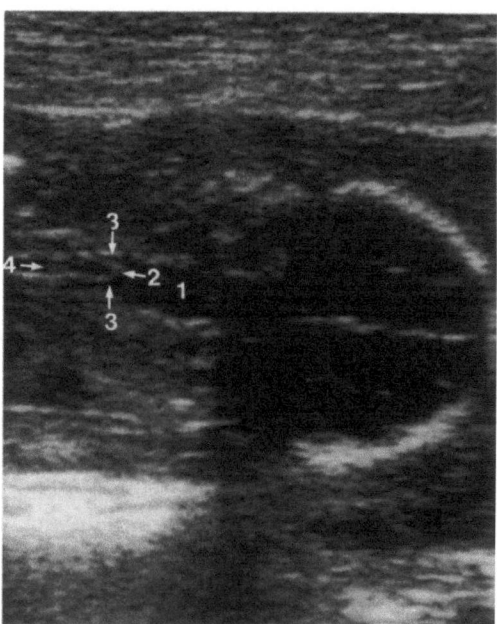

Abb. 6.5. (links) Horizontalschnitt durch den Hals eines Feten in der 21. Woche. Ventral von der Trachea (*großer Pfeil*) stellt sich die Schilddrüse dar (*kleine Pfeile*)

Abb. 6.6. a (rechts) Frontalschnitt durch Kopf und Hals eines Feten (Kopf am Bildrand rechts) in der 19. Woche. Am Schnitt die Pars laryngea pharyngis getroffen (*1*), caudal davon die Epiglottis (*2*) beidseitig demarkiert durch den Recessus piriformis (*3*), (*4*) die Trachea

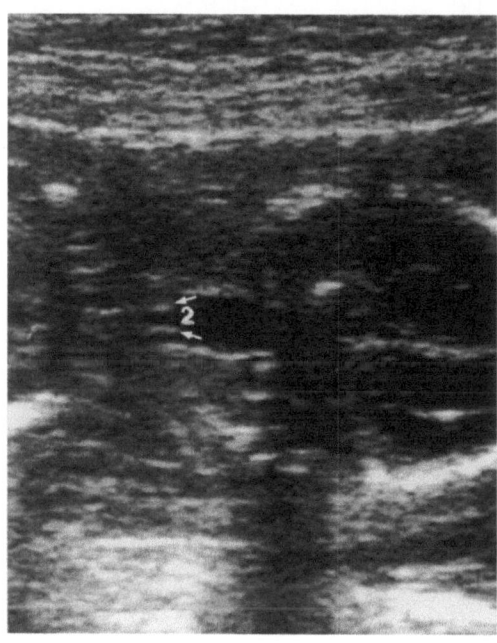

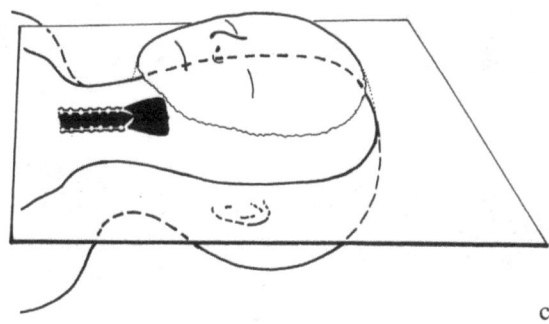

c

Abb. 6.6. b Analoge Schnittebene beim gleichen Feten. Beim Schluckakt kommt es zu einer Erweiterung des Pharynx, die Epiglottis (*2*) in einer anderen Ebene getroffen

Abb. 6.6. c Schematische Zeichnung zur Darstellung der Schnittebene

b

von Flüssigkeit in Einzelfällen beobachtet werden konnte. Dieser Vorgang war immer gekoppelt an eine Dorsalverlagerung der Zunge und einen Kollaps der Pars oralis pharyngis. Für eine differenzierte Beurteilung des fetalen Schluckaktes fehlen jedoch bislang ausreichende Beobachtungen.

Die ersten Hinweise auf die Möglichkeit einer Diagnostik von Oesophagusatresien liegen bereits vor (Farrant 1980; Bowie u. Clair 1982; Pretorius et al. 1983; Eyheremendy u. Pfister 1983), müssen jedoch durch weitere Untersuchungen bestätigt werden.

Als besonders deutliche Strukturen und durch ihre Pulsation eindeutig identifizierbar findet sich im lateralen Halsbereich, vor allem am frontalen Schnitt, beidseitig die A. carotis communis (Abb. 6.7), die im Zweifelsfall zur sicheren Identifikation bis zum Abgang von der Aorta verfolgt werden kann (Abb. 6.8). Im allgemeinen wird von uns der Hals in das Basisscreening nicht mit einbezogen, da eine gezielte Darstellung auf Grund der häufig zu findenden Flexion der fetalen Halswirbelsäule nur eingeschränkt möglich ist oder die Schatten kindlicher Extremitäten eine klare Differentialdiagnostik in diesem Bereich erschweren. In Fällen von vermehrter Fruchtwassermenge ist jedoch im Hinblick auf die obengenannten Aspekte ein genaues Screening im Halsbereich zu empfehlen.

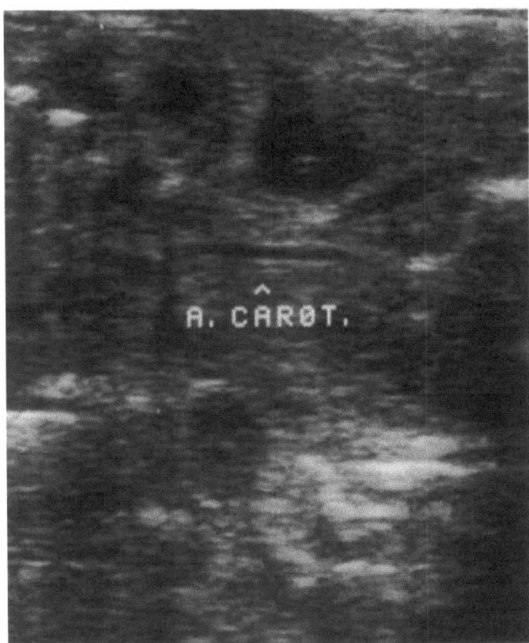 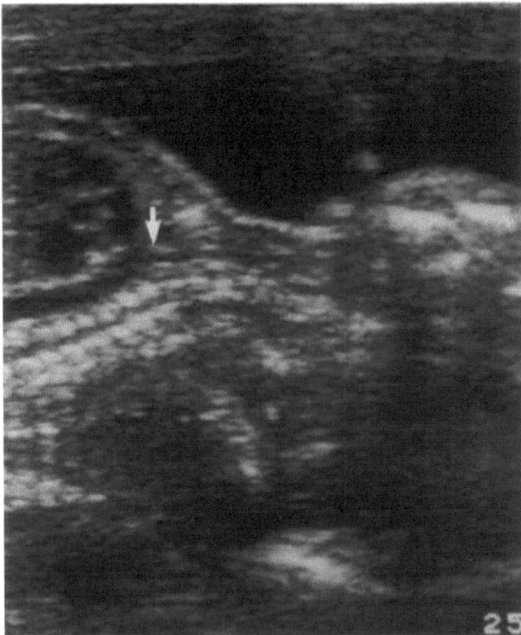

Abb. 6.7. (links) Frontalschnitt durch den Hals eines Feten in der 24. Woche – der Kopf liegt am rechten Bildrand. Der Schnitt trifft im Hals die A. carotis communis

Abb. 6.8. (rechts) Paramedianer Sagittalschnitt durch Hals und Thorax eines Feten in der 25. Woche. Der Abgang der linken A. carotis communis von der Aorta (*Pfeil*) dargestellt

7 Thorax (Herz – Lunge – große Gefäße)

Die Abbildungen in diesem Kapitel sind mit Buchstaben und Zahlen beschriftet, deren Zuordnung zu den einzelnen Organbereichen in Tabelle 7.1 zusammengefaßt ist. Das dominierende intrathoracale Organ ist das Herz.

Auf Grund seiner topographischen Gegebenheiten gehört die Diagnostik am fetalen Herzen zu den schwierigsten Aufgaben auch für die Diagnostik in Stufe 2 und 3. Die Schwierigkeit liegt einerseits darin, daß das Herz mit all seinen Achsen schräg zu den genormten Körperachsen steht und zusätzlich auch die austretenden Gefäße in ihrem weiteren Verlauf Rotationen und Kreuzungen zeigen. Hinzu kommt, daß die Darstellbarkeit des fetalen Herzens von der fetalen Lage abhängt und diese vom Untersucher unbeeinflußbar ist. Auf Grund der frühen Ossifikation der Rippen (s. Kap. 10) sind auch die Schallfenster zum Herzen nicht als ideal zu bezeichnen.

In der postpartalen zweidimensionalen Echokardiographie wird betont, daß eine qualitativ und quantitativ exakte Analyse am Herzen des Neugeborenen und Erwachsenen nur möglich ist, wenn ein standardisierter Untersuchungsgang und eine reproduzierbare Dokumentation erreicht wird (Grube 1985). Wenn man berücksichtigt, daß postpartal alle bekannten Zugangswege zum Herzen an der Körperoberfläche direkt durch anatomisch leicht auffindbare Bezugspunkte markiert sind und die in der Diagnostik meist verwendeten Sektorschallköpfe unmittelbar über dem Organgebiet appliziert werden können, so ist es verständlich, daß die Aussagekraft der praepartalen Diagnostik im Vergleich dazu reduziert sein muß. Die Erfahrung der letzten Jahre hat gezeigt, daß eine suffiziente Befundung am fetalen Herzen nur durch einen speziell geschulten Untersucher möglich ist (meistens ein Pädiater mit spezifisch cardiologischem Interesse), dem die erforderliche Technik der zweidimensionalen Echokardiographie, der M-mode-Darstellung und der Doppler-Echokardiographie zur Verfügung steht und geläufig ist (Redel u. Hansmann 1984).

Auf die diagnostischen Möglichkeiten durch den kombinierten Einsatz dieser Techniken, aber auch auf die sich dabei ergebenden Probleme wurde in zahlreichen Publikationen hingewiesen (Allan et al. 1980; Sahn et al. 1980; Wladimiroff 1981;

Tabelle 7.1. Verzeichnis der Abkürzungen von Organen und Gefäßen im Thorax

Atrium dextrum	a	V. cava superior	1	Foramen ovale	→
Atrium sinistrum	b	Aorta ascendens	2	Septum primum	S_1
Ventriculus dexter	A	Aorta descendens	3	Myocard	M
Ventriculus sinister	B	Truncus pulmonalis	4	M. papillaris	mp
Septum interventriculare	Vs	Ductus Botalli	5	Pulmo	P
Septum interatriale	Sa	Aa. pulmonales	6	Trachea	T
Valva tricuspidalis	vt	V. cava inferior	7	Bronchus	B
Valva mitralis	vm	Vv. pulmonales	8	Oesophagus	O
		V. azygos			

Wladimiroff u. McGhie 1981; Jeffrey 1982; DeVore et al. 1982; Redel u. Hansmann 1984; Redel et al. 1984a, b; Nisand et al. 1984).

Da in der Routine der Basisuntersuchung, aber häufig auch in Stufe 1 und 2 die obengenannten Techniken nicht zur Verfügung stehen, erhebt sich die Frage, inwieweit das Herz beim isolierten Einsatz von Real-time-Geräten überhaupt beurteilt werden kann. Da jedoch die Diagnostik von Pathologie am Herzen ohne aufwendige technische Zusatzuntersuchungen beschrieben ist (Winter et al. 1979; Köhler et al. 1981; Hansmann et al. 1985), soll die Sonoanatomie des Herzens im folgenden in einfachen Grundzügen dargestellt werden.

Die Basis für jegliches Verständnis am Herzen wird durch die Kenntnis der wesentlichen Grundlagen der spezifischen fetalen Herzanatomie gegeben, die hier nicht nochmals wiederholt werden sollen. Zur Erleichterung der Orientierung sind die topographischen Beziehungen der Hauptgefäße in Abb. 7.1 a und b an einem fetalen Herzen der 23. Woche dargestellt. In Abb. 7.1 a ist die Sonde durch die V. cava superior, den rechten Vorhof in die V. cava interior gelegt, in Abb. 7.1 b ist das Herz etwas nach ventral rotiert, um den Ductus Botalli in seiner anatomischen Beziehung zur Aorta darzustellen. An beiden Präparaten ist dorsal von den großen Gefäßen die Trachea am Präparat belassen.

7.1 „Vierkammerblick" – Schnittebene

Die Grundlage jeder Diagnostik am Herzen beim Basisscreening ist die Darstellung des „Vierkammerblickes". Nisand et al. (1984) geben als Zeitpunkt für eine ausreichende Darstellbarkeit des „Vierkammerblickes" die 16. Woche an, Redel u. Hansmann (1984) die 20. Woche.

Die Abb. 7.2a–c zeigen den „Vierkammerblick" im Ultraschallbild, im Gefrierschnitt und die schematische Schnittebene. Dabei ist zu berücksichtigen, daß diese Abbildungsanordnung nur getroffen wurde, um das primäre Verständnis der anatomischen Gegebenheiten zu erleichtern. Dazu wurde das Ultraschallbild um 180° gedreht. Im Realfall wäre bei dorso-posteriorer Lage des Feten eine entsprechend exakte Darstellung des Vierkammerblickes nicht möglich. Die dichten Strukturen der Ossifikationszentren im Bereich der Wirbelkörper sowie in den Rippen würden eine Strukturdarstellung im caudal davon gelegenen Bereich verhindern. Wie die Abb. 7.2c zeigt, muß das fetale Herz von links caudal nach rechts cranial geschnitten werden, um einen Vierkammerblick zu erhalten. Die Beziehung der Schnittebene zum Gesamtthorax zeigt die Abb. 7.3.

7.2 Orientierung am „Vierkammerblick"

Um eine Orientierung am Vierkammerblick zu sichern, muß die Position des Betrachters in Relation zur fetalen Lage geklärt sein, da ansonsten eine Bezugsetzung „rechts – links" nicht möglich ist. Generell kommen 2 Betrachtungsrichtungen in Frage:

1. Der Betrachter sieht von oben auf die untere Schnittfläche eines durch den Thorax leicht geneigten Horizontalschnittes (Abb. 7.4a–c). Die Wirbelsäule des

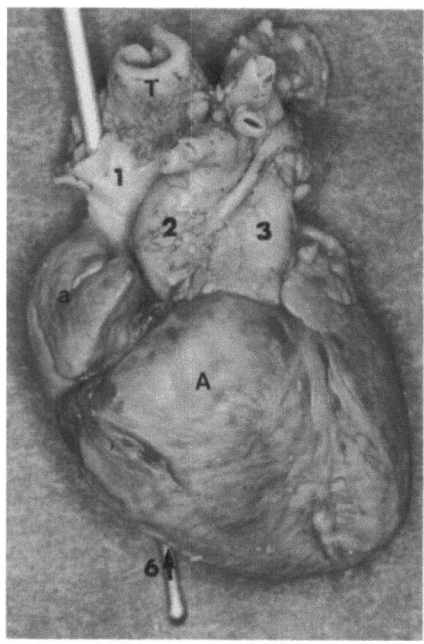
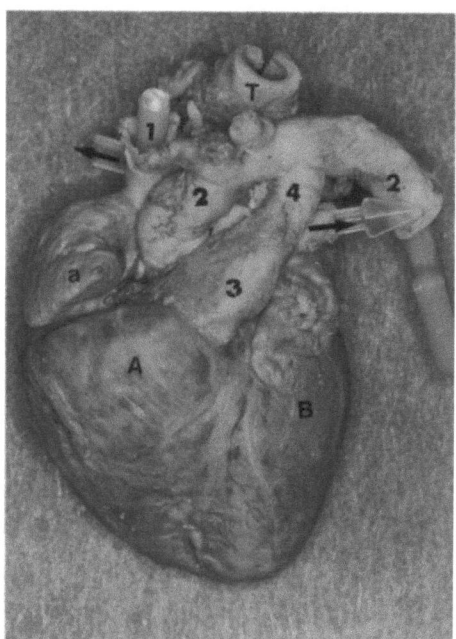

Abb. 7.1. a Fetales Herz in der 23. Woche in einer Position, wie das Herz intrathoracal liegt – die Sonde markiert die V. cava superior und die V. cava inferior

Abb. 7.1. b Das Herz ist mit seiner linken Seite nach ventral gedreht, um den Ductus Botalli darzustellen. Die Pars descendens der Aorta und die Vv. pulmonales sind durch Pfeile markiert. In der V. cava superior (*1*) befindet sich ein Markierungsstift

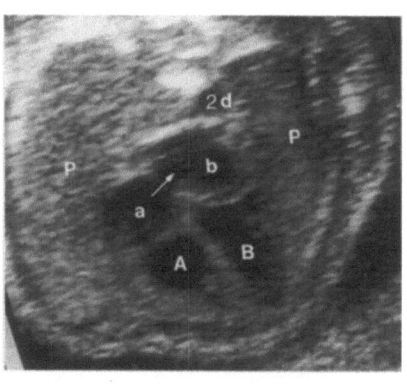

a

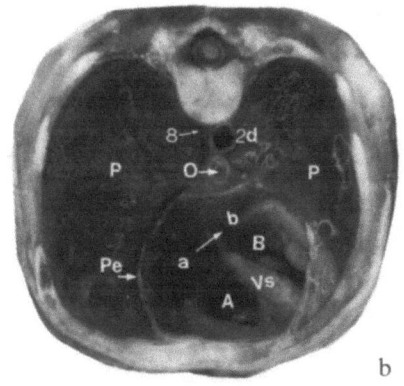

b

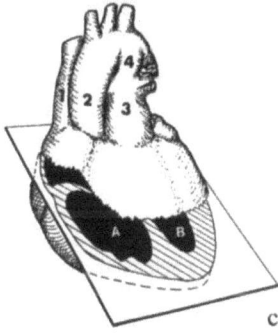

c

Abb. 7.2. a Typischer Vierkammerschnitt im Ultraschallbild, Wirbelsäule bei 12 Uhr (die Abbildung wurde aus didaktischen Gründen so rotiert, daß eine Aufsicht auf die caudale Schnittfläche von cranial her möglich ist)

Abb. 7.2. b Analoger Gefrierschnitt

Abb. 7.2. c Schematische Darstellung der Schnittebene des Vierkammerblickes am Herzen

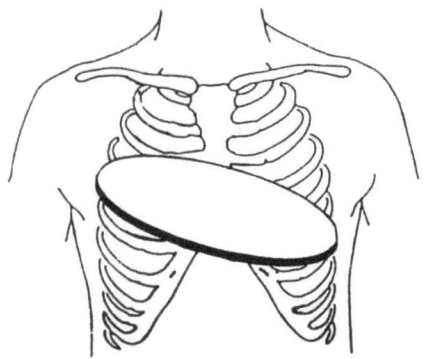

Abb. 7.3. Schematische Skizze zur Darstellung der Ebene, in der der Vierkammerschnitt in Bezug zum Thorax liegt

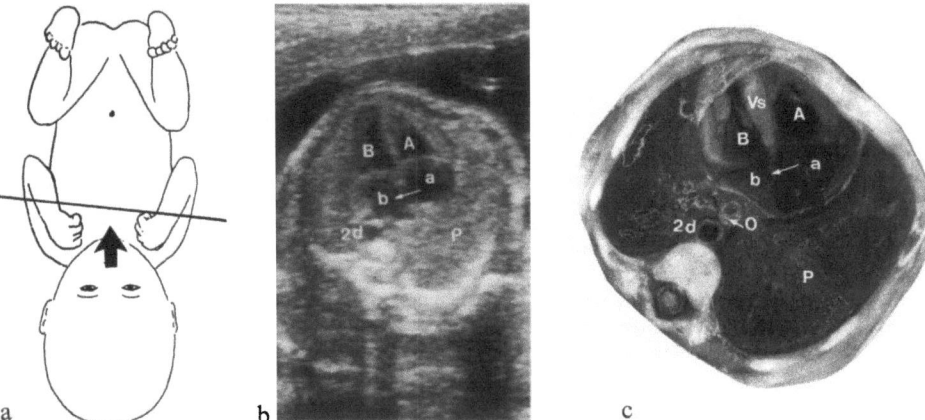

a   b   c

Abb. 7.4. a Schematische Skizze zur Darstellung des Blickwinkels. **b** Vierkammerblick am Herzen bei Aufsicht auf die caudale Schnittfläche von cranial. **c** Analoger Gefrierschnitt

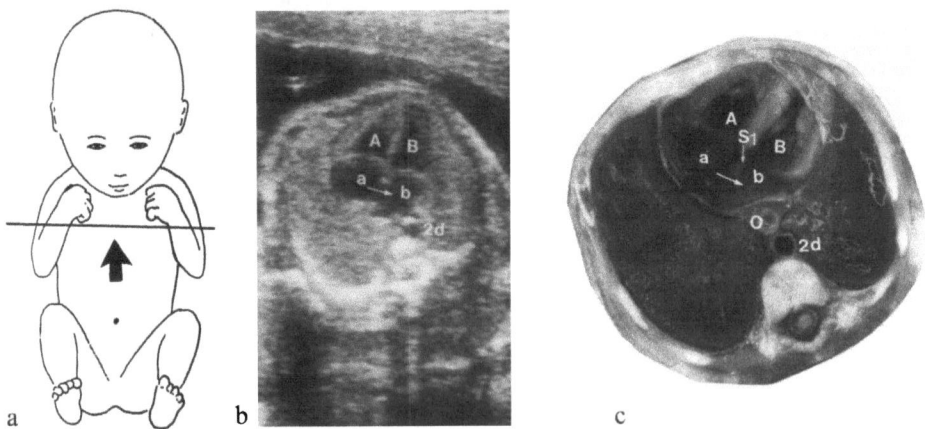

a   b   c

Abb. 7.5. a Schematische Skizze zur Darstellung des Blickwinkels. Die Blickrichtung geht von caudal nach cranial. **b** Vierkammerschnitt bei Betrachtung von caudal – die Aorta descendens liegt am rechten Rand der Wirbelsäule. **c** Analoger Gefrierschnitt

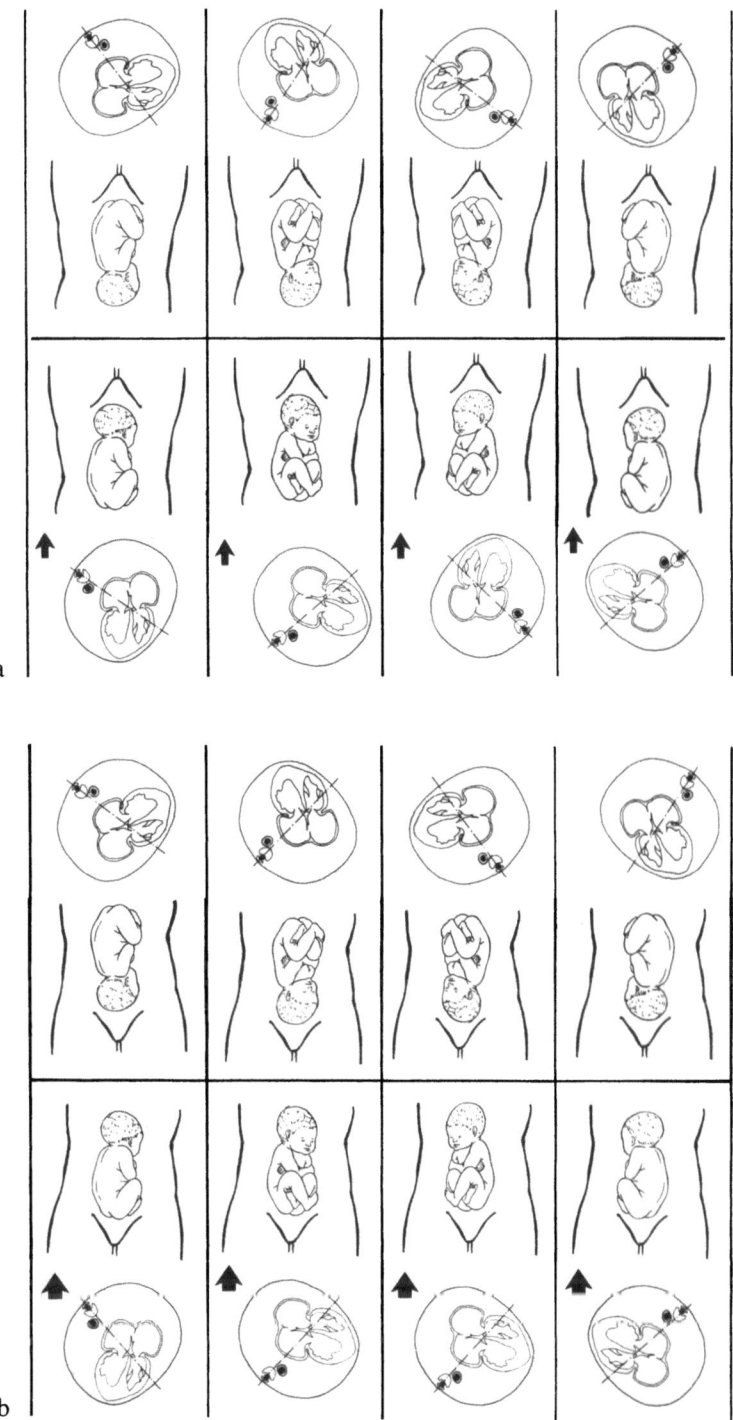

Abb. 7.6. a Darstellung unterschiedlicher Beziehungen der Herztopographie im Vierkammerschnitt in Abhängigkeit von der fetalen Lage und Position. In dieser Untersuchungsanordnung blickt der Untersucher gemeinsam mit der Patientin auf den Bildschirm

Abb. 7.6. b Darstellung derselben Problematik bei Untersuchungsanordnung „face en face"

Kindes liegt bei 7 Uhr. Betrachtet man die caudale Schnittfläche von cranial aus, so bildet sich die Aorta auf Grund ihrer asymmetrischen Lage im Bezug zur Wirbelsäule etwas seitlich links von dieser ab. Die Herzspitze zeigt nach links ventral. Am Vierkammerschnitt sind die beiden Ventrikel, das Ventrikelseptum, die beiden Vorhöfe sowie das Foramen ovale getroffen.

2. In Abb. 7.5 a – c sieht der Betrachter von caudal auf die craniale Schnittfläche. Die Aorta liegt bei dieser Betrachtungsweise am Bild etwas rechts von der Wirbelsäule, die Kammerspitze ist zum rechten Bildrand geneigt. Je nach der generellen Untersuchungsanordnung bzw. in Abhängigkeit von der Lage und Haltung des Feten ergeben sich dabei grundsätzlich unterschiedliche Orientierungsgesichtspunkte.

Die Abb. 7.6 a zeigt die möglichen Varianten für jene Fälle, wo die Untersuchungsanordnung so gewählt ist, daß die optischen Achsen von Patientin und Arzt parallel auf den Bildschirm gerichtet sind. Die Abb. 7.6 b zeigt die Varianten für eine Untersuchungsanordnung, bei der sich der Untersucher und die Patientin „face en face" gegenüber befinden.

Generell kann gesagt werden, daß bei allen Positionen, bei denen der fetale Rücken im mütterlichen Abdomen dorsal liegt, die Einstellung des Vierkammerblickes erleichtert ist. Kaum einstellbar ist der Vierkammerblick bei exakt dorso-anteriorer Position.

7.3 „Vierkammerblick" – Gefäße – Details

Abb. 7.7 a – c zeigen den typischen Vierkammerblick (caudale Schnittfläche, Betrachtung von cranial) bei dorso-posteriorer Lage des Feten. Da das Sternum praepartal nur vereinzelte Ossifikationszentren aufweist (s. Kap. 10 „Skelett"), finden sich bei Beschallung des Herzens von ventral kaum Einschränkungen der Bildqualität durch Schallschatten. Das Myocard ist gegen die Lunge durch einen schmalen echoarmen Spalt gut abgegrenzt. Jeanty et al. (1984b) haben dieses Phänomen untersucht und es als Flüssigkeitsansammlung im Pericard gedeutet. In Übereinstimmung mit ihren Beobachtungen haben wir in Zusammenhang mit unseren Gefrierschnittuntersuchungen immer geringe Flüssigkeitsansammlungen im Pericard nachweisen können, wenngleich retrospektiv nicht mehr festgestellt werden kann, ob es sich dabei nicht erst um terminal auftretende Artefakte handelt. Das Kammerseptum ist an diesem Schnitt relativ undeutlich dargestellt, da es fast parallel zum Strahlengang liegt. In der Ventilebene zwischen Vorhöfen und Kammern sind die Mitral- und Tricuspidalklappe gerade geschlossen, das zwischen den beiden Vorhöfen liegende Foramen ovale wird deutlich sichtbar. Bei Real-time-Beobachtungen sind die Bewegungen des Septum primum in den linken Vorhof direkt zu beobachten. Der Schnitt trifft den Einmündungsbereich der Venae pulmonales (7) in den linken Vorhof, die Aorta descendens liegt links vor der Wirbelsäule. Rechts vor der Wirbelsäule sieht man die V. azygos und im Bereich der Lungenstiele die verstärkten Echostrukturen von getroffenen Bronchi. Die Lungenstruktur erscheint insgesamt homogen granuliert, bis auf vereinzelte am Schnitt getroffene Bronchi und Gefäße. Der am Gefrierschnitt zur Darstellung kommende, vor der Aorta liegende Oesophagus ist am sonographischen Bild nicht differenzierbar. Im Bereich der Kammern können bei solchen

Schnitten manchmal die Papillarmuskeln kleine helle Echos bilden, die nicht als Pathologie interpretiert werden dürfen.

Rotiert bei analoger Betrachtungsweise die Wirbelsäule des Kindes während der Untersuchung nach rechts – und damit die Herzspitze nach links – so steht das Kammerseptum senkrecht zum Strahlengang und kommt dann besonders gut zur Darstellung (Abb. 7.8). Leslie et al. (1983) haben an 153 abortierten Feten biometrische Normdaten des postmortalen Herzens (Länge, Breite, Wanddicke des rechten und linken Ventrikels und des Ventrikelseptums) zwischen der 15. und 26. Woche erhoben. Sie haben die mittlere Dicke des Kammerseptums zur Dicke der Wand im Bereich des linken und rechten Ventrikels in Bezug gebracht. Die Ratio zwischen diesen Parametern zeigte in den untersuchten Gestationsalterabschnitten keine signifikanten Änderungen.

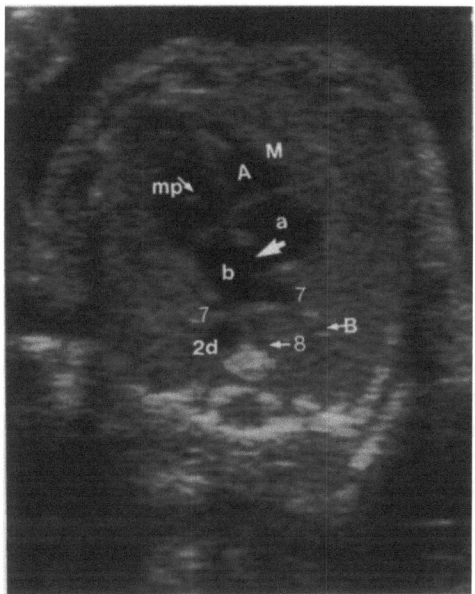

a

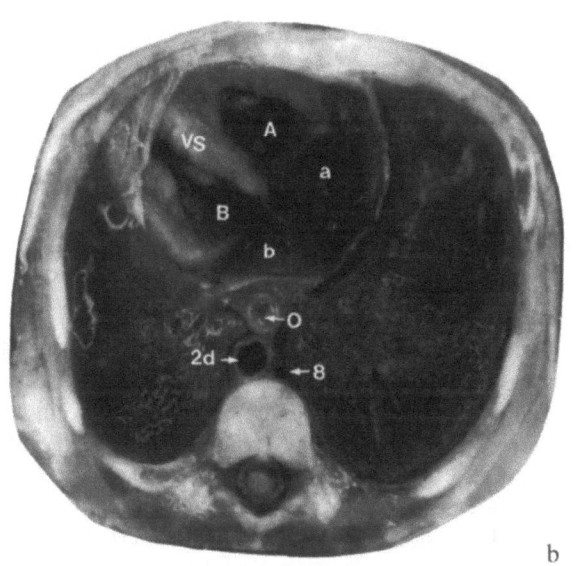

b

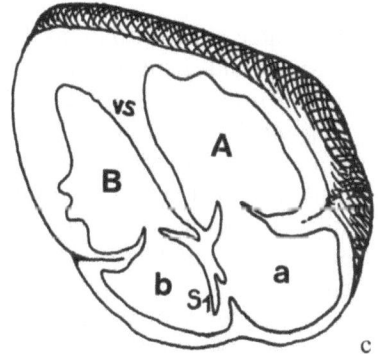

c

Abb. 7.7. a Vierkammerschnitt in der 24. Woche – zunehmende Detaildarstellung in der Umgebung des Herzens

Abb. 7.7. b Analoger Gefrierschnitt

Abb. 7.7. c Schematische Skizze zur Darstellung des Blickwinkels

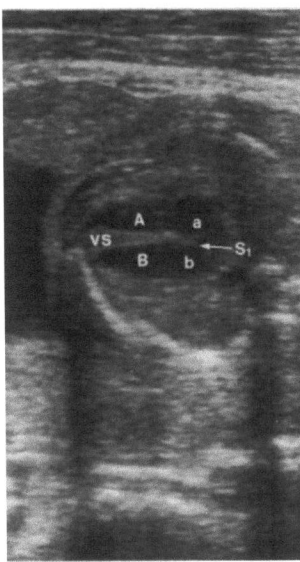

Abb. 7.8. Deutlich verbesserte Darstellung des Ventrikelseptums – das Septum steht im rechten Winkel zum Strahlengang

7.4 „Vierkammerblick" – Biometrie

Im Vierkammerschnitt können auch biometrische Daten am fetalen Herzen erhoben
werden. Systematische Messungen wurden von Levi und Erbsman (1975) publiziert.
Diese Messungen wurden noch an Compound-Querschnittbildern durchgeführt.
Garret u. Robinson (1970) sowie Garret (1979) haben den Herzquerdurchmesser mit
dem Thoraxquerdurchmesser in Bezug gesetzt und dabei ein Verhältnis von 0,52
gefunden. Wladimiroff (1981) hat Ergebnisse über die Messung des Herzens im
zweidimensionalen Schnittbild publiziert, Jeanty et al. (1984a) haben ebenfalls ohne
Einsatz des Time-motion-Verfahrens anhand von 695 Untersuchungen Normdaten
für den transversalen Durchmesser, den longitudinalen Durchmesser sowie das
Herzvolumen zwischen der 12. und 40. Woche bestimmt und berechnet, wenngleich
diese Studie nicht kritiklos akzeptiert wurde. DeVore u. Platt (1985) betrachten die
Messung und Berechnung von Herzgrößen ohne den Einsatz von M-mode-
Methoden als für eine Beurteilbarkeit nicht ausreichend, da dabei bei normalen
Feten auf Grund der methodischen Fehler in etwa 40% abnormal erhöhte Herzmeß-
werte gefunden werden. DeVore u. Platt (1985) weisen darauf hin, daß sie die gleichzeitige Darstellung des Real-time-Bildes mit der M-mode-Darstellung empfehlen,
wobei die Messungen für den Herzquerdurchmesser in Höhe der Klappenebene aus
der M-mode-Abbildung in der Enddiastole (Schluß der Mitral- und Tricuspidalklap-
pen) abgenommen werden sollten. Die Abb. 7.9 und 7.10 zeigen Messungen der
einzelnen Herzparameter ohne gleichzeitige M-mode-Darstellung. Sofern solche
Messungen durchgeführt werden, muß der Untersucher den Meßstreckenbereich
„außen–außen" abgreifen, also vom Epicard bis zum Epicard messen. Auf die
Problematik und Interpretation von Messungen im M-mode-Verfahren wird in diesem Zusammenhang nicht eingegangen, sondern auf die einschlägige Literatur verwiesen (DeVore et al. 1982, 1984, 1985; DeVore u. Platt 1985).

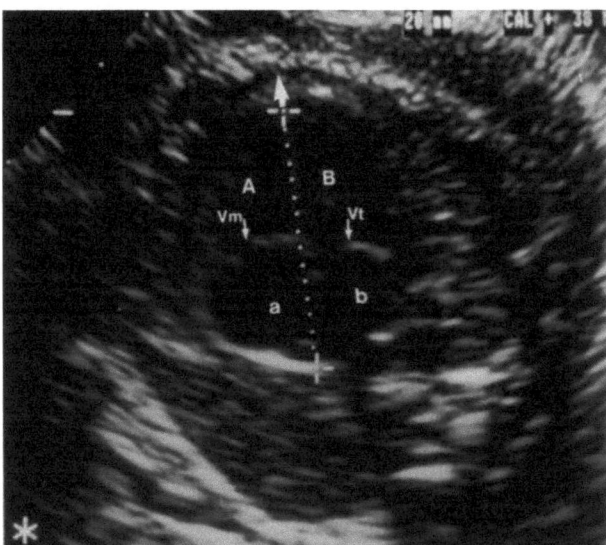

Abb. 7.9. Messung der langen Herzachse am Vierkammerschnitt

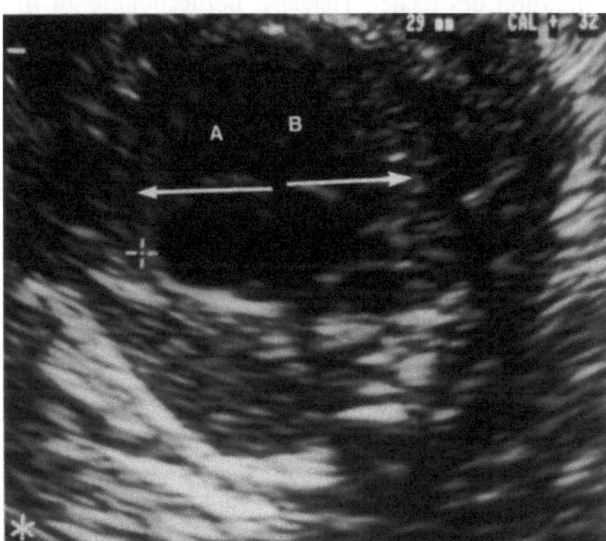

Abb. 7.10. Messung der Herzquerachse in Höhe der Atrioventrikularklappen

7.5 Orientierung in anderen Ebenen

Große Schwierigkeiten bereitete primär die häufig so „einfach" geschilderte Darstellung von sonstigen Schnitten am fetalen Herzen, die sowohl in ihrer Nomenklatur als auch in ihrer topographischen Anordnung aus der Echokardiographie übernommen sind und von Sahn et al. (1978) standardisiert wurden. Diese Schnittebenen tragen Namen wie „parasternal lange Achse", „hohe kurze Achse", „apikaler Vierkammerblick", usw. Dabei wird sowohl in der anatomischen Zuordnung zum Herzen als auch in der Bezeichnung häufig von den standardisierten Schallkopfpositionen bei der zweidimensionalen Untersuchung am Erwachsenen (suprasternal –

parasternal – apikal – subcostal) ausgegangen. Diese Zugangswege stehen uns im Bereich der praepartalen Diagnostik jedoch nicht direkt zur Verfügung. Hinzu kommt, daß in der postpartalen Echokardiographie die Abbildung des Herzens mit der Spitze am linken Bildrand und der Basis am rechten Bildrand erfolgt und Vierkammerblickdarstellungen immer mit der Herzspitze nach cranial zeigen. Diese standardisierten Zuordnungen sind möglich, wenn der Blickwinkel des Untersuchers jederzeit en face zum untersuchten Patienten ausgewählt werden kann. In der geburtshilflichen Sonographie hat sich der Untersucher im allgemeinen an eine Standardposition in topographischer Relation zur Patientin gewöhnt (s. Kap. 3 „Untersuchungsanordnung"). Da der Fetus jedoch sowohl in Beckenendlage als auch in Schädellage angetroffen wird, ergeben sich für den Untersucher jeweils andere Blickwinkel des zu untersuchenden Herzens (s. Abb. 7.6a, b). Um den topographisch-anatomischen Beziehungen der postpartalen Sonographie in ihrem Prinzip folgen zu können, müßte er somit jedesmal, wenn er das fetale Herz nicht aus der Sicht von caudal her betrachtet, die Position um 180° ändern, was in der Routinediagnostik im Rahmen der Schwangerenbetreuung schon rein organisatorisch nicht möglich ist.

Zur Lösung dieser Probleme haben wir versucht, entsprechend der anatomischen Situation des fetalen Herzens, Bezugspunkte zu finden, die es auch dem in der Echokardiographie nicht Geschulten ermöglichen, zumindest eine grobe Orientierung an den großen Gefäßen und an sagittalen Schnitten zu finden. Als reproduzierbare und leicht auffindbare „Einstiegsebene" hat sich der Schnitt durch jenen Bereich des Herzens angeboten, wo die 3 Gefäße, die V. cava superior, die Aorta ascendens und der Truncus pulmonalis, an der Herzbasis eintreten bzw. diese verlassen (Abb. 7.11 a, b). Die Abb. 7.12 a und b zeigen diesen Schnitt am sonographischen Bild und am Gefrierschnitt. Um die Orientierung zu erleichtern, wird die caudale Schnittfläche von cranial her betrachtet. Der Fetus liegt dorso-posterior. Die V. cava superior, die Pars ascendens aortae und der Truncus pulmonalis stellen sich dabei als 3 von rechts hinten nach links vorne ansteigende ringförmige Strukturen dar. Ventral von der Cava superior wird ein Teil des rechten Herzohres getroffen, dorsal von den 3 Gefäßen stellt sich, je nach Höhe der Schnittebene, der linke Vorhof in verschiedener Ausdehnung dar. Die Pars descendens der Aorta liegt paravertebral links, die V. azygos knapp vor der Wirbelsäule rechts, und zwischen diesen beiden Gefäßen liegt ventral die Kontur des Oesophagus. Zwischen diesem Bereich und der Hinterwand des linken Vorhofs finden sich helle Reflexstrukturen der beim Eintritt in die Lunge getroffenen Bronchi principales. Um die anatomische Orientierung am Herzen zu schulen, haben wir durch diese 3 Gefäße 3 Sagittalschnitte gelegt (Abb. 7.13), die exakt median und links und rechts parasternal liegen und um 90° zur horizontalen Schnittebene geneigt sind. Die Darstellung dieser Schnittebenen erscheint uns deshalb wichtig, weil dadurch einerseits die komplizierte topographische Beziehung beim Anlegen von Sagittalschnitten am Herzen offenkundig wird, andererseits jedoch diese Orientierung die Grundlage für das Verständnis der Herzschnittanatomie darstellt.

Eine durch die V. cava superior gelegte Sagittalebene (Abb. 7.13 – Ebene 1) trifft caudal den rechten Vorhof und die Cava inferior in ihrem Einmündungsbereich (Abb. 7.14 a). Wird der Schnitt auch nur geringfügig nach links gekippt, kann dorsal vom rechten Vorhof durch das Foramen ovale ein Teil des linken Vorhofs getroffen werden (Abb. 7.15).

Ein exakt medianer Sagittalschnitt trifft die Pars ascendens der Aorta (Abb. 7.13 – Ebene 2) in einem wesentlichen Teil ihres Verlaufes, dorsal von ihr kann die Trachea

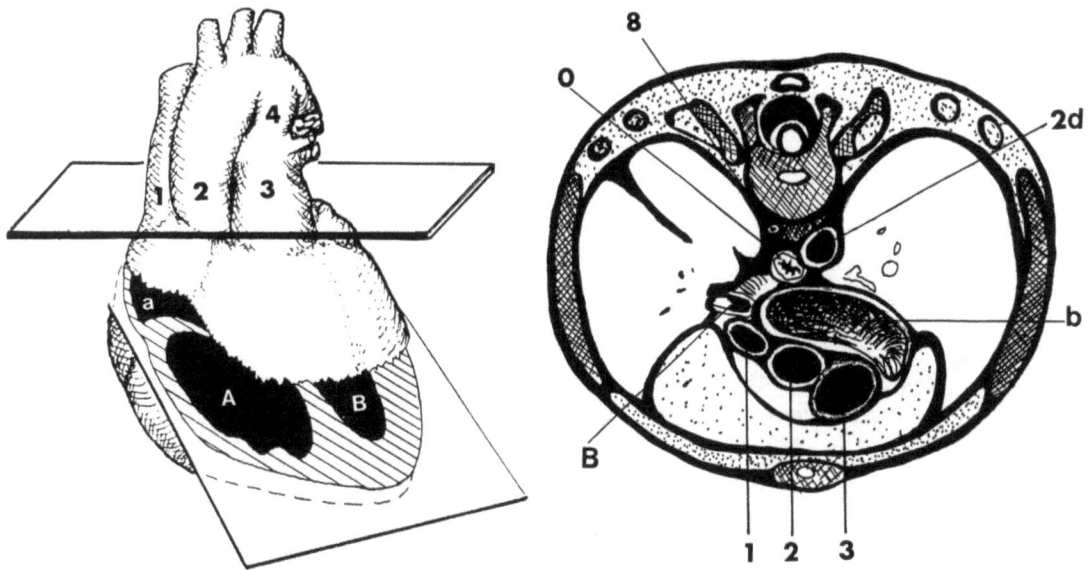

Abb. 7.11. a Horizontalschnitt durch die Herzbasis im Bereich des Austritts der 3 Hauptgefäße (*1* V. cava superior, *2* Aorta ascendens, *3* Truncus pulmonalis, *4* Ductus Botalli)

Abb. 7.11. b Schematische Skizze in der Schnittebene (Horizontalschnitt). Die 3 genannten Gefäße liegen von dorsal links nach ventral rechts gestaffelt nebeneinander – hinter den 3 Gefäßen ist der linke Vorhof getroffen, vor den 3 Gefäßen das rechte Herzohr

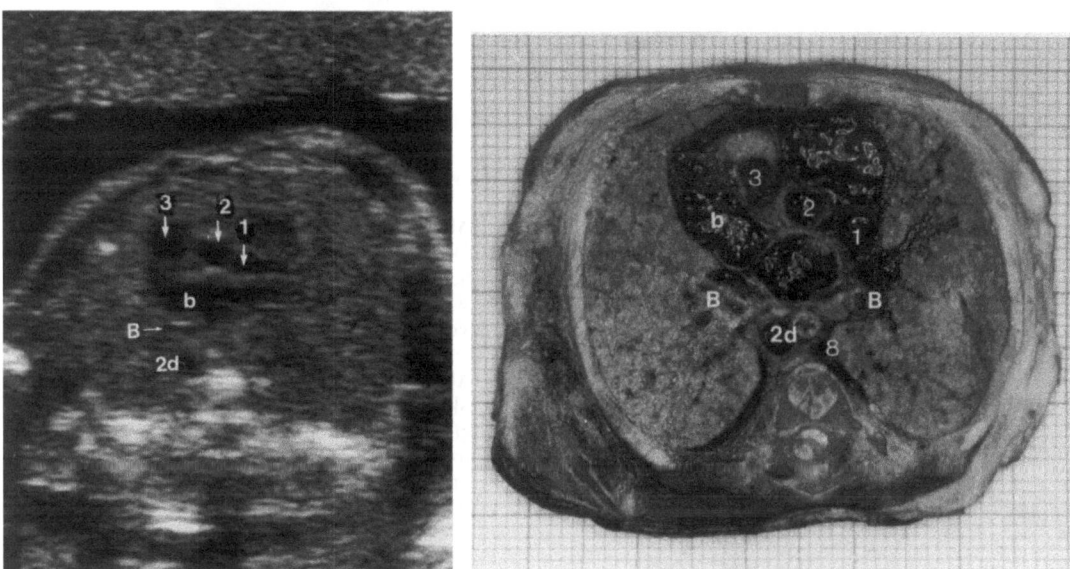

Abb. 7.12. a Darstellung des horizontalen Schnittes durch die Herzbasis. Der Fetus liegt dorso-posterior. Die V. cava (*1*), die Pars ascendens der Aorta (*2*) und der Truncus pulmonalis (*3*) liegen vor dem linken Vorhof (*b*) von rechts nach links ventral aneinandergereiht

Abb. 7.12. b Darstellung dieser Schnittebene an einem Gefrierschnitt bei einem Feten in der 22. Woche (Aufsicht auf die caudale Schnittfläche von cranial)

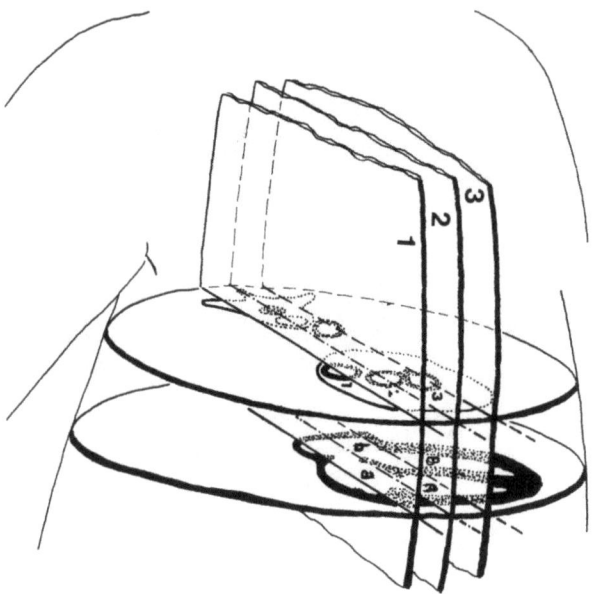

Abb. 7.13. Schematische Skizze zur Demonstration der 3 sagittalen Schnittebenen durch die 3 Hauptgefäße

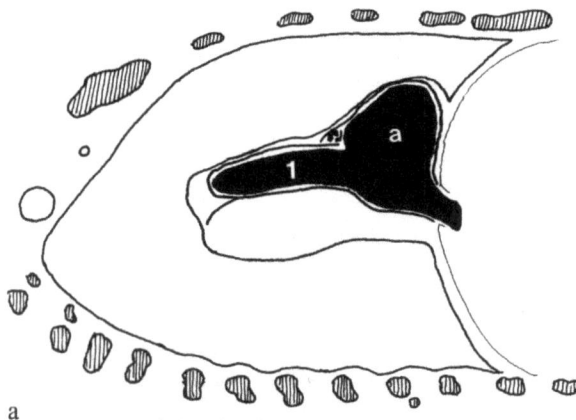

a

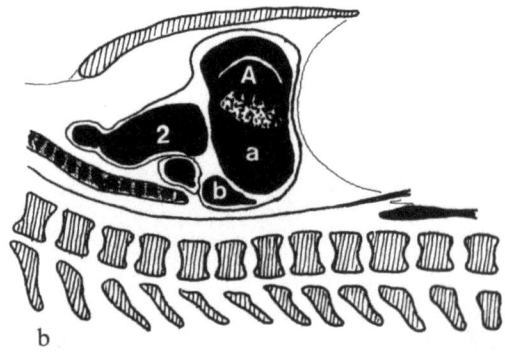

b

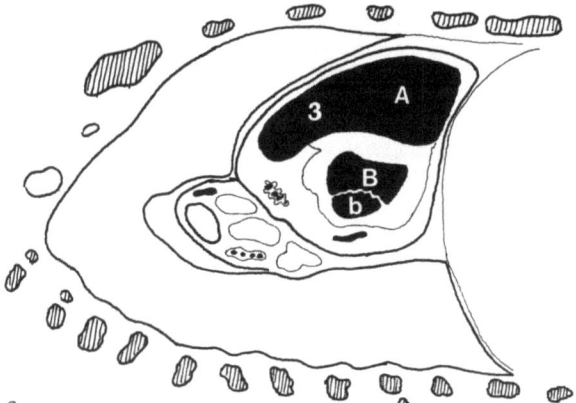

c

Abb. 7.14. a Schematische Skizze der Herzstrukturen in der Schnittebene 1 – dargestellt die V. cava superior, der rechte Vorhof und die V. cava inferior

Abb. 7.14. b Schematische Skizze der Schnittebene bei Sagittalschnitt in der Ebene 2 – getroffen sind der rechte Vorhof und die rechte Kammer, dorsal Anteile des linken Vorhofes

Abb. 7.14. c Schematische Skizze zur Darstellung der Herzstrukturen bei Sagittalschnitt in Ebene 3 – getroffen wird der Ausströmungsteil des rechten Ventrikels, dorsal liegt der Übergang vom linken Vorhof in die linke Kammer am Schnitt

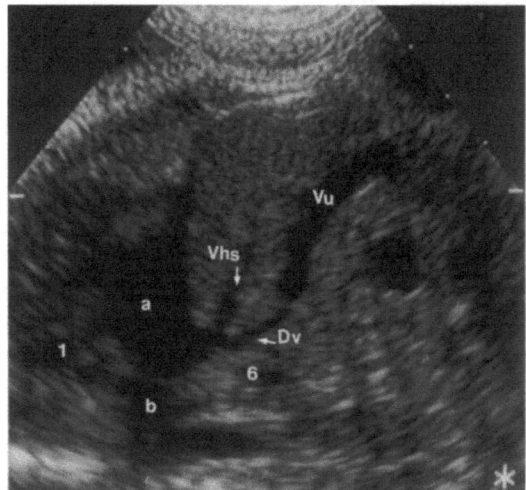

Abb. 7.15. Medianer Sagittalschnitt in der Ebene 1 – am Schnitt die V. cava superior, der rechte Vorhof, die V. cava inferior, die V. hepatica dextra, der Ductus venosus und die V. umbilicalis getroffen

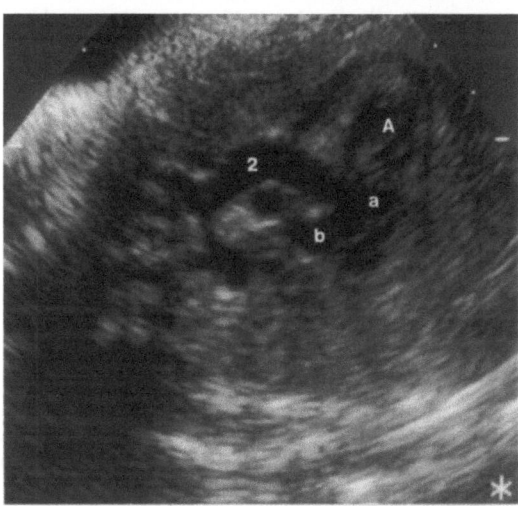

Abb. 7.16. Ultraschallbild bei Schnitt durch den Aortenbogen bis zum Austritt aus der linken Kammer. Der ganze Aortenbogen ist am Schnitt getroffen. Da der Schnitt nicht gekippt, sondern um die cranio-caudale Achse gedreht ist, werden die rechte Kammer und der rechte Vorhof getroffen

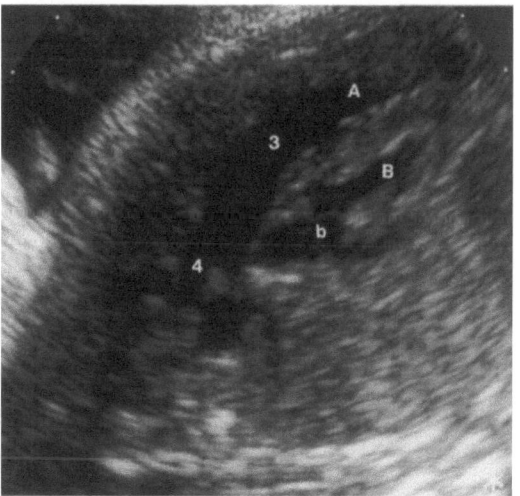

Abb. 7.17. Darstellung des Ausströmungsteils der rechten Kammer. Am Schnitt wird der Truncus pulmonalis bis zum Ductus Botalli getroffen, dorsal liegt hinter dem Kammerseptum der Übergang vom linken Vorhof zur linken Kammer

partiell getroffen sein. Kippt man diese Ebene nach links, kann der gesamte Aortenbogen zur Darstellung kommen (Abb. 7.16). Am Herzen werden durch diesen
Schnitt vor allem der rechte Vorhof und die rechte Kammer getroffen, dorsal kommen Anteile des linken Vorhofes zur Darstellung (Abb. 7.14b, 7.16). Bei Schnitten
durch den Truncus pulmonalis (Abb. 7.13 – Ebene 3) stellt sich vorrangig der Ausströmungsteil der rechten Kammer dar, vom linken Herzen wird der Übergang
zwischen linkem Vorhof und linkem Ventrikel getroffen (Abb. 7.14c). Sucht man
diese „Standardschnitte" auf, so gelingt es durch seitliches Verkanten von der jeweiligen Ausgangssituation her, die Gefäßanatomie der austretenden Gefäße abzuklä-
ren. Rotiert man z.B. den medianen Sagittalschnitt durch die Aorta (Abb. 7.13 –
Ebene 2) caudal nach links und folgt damit dem Ausströmungsteil bis in die linken
Ventrikel, so stellt sich der auch in der postpartalen Echokardiographie standardisierte Schnitt der langen parasternalen Achse dar. Die Mitralklappe ist beurteilbar,
und am Aortenausströmungsteil werden die Aortenklappen am Schnitt getroffen.
Über dem Kammerseptum kommt noch ein Teil des rechten Ventrikels zur Darstellung. Kippt man den Schnitt durch den Truncus pulmonalis (Abb. 7.13 – Ebene 3)
caudal nach rechts und paßt sich damit dem topographischen Verlauf des Ausströmungsteils der rechten Kammer an, so kommt der Truncus pulmonalis bis zur
Einmündung des Ductus Botalli in die Aorta zur Darstellung (Abb. 7.17).
Es besteht kein Zweifel, daß bei suspekten Strukturbildern des Herzens im Rahmen
der zweidimensionalen Darstellung eine endgültige Klärung nur durch die zusätzli-
che M-mode-Darstellung und die Doppler-Flußmessung möglich ist (Kleinmann
et al. 1980, 1982a, b, 1983; Redel u. Hansmann 1981; Davis 1982; Sahn 1982; Sahn
et al. 1982; Hansmann u. Redel 1982; Hansmann et al. 1982; DeVore et al. 1983).

7.6 Mißbildungen

Eine Übersicht über ein breites Spektrum diagnostizierbarer Entwicklungsanomalien am fetalen Herzen findet sich bei Hansmann et al. (1984, 1985). Aber auch ohne
den Einsatz von Zusatzhilfsmitteln sind allein durch die Darstellung des Vierkam-
merblicks und dessen Beurteilung die folgenden wesentlichsten Störungen bei der
Herzentwicklung zu diagnostizieren:

1. Hypoplasie des linken Ventrikels,
2. Hypoplasie des rechten Ventrikels,
3. Ventrikelseptumdefekt (größer als 3 mm),
4. A-V-Kanal,
5. Großer Vorhofseptumdefekt,
6. Atresien der A-V-Klappen,
7. Vorzeitiger Verschluß des Foramen ovale,
8. Monoventrikel,
9. Cor biloculare,
10. Cardiomyopathien,
11. Endocard-Fibroelastose,
12. Intra- und extracardiale Tumoren,
13. Rhythmusanomalien.

Eine ausführliche Schilderung unter gleichzeitiger Darstellung typischer Bilder findet sich bei Hansmann et al. (1985).

8 Abdomen

Die Zusammenfassung des fetalen Abdomens in einem Kapitel erfolgt sowohl aus topographisch-anatomischen Überlegungen als auch auf Grund der getrennten Betrachtungsweise im Laufe des Untersuchungsganges. Die sonoanatomischen Strukturbesonderheiten des Urogenitaltraktes werden gesondert beschrieben (Kap. 9). Tabelle 8.1 dient zur Identifizierung der in den Abbildungen durch Buchstaben und Zahlen symbolisierten Organe. Auch der Abdominalbereich soll im Rahmen des Screenings primär in seiner Gesamtheit betrachtet werden und die Untersuchung mit einer Kontrolle der äußeren Konturen beginnen. Dies ist nur dann möglich, wenn die Schallebene den fetalen Rumpf entweder in einem dorso-posterioren Sagittalschnitt trifft und keine wesentliche Sichtbehinderung durch darüberliegende Extremitäten besteht, oder wenn in horizontalen Schnitten die ventrale Abdominalkontur beim Schichtscreening nach Defekten und Ausstülpungen überprüft wird.

8.1 Sagittalschnitte

Ideal für die Beurteilung der Körperoberfläche und die grobe Orientierung sind folgende 3 Sagittalschnitte:

8.1.1 Ebene 1

(Abb. 8.1 a–c): Der Schnitt liegt paramedian rechts und trifft sagittal sowohl Thorax als auch Rumpf. Zwischen Lunge und Leber kann durch die unterschiedliche Echogenität differenziert werden. Kossoff (1981) hat darauf hingewiesen, daß sich diese Echogenität in Abhängigkeit vom Gestationsalter ändert. Dabei soll nach

Tabelle 8.1. Verzeichnis der Abkürzungen von Organen und Gefäßen im Abdomen

Diaphragma	D	Aorta descendens	2 d
Hepar	H	V. cava inferior	6
Lien	L	Vv. hepaticae dextrae	Vhd
Ren	R	Vv. hepaticae sinistrae	Vhs
Glandula suprarenalis	Gs	V. umbilicalis	Vu
Pancreas	Pr	Ductus venosus	Dv
Ventriculus	V (M)	V. portae	Vp
Vesica fellae	Vf (G.B.)	Ramus sinister venae portae	Vps
		Ramus dexter venae portae	Vpd

seinen Angaben bei unreifen Feten das Reflexionsmuster der Lunge schwächer als jenes der Leber sein, zwischen 34. und 37. Woche etwa gleiche Echogenität bestehen und danach die Lunge in ihrer Echogenität die Leber übertreffen. Wir selbst konnten bei unseren Untersuchungen diese Beobachtungen nicht nachvollziehen. Unabhängig vom Gestationsalter erschien die Lunge immer dichter als die Leber. Untersuchungen in dieser Fragestellung wurden auch von Benson et al. (1983) durchgeführt, die ebenfalls glauben, aus Dichteunterschieden Schlüsse über die Lungenreife ziehen zu können. Diese Untersuchungen wurden jedoch unter Einsatz aufwendiger technischer Geräte (Radiofrequency-Analyse) durchgeführt und können auf die übliche Darstellungsform in der Routinediagnostik nicht übertragen werden.

Diese Strukturdichteunterschiede zwischen Leber und Lunge bedingen auch die indirekte Darstellbarkeit des Zwerchfells (sowohl im Sagittal- als auch im Frontalschnitt; s. Abb. 8.13a). Auf die sonographischen Aspekte der Diagnose von Zwerchfelldefekten wurde von Jeanty und Romero (1984), sowie Hansmann et al. (1985) hingewiesen. Die Diagnostik von Defekten schließt neben der direkten Zwerchfelldarstellung den Nachweis der durch diese Entwicklungsanomalien bedingten Verschiebungen der topographischen Anatomie ein. Dabei kommt es häufig zur Darstellung von Intestinalorganen im linken Thoraxbereich mit gleichzeitiger Veränderung der Herztopographie durch Verdrängung des Herzens nach rechts. Liegen solche paramedianen Sagittalschnitte entsprechend weit rechts, so kann hinter der Leber und caudal von ihr auch die Niere dargestellt werden (Abb. 8.1 a–c).

8.1.2 Ebene 2

Verschiebt man den Schnitt über die Mittelebene hinaus nach links, so wird der 2. wesentliche Parasagittalschnitt erreicht (Abb. 8.2 a–c). Dieser Schnitt trifft je nach seiner lateralen Verschiebung im Thoraxbereich nur die Lunge oder gerade noch die linke Herzkammer. Caudal vom Zwerchfell stellt sich unter dem linken Leberlappen der Magen dar. Bei entsprechender Lateralverschiebung kommt auch an diesem Schnitt die linke Niere zur Darstellung. Die Grundlagen für die anatomische und funktionelle Beurteilung des Magens aus sonographischer Sicht wurden von Wladimiroff et al. (1980), Vandenberghe u. DeWolf (1980) sowie Bowie u. Clair (1982) gelegt. Im allgemeinen ist der Magen ab der 13. Woche nachweisbar. Wladimiroff et al. (1980) haben Untersuchungen über die Füllungs- und Entleerungszeiten des Magens durchgeführt. Sie konnten dabei beobachten, daß die Zeit bis zur Füllung des Magens im allgemeinen unter 45 min liegt und die Entleerungszeiten zwischen wenigen Minuten und 45 min schwanken, wobei in 50% aller beobachteten Fälle der dazu notwendige Zeitraum unter 5 min lag. Vandenberghe et al. (1980) haben zur Bestimmung des Magenvolumens die Zylinderformel verwendet ($V = \frac{\pi}{4} \times a \times b \times c$) und fanden dabei folgende Durchschnittsvolumina: in der 20. Woche 1 ml, in der 25. Woche 2 ml, in der 30. Woche 5 ml, und in der 35. Woche 8 ml. Die maximale Obergrenze im 3. Trimenon wurde mit 10 ml in der 30. Woche und 22 ml in der 35. Woche angegeben. In Fällen von Duodenalatresie wurden abnormal große Magenvolumina beobachtet und dabei vor der 30. Woche schon ein Volumen von 22 ml berechnet. Diese Aussage muß jedoch durch die Beobachtungen von Bowie u. Clair (1982) eingeschränkt werden, die in Zusammenhang mit der Beobachtung von fetalem Erbrechen auf die unterschiedliche Füllung des Magens, auch bei Duodenalatresie, hinwiesen.

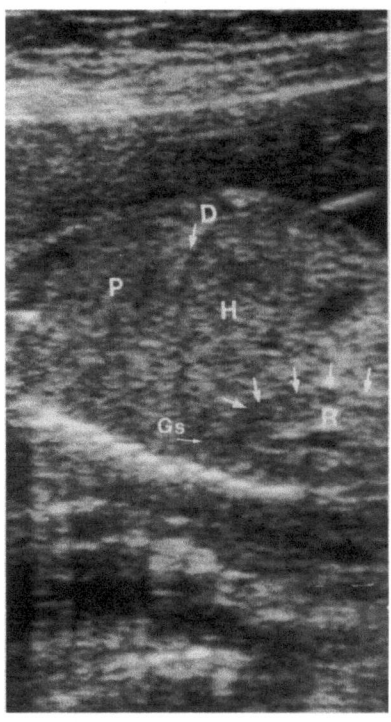

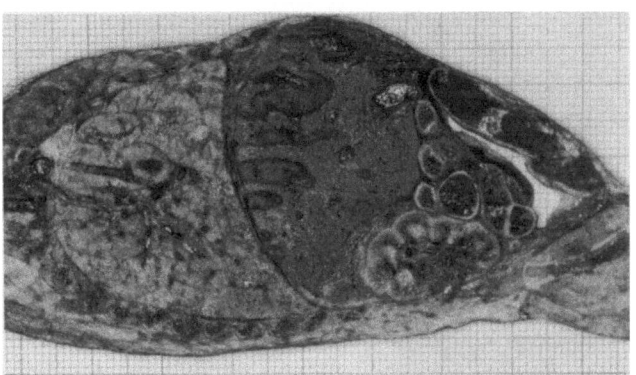

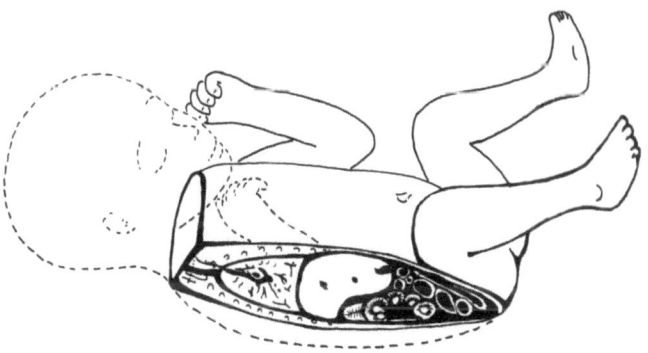

Abb. 8.1 a–c. Sagittalschnitt Abdomen. Ebene 1.
a Ultraschallbild bei einem
Feten in der 23. Woche.
b Gefrierschnitt in der 23.
Woche. **c** Schematische
Zeichnung

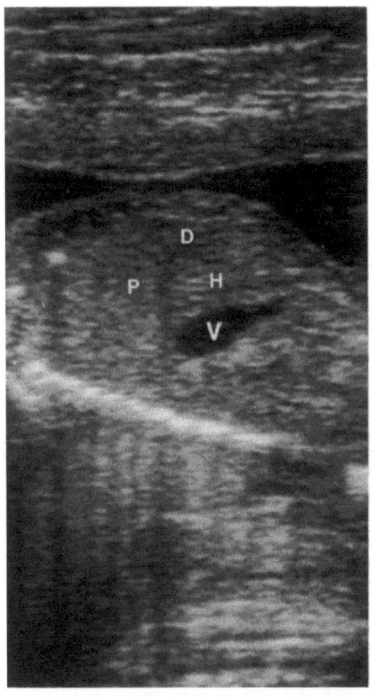

Abb. 8.2. a Sagittalschnitt
Ebene 2 bei einem Feten in
der 21. Woche

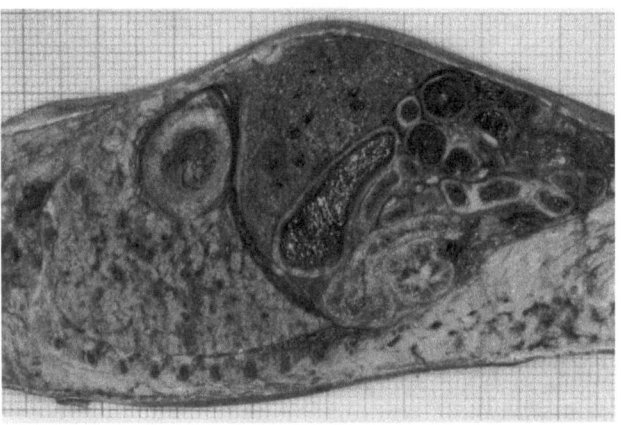

Abb. 8.2. b Analoger Gefrierschnitt in der 22. Woche – am Gefrierschnitt ist
im Thorax noch der linke
Ventrikel getroffen, im Ultraschallbild ist dies nicht
der Fall

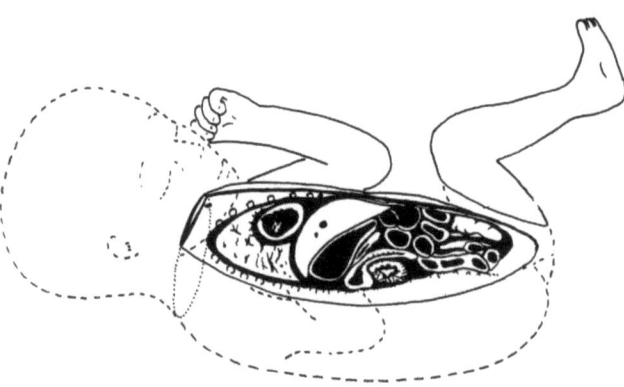

Abb. 8.2. c Schematische
Skizze der Schnittebene

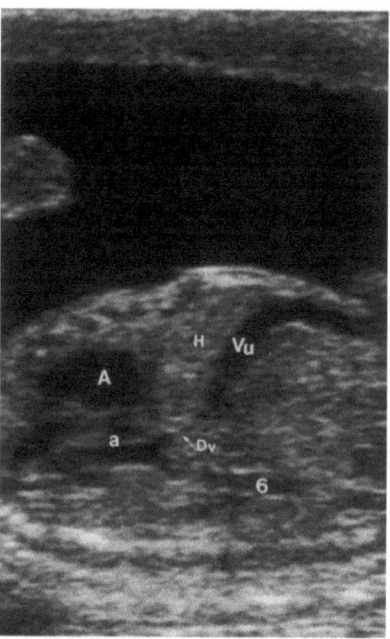

Abb. 8.3. a Medianer Sagittalschnitt durch Thorax und Abdomen eines Feten in der 24. Woche

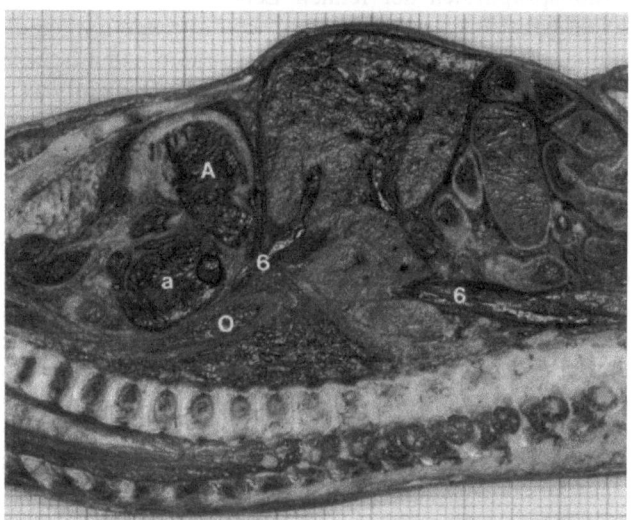

Abb. 8.3. b Analoger Gefrierschnitt in der 23. Woche

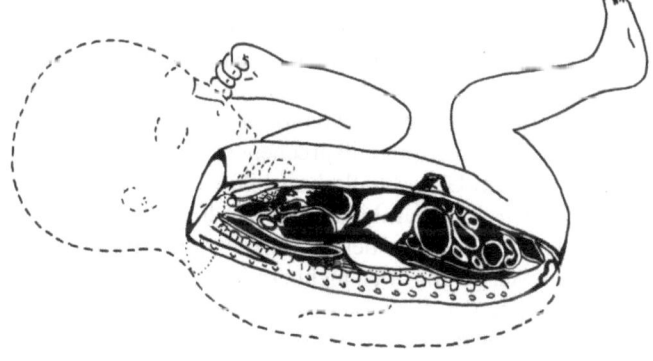

Abb. 8.3. c Schematische Skizze

8.1.3 Ebene 3

Die Sagittalschnittebene 3 liegt exakt in der Medianlinie. Sie trifft im Thoraxbereich das Herz mit den entsprechenden Strukturen und bei etwas paramedian gelegten Schnitten die Einmündungsstelle der V. cava inferior in den rechten Vorhof (s. Kap. 7). Im Ultraschallbild stellt sich unter dem Zwerchfell (Abb. 8.3 a–c) an diesem Schnitt häufig die V. umbilicalis in ihrem Verlauf von der Einmündungsstelle ins Abdomen bis zu ihrem cranialen Ende in der Leber dar. Die V. cava inferior zieht als echoarmes Band schräg nach cranial ventral. Bei entsprechender Schnittverschiebung kann der Ductus venosus als direkte Verbindung zwischen dem Endpunkt der V. umbilicalis und seiner Einmündung in die V. hepatica sinistra dargestellt werden.

8.2 Venöse Gefäße

Die Kenntnis der anatomischen Gegebenheiten der Gefäße im Bereich der Leber ist insofern von Bedeutung, als sie Orientierungsgrundlagen, vor allem in Zusammenhang mit der Thoraxbiometrie, darstellen. Experimentelle Untersuchungen an Korrosionspräparaten der fetalen Leber wurden von Kugener u. Hansmann (1976) sowie von Morin u. Winsberg (1978) durchgeführt und stellen gemeinsam mit den sonoanatomischen Studien der intraabdominalen Gefäße (Morin u. Winsberg 1978; Bernaschek et al. 1980; Chinn et al. 1982; Jeanty et al. 1984) die wesentlichen Grundlagen für die Möglichkeit einer exakten Orientierung in diesem Organbereich dar. Um die sonoanatomischen Strukturen der venösen fetalen Gefäße in diesem Bereich richtig interpretieren zu können, müssen die Grundlagen der systematischen und topographischen Anatomie der V. umbilicalis, der V. portae und der V. cava inferior bekannt sein. Die Abb. 8.4 zeigt eine systematische Zuordnung der wesentlichen Gefäße im Umfeld der fetalen Leber in einer Skizze von ventral (Moore 1977), die Abb. 8.5 zeigt eine Skizze der fetalen Leber aus dorsaler Sicht, wie sie in den meisten anatomischen Lehrbüchern dargestellt wird. Die Abb. 8.6 zeigt eine Systematik der Äste der V. portae in einer Darstellung von ventral. Die V. umbilicalis mündet in den linken Ast der V. portae. Der linke Ast der V. portae ist der einzige venöse Gefäßbereich, der bei einem exakt horizontalen Schnitt auf eine längere Strecke getroffen wird. Auf die Bedeutung dieses Gefäßbereiches für die exakte Thoraxbiometrie haben Morin u. Winsberg (1978) auf Grund ihrer Untersuchungen an Gefäßkorrosionspräparaten hingewiesen. Die Abb. 8.7 a–c zeigen diesen Bereich sowohl im sonographischen Schnittbild als auch an einem Gefrierschnitt. Die Schnittflächen liegen horizontal und werden von cranial her betrachtet (Abb. 8.7 c). (Zur Erleichterung der Orientierung ist das Ultraschallbild der anatomischen Abbildung entsprechend rotiert.) Markante Markierungspunkte sind am Ultraschallbild die Wirbelsäule mit der links davor liegenden V. cava und der etwas rechts gelegenen Aorta abdominalis. Bei entsprechender Füllung stellt sich im linken Abdomen der Magen dar, am Ultraschallschnittbild ist das Lebergefäßsystem exakt am Einmündungsbereich der V. umbilicalis in den linken Pfortaderast getroffen. Der anatomische Schnitt liegt etwas tiefer als der Schnitt am Ultraschallbild, die V. umbilicalis hat diesen Ast gerade noch nicht erreicht. Am anatomischen Schnitt finden sich links und rechts von der Wirbelsäule die Nebennieren, zwischen Magen und linker Nebenniere ist ein Teil des Pankreas am Schnitt getroffen. Das Pankreas selbst konnten wir

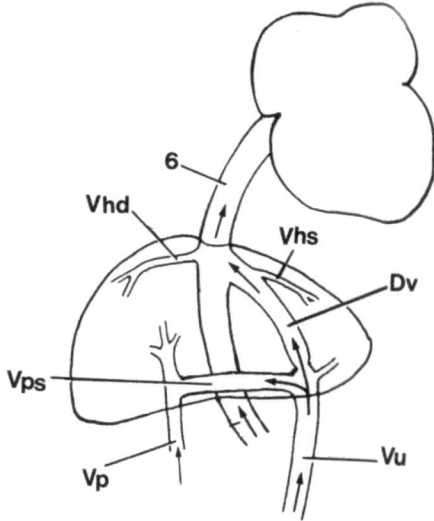

Abb. 8.4. Schematische Skizze der venösen Gefäße in der fetalen Leber bei Ansicht von ventral. (Nach Moore 1977)

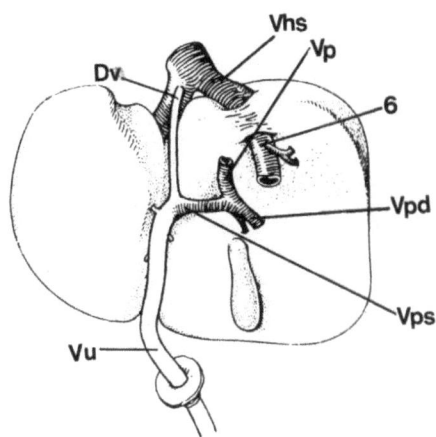

Abb. 8.5. Ansicht der Einmündungsstelle der V. umbilicalis von dorsal

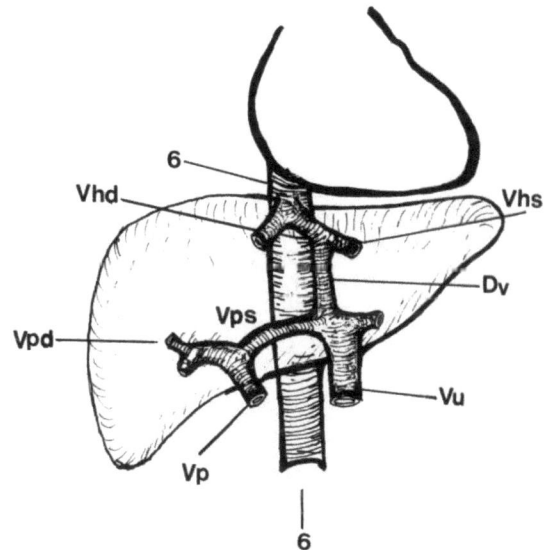

Abb. 8.6. Schematische Skizze des Bezugs der wesentlichen Gefäße zum Ductus venosus

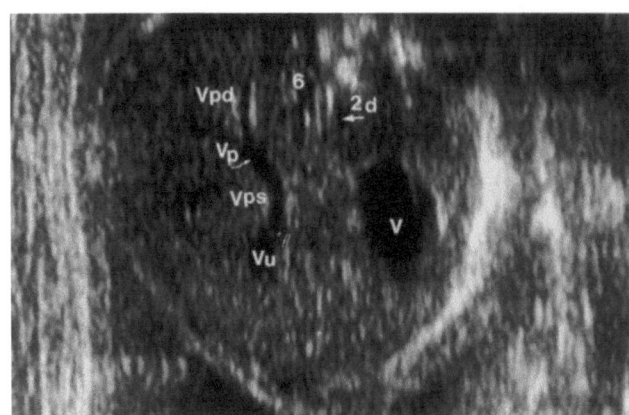

Abb. 8.7. a Horizontalschnitt durch das fetale
Abdomen in der Meßebene
für die Thoraxbiometrie

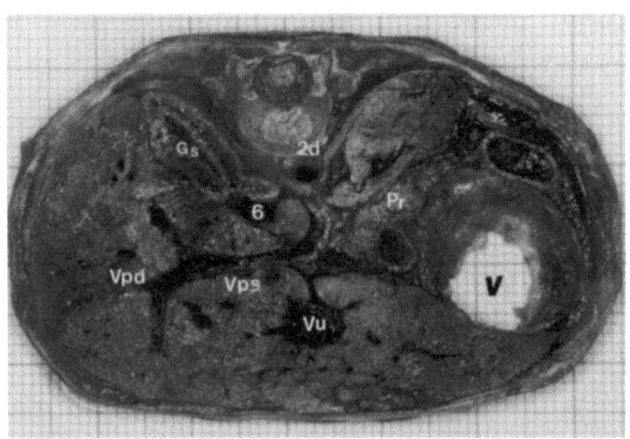

Abb. 8.7. b Gefrierschnitt
bei einem Feten in der
21. Woche in analoger
Höhe

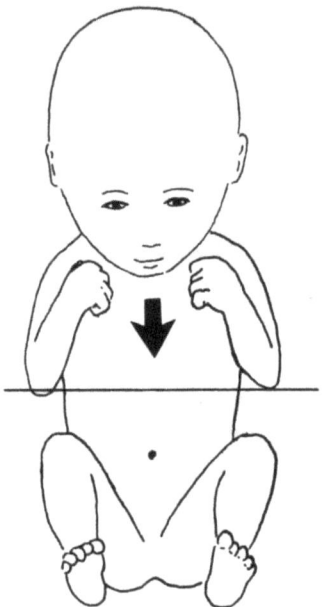

Abb. 8.7. c Schematische
Skizze des Blickwinkels
(die caudale Schnittfläche
wird von cranial her be-
trachtet)

bislang bei unseren Untersuchungen direkt selten identifizieren, Jeanty et al. (1984) haben im Rahmen der Studien über die Gefäßanatomie auf die Identifizierbarkeit des Pankreas über die Darstellung der V. lienalis hingewiesen. Wird der Schnitt nach caudal verschoben und von cranial her betrachtet, so wandert die V. umbilicalis am Schnitt nach ventral, paravertebral kommen die Nieren zur Darstellung und im Bereich der Leber wird rechts häufig die Gallenblase am Schnitt getroffen (Abb. 8.8 a, b). Dieser Schnitt liegt für eine exakte Messung der Thoraxebenen zu weit caudal.

Um die anatomische Orientierung in Abhängigkeit von der fetalen Lage zu schulen, ist in Abb. 8.9 a und b eine ähnliche Schnittebene aus der Sicht von caudal dargestellt. Die Wirbelsäule liegt bei 5 Uhr, und der Betrachter sieht von caudal auf die obere Abdominalschnittfläche. Vor der Wirbelsäule finden sich die Aorta abdominalis und die V. cava inferior horizontal getroffen. Am Unterrand des rechten Leberlappens trifft der Schnitt die Gallenblase, im Abdomen kommt der Magen links zur Darstellung, die Nieren liegen links und rechts paravertebral. Die V. umbilicalis liegt knapp unter der ventralen Körperoberfläche. Werden horizontale Schnitte um die Rechts-links-Achse gekippt, so kann die V. umbilicalis bei entsprechend gestrecktem Verlauf auf ihre gesamte Länge dargestellt werden (Abb. 8.10 a, b). (Variationen des Verlaufs in Abhängigkeit vom Gestationsalter wurden von Hansmann et al. (1985) beschrieben.) Der Betrachter sieht wieder von caudal auf die obere Fläche des Schnittes. Die V. umbilicalis zieht von der ventralen Körperoberfläche nach dorsal und mündet in den linken Ast der V. portae ein. Ventral davon liegt die Gallenblase. Durch die schräge Lage des Schnittes ist der Ductus venosus auf ein kurzes Stück dargestellt. Nähern sich solche Schnitte durch weiteres Kippen zunehmend der frontalen Ebene, so können, je nach Lage des Schnittes, Teile der Vv. hepaticae im Bereich ihrer Einmündung in die V. cava inferior knapp unter dem Herzen dargestellt werden (Abb. 8.11).

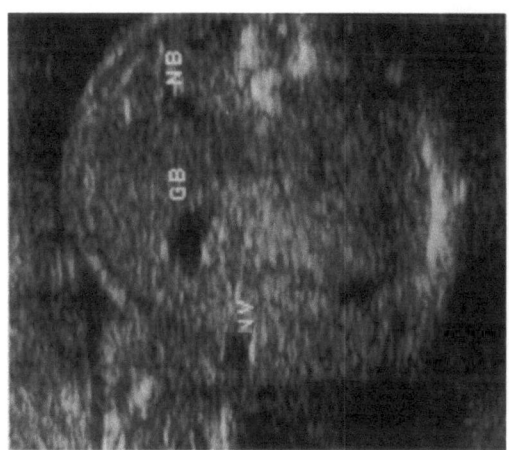
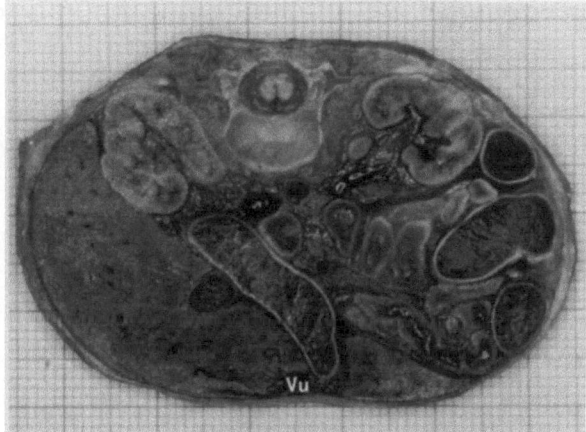

Abb. 8.8. a Horizontalschnitt durch das fetale Abdomen in der 23. Woche (das Ultraschallbild ist um 90° gedreht, um die Orientierung zu erleichtern). Der Schnitt liegt caudal von der Thoraxreferenzebene und trifft die Niere, Leber, Gallenblase (*GB*) und Einmündungsstelle der V. umbilicalis (*VU*)

Abb. 8.8. b Analoger Gefrierschnitt in der 22. Woche

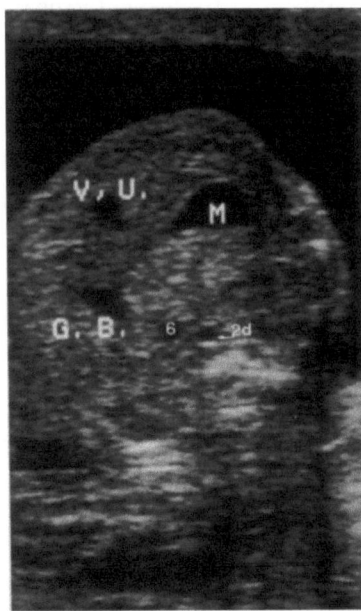
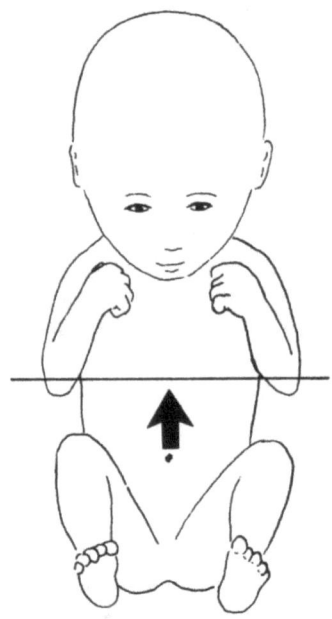

Abb. 8.9. a Horizontalschnitt durch ein fetales Abdomen caudal von der Thoraxreferenzebene – der Fetus liegt dorso-posterior (Wirbelsäule bei 5 Uhr), die Schnittfläche wird von caudal her betrachtet. Dargestellt sind die V. umbilicalis, der Magen (*M*) und die Gallenblase (*GB*)

Abb. 8.9. b Schematische Skizze zur Orientierung des Blickwinkels

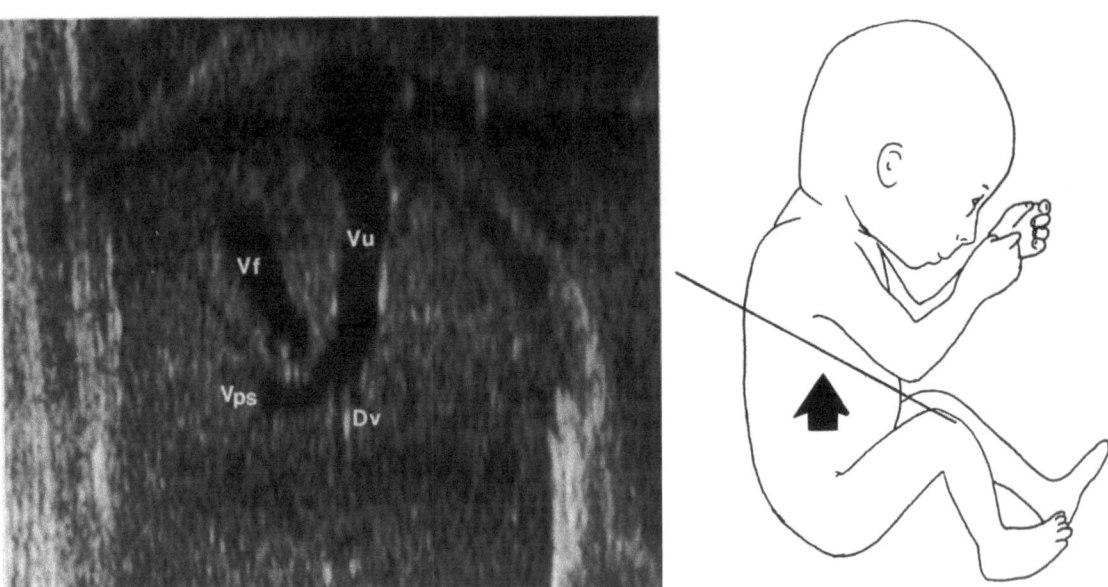

Abb. 8.10. a Schrägschnitt durch ein fetales Abdomen – die V. umbilicalis in ihrer ganzen Länge getroffen, durch den schrägen Schnitt auch der Abgang des Ductus venosus am Schnitt getroffen. Die Gallenblase (*Vf*) am Bild links von der V. umbilicalis

Abb. 8.10. b Schematische Skizze zur Darstellung der Schnittebene und des Blickwinkels

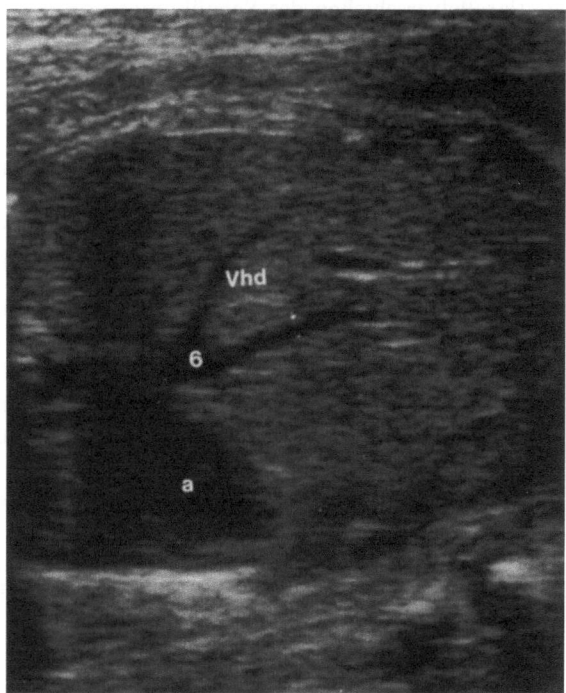

Abb. 8.11. Schrägschnitt annähernd frontal durch ein fetales Abdomen. Der Schnitt trifft die Vv. hepaticae kurz vor der Einmündung im rechten Vorhof

8.3 Referenzebene für die Thoraxbiometrie

Die Messung von Parametern in diesem Bereich sollten zum Standard jeder Untersuchung, auch im Rahmen der Routinediagnostik in der Stufe 1, gehören. Dabei werden von einzelnen Autoren unterschiedliche Meßparameter bevorzugt oder kombiniert eingesetzt. Messungen am Thorax wurden erstmals von Thompson et al. (1965) durchgeführt. In Zusammenhang mit der Gestationsalterbestimmung, Gewichtsbestimmung und Erkennung von Wachstumsretardierung wurde in zahlreichen Publikationen auf die Bedeutung der Thoraxbiometrie hingewiesen (Garret u. Robinson 1971; Bayer et al. 1972; Holländer 1972, 1975, 1984; Hansmann u. Voigt 1973; Schlensker u. Decker 1973; Schillinger et al. 1975; Levi u. Erbsman 1975; Campbell u. Wilkin 1975; Hansmann 1975; Higginbottom et al. 1975). Die wesentlichen Grundlagen im deutschsprachigen Raum wurden von Hansmann gelegt, und eine ausführliche Diskussion über den Einsatz dieser Meßparameter in Abhängigkeit von der Zielsetzung findet sich bei Hansmann et al. (1985). Wir selbst bevorzugen in der Routinediagnostik die Messung des Thoraxquerdurchmessers. Die Bezugsebenen sind leicht definierbar. Bei Beachtung entsprechender anatomischer Orientierungspunkte und Zusatzkriterien ergeben sich reproduzierbare Meßwerte auch beim Einsatz dieser Meßmethode durch mehrere Untersucher am gleichen Patienten.
Wir gehen dabei folgendermaßen vor:

1. Bestimmung der fetalen Längsachse durch einen Längsschnitt.
2. Kippen des Schallkopfes am mütterlichen Abdomen um 90° zu dieser Achse und Aufsuchen des Herzens, ohne dabei einen Vierkammerschnitt einzustellen.

3. Parallelverschieben des Schallkopfes von diesem Orientierungspunkt aus nach caudal bis zur Darstellung der V. umbilicalis.

4. Durch parallele Schnitte wird die V. umbilicalis in ihrem Verlauf verfolgt und jener Punkt aufgesucht, wo die V. umbilicalis in ihrer typischen ovalen Struktur verschwindet bzw. gerade noch sichtbar ist.

5. Der Druck auf das mütterliche und damit auch auf das fetale Abdomen durch den Schallkopf wird reduziert, um eine Kompression des Thorax zu verhindern.

6. Vor Einfrieren des Bildes zur Messung wird nochmals kontrolliert, ob es sich um einen symmetrischen, exakt horizontalen Schnitt handelt.

Dies erfolgt durch Beachtung folgender Faktoren:
Der Schnitt soll möglichst kreisrund sein, die Echos getroffener Rippen sollen links und rechts gleich weit nach ventral reichen, im Bereich der Wirbelsäule sollen 3 Ossifikationszentren dargestellt sein. Die Messung erfolgt am eingefrorenen Bild nach Anlegung der Kaliberpunkte an den äußeren Konturen (Abb. 8.12)

Die Hauptproblematik von Meßfehlern dieses Parameters in dieser Ebene liegt nicht so sehr im Kippen um eine Rechts-links-Achse. An dem Abstand der queren Meßpunkte ändert sich auch dann nichts, wenn der Schnitt in der entsprechenden Höhe frontal gelegt wurde (Abb. 8.13 a, b). Kippt der Schnitt jedoch seitlich ab (Rotation um die dorso-ventrale Achse), so nimmt der Meßfehler in Abhängigkeit vom Neigungswinkel zu. Abb. 8.14 zeigt die Messung an einem seitlich gekippten Schnitt. Der Abgriff falscher Meßparameter ist daran erkennbar, daß die Rumpfform zunehmend oval wird, die Dreiecksanordnung der Knochenkerne im Bereich der Wirbelsäule verschwindet, und auch die Rippenkonturen links und rechts unterschiedliche Strukturen und Ausdehnungen zeigen.

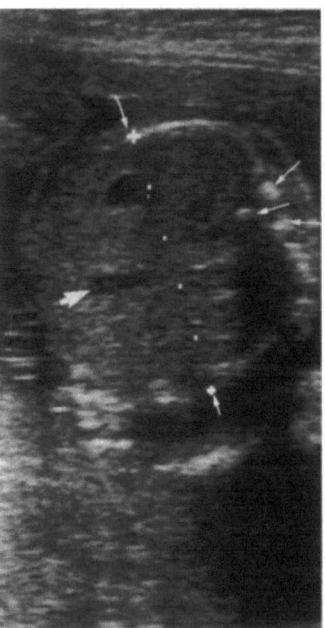

Abb. 8.12. Thoraxbiometrie in der richtigen Ebene bei einem Feten in der 20. Woche. (Die Pfeile markieren die Kontrollpunkte.)

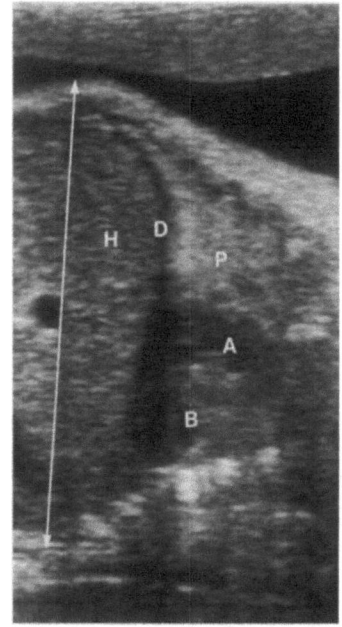
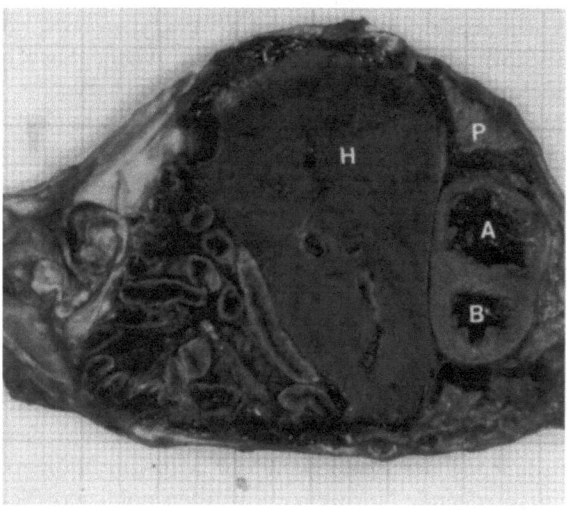

Abb. 8.13. a Thoraxbiometrie bei einem Feten im frontalen Schnitt – Darstellung des Zwerchfells
– die V. umbilicalis im Zentrum der Leber getroffen als Referenzpunkt für die Meßebene

Abb. 8.13. b Analoger Gefrierschnitt in der 23. Woche

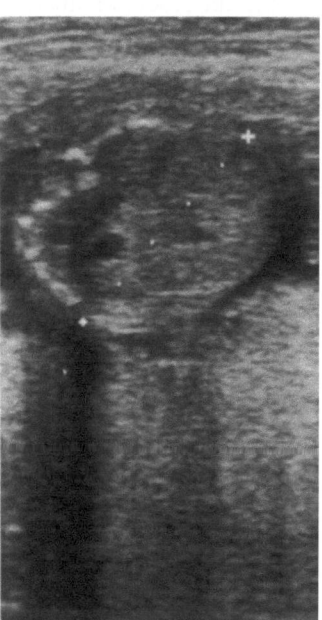

Abb. 8.14. Inkorrekte Messung des Thoraxquerdurchmessers

Bei experimentellen Untersuchungen durch Messungen an gefrorenen Feten fand sich bei einer Rotation der Meßebene um 30° zur dorso-ventralen Achse eine Zunahme des Thoraxquerdurchmessers von 75 mm auf 83 mm (Fehlergröße ca. 11%) (Abb. 8.15 a, b). Überträgt man diese Meßgrößen auf die von Hansmann erstellten Normtabellen (Hansmann et al. 1985), so entspricht der Thoraxquerdurchmesser bei korrekter Messung etwa der 30. Woche, bei Kippen der Meßebene um 30° zur dorso-ventralen Achse mit 83 mm der 33. Woche. Wird die Messung des Thoraxdurchmessers im anterioren-posterioren Bereich durchgeführt, so ergeben sich adäquate Meßfehler bei Kippung um die horizontale Achse (s. Kap. 3).

8.4 Sonstige Strukturen

Bei Horizontalschnitten im Oberbauch kann bei entsprechender Schnittführung auch die Milz dargestellt werden; vor allem dann, wenn der Fetus seine linke Rumpfseite dem Schallkopf zuwendet (Abb. 8.16 a, b). Schmidt et al. (1985) haben auf die Bedeutung der Darstellung der Milz zur Biometrie dieses Organes hingewiesen. Entsprechende Normkurven wurden publiziert (Schmidt et al. 1985; Hansmann et al. 1986). Eine Biometrie der Milz ist sicher keine Forderung für Routineuntersuchungen. Sie hat jedoch nach den Angaben von Schmidt et al. (1985) diagnostische Bedeutung zur Bewertung des Schweregrades einer Rh-Inkompatibilität und bei der Diagnose von Syndromen mit Milzbeteiligung. Unter Umständen stellt eine Milzvergrößerung bei Verdacht auf fetale Infektion ein diagnostisches Hilfsmittel dar. Abschließend sei nochmals darauf hingewiesen, daß die wesentlichen Orientierungspunkte im Abdominalbereich durch die fetalen Gefäße gebildet werden. Auf die Bedeutung der Aorta abdominalis als Orientierungshilfe für die Darstellung der Nieren im Frontalschnitt wird in Kap. 9 eingegangen. Die Abb. 8.17 zeigt einen Frontalschnitt, auf dem die gesamte Aorta abdominalis mit ihrer Aufteilung in die rechte und linke A. iliaca communis dargestellt ist.
Für die Routinediagnostik scheint besonders wichtig, intraabdominale, flüssigkeitsgefüllte Räume anatomisch richtig zuzuordnen (Magen, Harnblase). Finden sich Flüssigkeitsansammlungen an einer der normalen Topographie nicht entsprechenden Stelle, so muß ein gezieltes Screening eingeleitet werden. Dabei ist zu empfehlen, bei allen scheinbar cystischen Strukturauffälligkeiten zur Differenzierung zwischen Gastrointestinaltrakt und Urogenitaltrakt primär die Nieren darzustellen. Finden sich normale Nieren, so müssen beobachtete Cysten dem Gastrointestinal- bzw. dem Genitalbereich angehören (Mesenterialcysten, Choledochuscysten, Milzcysten, Ovarialcysten). Die anatomischen Strukturen des Darmtraktes sind vor dem 3. Trimenon isoliert nur selten darstellbar. Dabei ist es vor allem das Colon, das in unterschiedlichen Abschnitten des Abdomens sowohl durch sein Kaliber als auch durch die angedeutete Haustrierung identifizierbar ist (Abb. 8.18). Bei längerfristiger Beobachtung im 3. Trimenon können sowohl im Magenbereich als auch im Darmbereich peristaltische Abläufe gesehen werden. Dies hat insofern Bedeutung, als bisweilen stärker gefüllte Darmschlingen einen cystischen Charakter annehmen können; nimmt man sich jedoch die Zeit für eine längerfristige Beobachtung, so verschwinden diese Strukturen in Zusammenhang mit der Peristaltik häufig.
Bei dorso-posteriorer Lage und stark angewinkelten Beinen und Händen ist es manchmal möglich, den Abdominalbereich sonographisch zu erreichen. Da jedoch

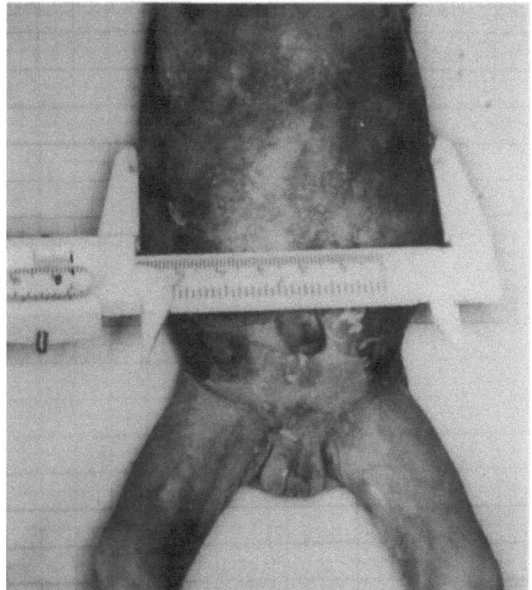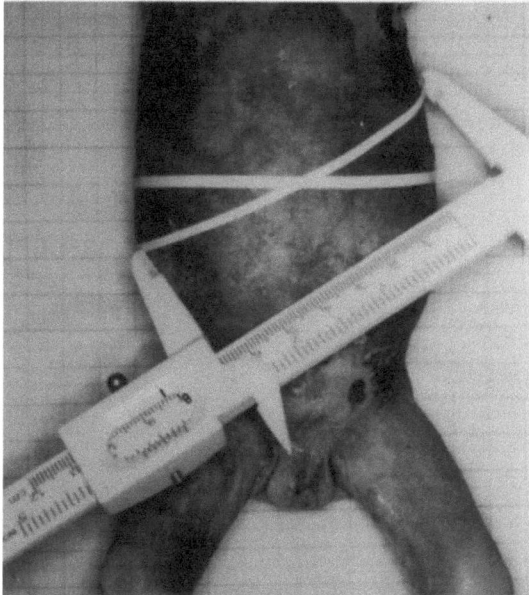

Abb. 8.15. a Korrekte Messung, der Thoraxquerdurchmesser beträgt 75 mm

Abb. 8.15. b Messung nach Rotation der Abgriffspunkte um einen Winkel von 30° zur dorso-ventralen Achse – der Thoraxquerdurchmesser ist auf 83 mm „verlängert"

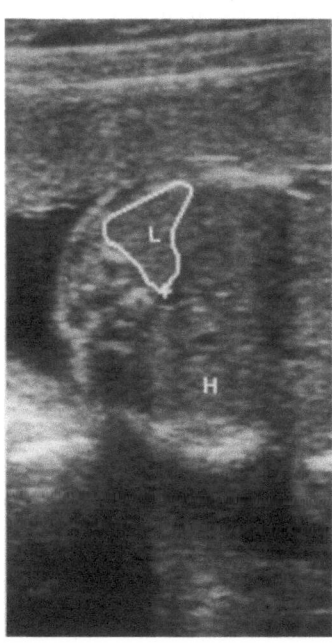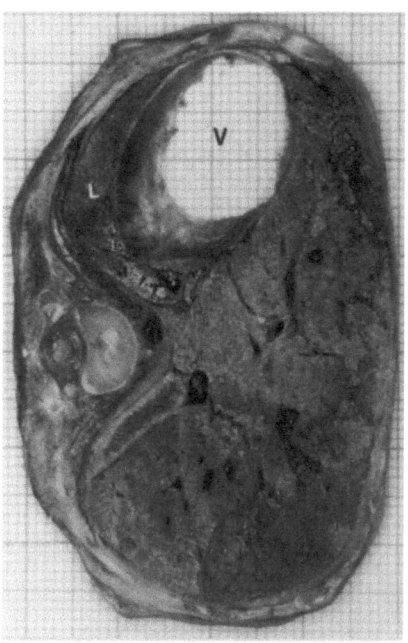

Abb. 8.16. a Darstellung der Milz im linken Oberbauch bei Horizontalschnitt durch einen fetalen Rumpf in der 24. Woche, Wirbelsäule bei 9 Uhr

Abb. 8.16. b Analoger Gefrierschnitt   am Gefrierschnitt der Magen getroffen – am Ultraschallbild der Magen nicht gefüllt

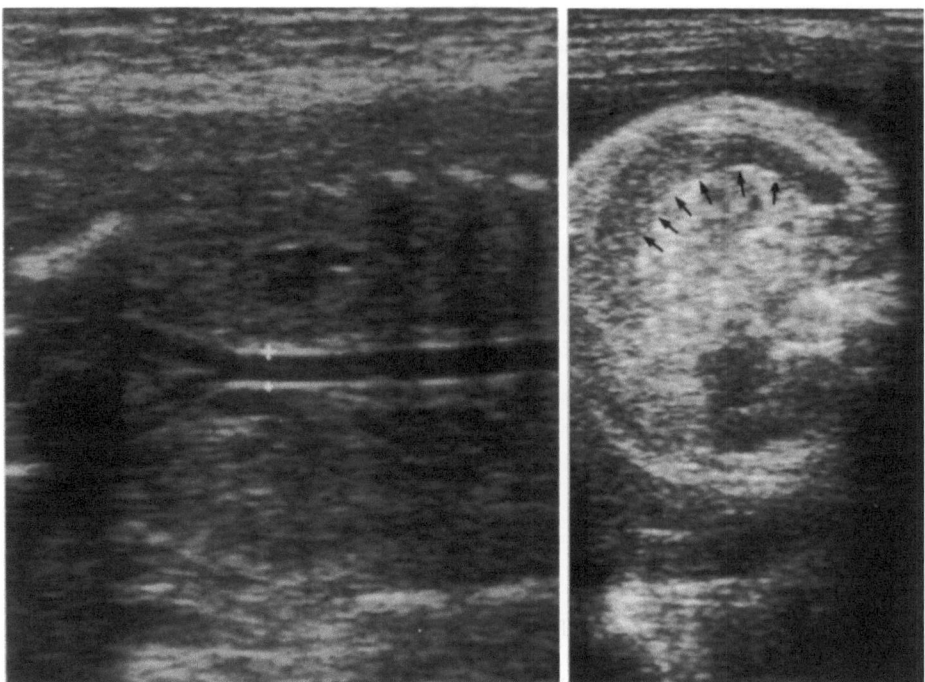

Abb. 8.17. (links) Frontalschnitt durch ein fetales Abdomen in der 24. Woche. Der Schnitt trifft die Aorta abdominalis und die Aufzweigung in die A. iliaca communis dextra et sinistra

Abb. 8.18. (rechts) Horizontalschnitt durch einen fetalen Rumpf in der 40. Woche. Unter der Bauchdecke stellt sich ventral das flüssigkeitsgefüllte Colon transversum dar

eine exakte Thoraxbiometrie einen Grundpfeiler des Screenings darstellt und Entwicklungsanomalien des Urogenital- und Gastrointestinaltrakts relativ häufig sind, sollte in solchen Fällen vorerst versucht werden, durch Seitenlagerung der Mutter einen Zugangsweg zu finden. Gelingt dies nicht, so kann man durch Stoßpalpation fetale Bewegungen provozieren, um dann geeignete Schallfenster für die Betrachtung des Abdomens zu schaffen. Führt auch dies nicht zum Erfolg, so ist eine nochmalige mehrzeitige Untersuchung auf Grund der oben angeführten Argumente unbedingt angezeigt.

9 Urogenitaltrakt

Der Bewertung des fetalen Urogenitaltrakts kommt in Zusammenhang mit der Häufigkeit von Anomalien in diesem Bereich zentrale Bedeutung zu. In unserem eigenen Kollektiv stehen Mißbildungen des Urogenitaltrakts numerisch an 2. Stelle. Die globale Inzidenz von Mißbildungen des Harntrakts bei Autopsien von Kindern wird zwischen 5 und 7,8% angegeben (Zschock et al. 1968; Porter 1978).

Die Bedeutung der praenatalen Ultraschalldiagnostik in diesem Organbereich wird durch die zunehmende Zahl von Publikationen deutlich, in denen Mißbildungen in diesem Bereich nicht mehr in Form von Kasuistiken, sondern in Form von Übersichtszusammenstellungen mit großen Fallzahlen dargestellt werden (Hansmann et al. 1979, 1985; Weiss et al. 1981; Schmidt et al. 1981; Zerres 1981; Harrison 1983; Staudach et al. 1984; Hansmann 1984; Maurer et al. 1985). Eine Beschreibung der normalen Nierenmorphologie im Verlauf der Schwangerschaft unter Einschluß biometrischer Daten erfolgte durch Bernaschek u. Kratochwil (1980), Grannum et al. (1980), Kratochwil (1982), Bowie et al. (1983), Jeanty u. Romero (1984), sowie Hansmann et al. (1985).

9.1 Niere

Die Ansichten über den frühesten Zeitpunkt des sonographisch möglichen Nachweises fetaler Nieren haben sich im Laufe der letzten Jahre deutlich nach unten verschoben. Wir selbst konnten fetale Nieren frühestens zum Zeitpunkt der 12. bis 13. Woche nachweisen, allerdings unter ganz bestimmten Voraussetzungen der fetalen Lage zum Schallkopf (Abb. 9.1a−c und 9.5).

Ab der 16. Woche gelang der sonographische Nachweis fetaler Nieren beim Einsatz von Schallköpfen mit einer Frequenz von 5 Megahertz in 95% der Fälle. Die sonographische Darstellung des fetalen Urogenitaltrakts stellt ein klassisches Beispiel für die unbedingt erforderliche Einhaltung von schnittanatomischen Standardebenen dar.

9.1.1 Frontalschnitte

Frontalschnitte sind im allgemeinen zur Darstellung des Urogenitaltrakts besonders gut geeignet. Die Orientierung sollte primär durch die Schnittbilddarstellung der Wirbelsäule im Frontalschnitt gewonnen werden und der Schallkopf danach langsam nach ventral wandern, bis die Wirbelechos verlassen sind und sich das Band der

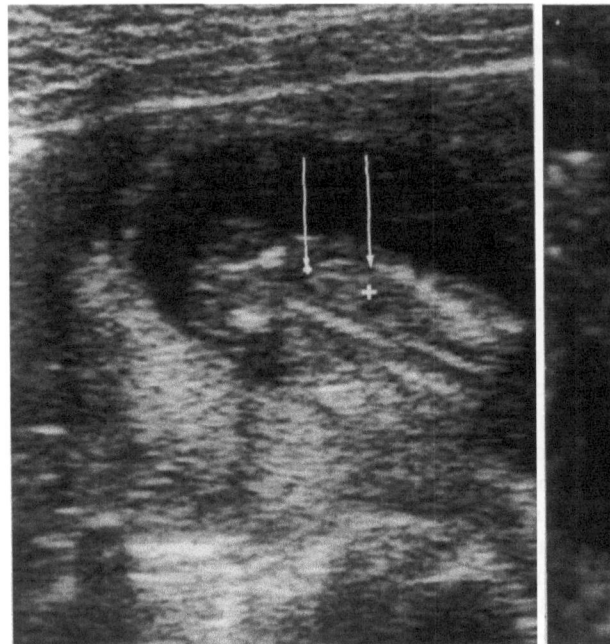
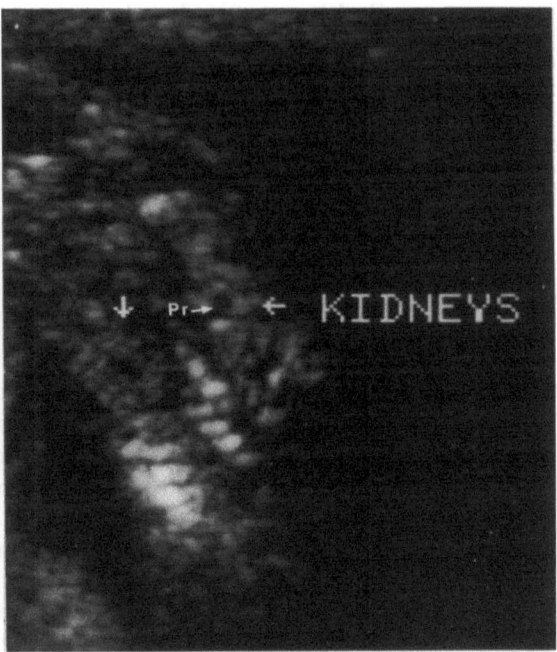

a   b

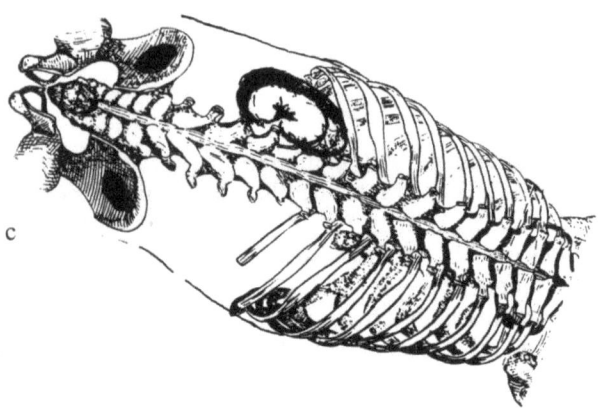

c

Abb. 9.1. a Frühe Darstellung der Nieren (14. Woche) durch ideale Schallfenster. Die Schallebene trifft die Niere ungehindert zwischen dem Os ileum und den Rippen in einem Frontalschnitt

Abb. 9.1. b Darstellung der Nieren an einem praevertebralen Frontalschnitt (Fetus in analoger Position wie in Abb. 9.1 a) in der 13. Woche. Zwischen Nierenparenchym und Nierenbecken (Pelvis renalis *Pr*) kann differenziert werden

Abb. 9.1. c Schematische Skizze zur Darstellung der Schnittebene

Aorta abdominalis darstellt (Abb. 9.2 a). Auf dieser Schnittebene erscheinen die Nieren im Vergleich zur Umgebung relativ schalldicht, was wohl nur als indirekter Effekt gedeutet werden kann, da die Nieren auf allen anderen Schnittebenen im Vergleich zu anderen Organen echoarm erscheinen. Ursache für dieses Phänomen im Frontalschnitt ist die Tatsache, daß die cranial von der Niere gelegenen anatomischen Strukturen durch die Schallschatten der Rippen kaum zur Darstellung kommen und damit in diesem Bereich insgesamt der Eindruck einer Echoabschwächung

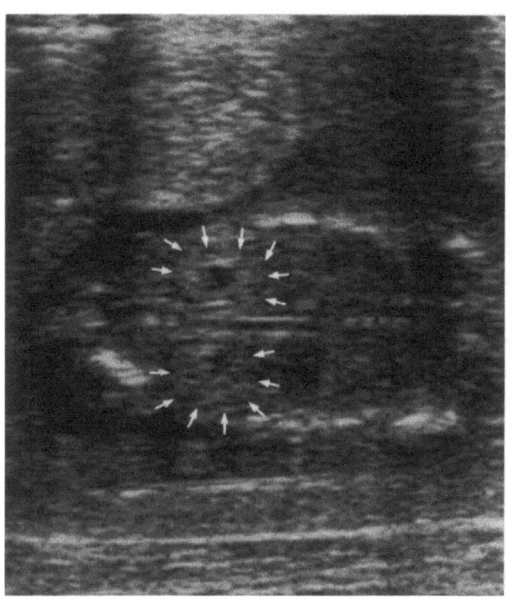

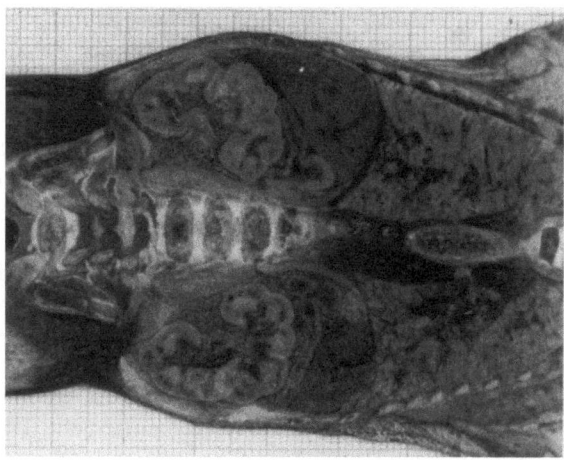

b

Abb. 9.2. a Darstellung beider Nieren durch einen praevertebralen Frontalschnitt. Die Nieren liegen symmetrisch links und rechts von der Aorta – zwischen Parenchym und Nierenbecken kann differenziert werden (16. Woche)

Abb. 9.2. b Gefrierschnitt bei einem Feten in der 18. Woche. Der Gefrierschnitt trifft ebenfalls beide Nieren, median ist jedoch im Unterschied zur Abb. 9.2 a die Wirbelsäule getroffen

Abb. 9.2. c Schematische Skizze der Schnittebene

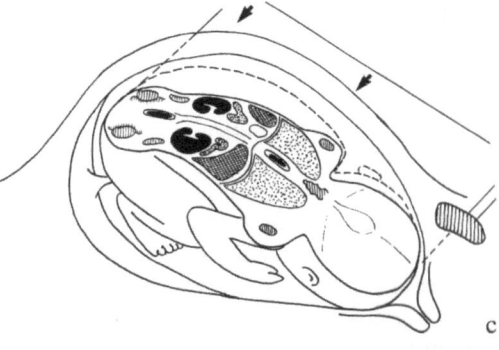

c

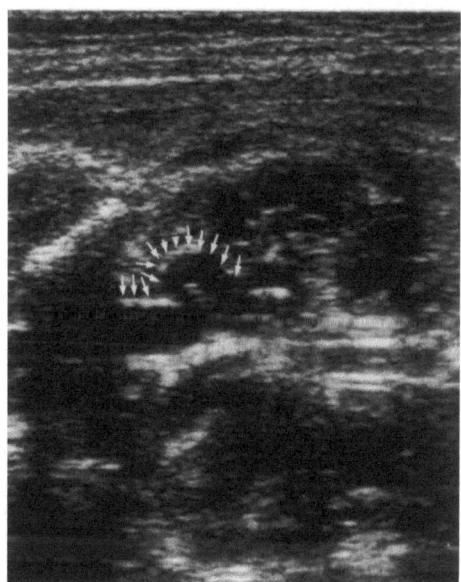

Abb. 9.3. Darstellung des Ureters (erweitert geschlängelt, *Pfeile*); in dieser Schnittebene bei praevesicaler Obstruktion

entsteht. Besonders günstig liegt diese Schnittebene dann, wenn die fetale Körperlängsachse mit dem Steiß schräg gegen den Schallkopf gerichtet ist (Abb. 9.1 a–c).
Vor allem bei dieser Position konnten zwischen der 12. und 14. Woche die Nieren
einschließlich der Nierenbecken dargestellt werden. Die Nieren werden bei dieser
fetalen Position von den Schallwellen ungehindert getroffen – weder die Rippen
noch das Os ileum können Echoschatten bilden – dies bedingt die gute Darstellbarkeit.

Das Aufsuchen einer frontalen Schnittebene ist ebenfalls Voraussetzung für die
gleichzeitige Beurteilung beider Nieren und der Harnblase, da durch geringes Verschieben des Schallkopfes nach ventral im caudal von den Nieren gelegenen Bereich
die Harnblase und die Nieren gleichzeitig zur Darstellung kommen. Auch die sonographische Identifikation der Ureteren im Falle von pathologischen Veränderungen
gelang uns bislang nur in dieser Ebene, was insofern verständlich ist, als diese Ebene
in etwa dem Verlauf der Ureteren entspricht. Die Abb. 9.3 zeigt einen dilatierten
geschlängelten Harnleiter bei praevesicaler Obstruktion. Der frontalen Schnittebene
kommt unter Beachtung der obengenannten Faktoren somit folgende Bedeutung zu:

1. Gleichzeitige Darstellung beider Nieren mit der Möglichkeit eines Vergleiches
   zwischen linker und rechter Niere auf einer Schnittebene.
2. Gleichzeitige Darstellung von Nieren und Harnblase.
3. Darstellung der Ureteren im Falle pathologischer Veränderungen.

9.1.2 Horizontalschnitte

Horizontalschnitte zur Darstellung der fetalen Nieren sind vor allem dann von
Vorteil, wenn die Wirbelsäule dorso-anterior oder exakt dorso-posterior liegt. Die
Nieren kommen dabei parallel unter dem Schallkopf zu liegen und sind dann auch
in dieser Schnittebene vergleichend zu betrachten (Abb. 9.4 a–c und 9.5). Sucht man
durch Parallelverschieben des Schallkopfes den größten kreisförmigen Nierenquer-
schnitt, so kann an diesem Schnitt die Breite und Dicke der Nieren gemessen werden
(Abb. 9.6). Auch für eine Beurteilung der Nierenbeckengröße bietet dieser Schnitt
ideale Möglichkeiten (Abb. 9.7). Bis zum Einsatz von 5 Megahertz-Schallköpfen
gelang uns die Darstellung der Nierenbecken selten. Seit dem zunehmenden Einsatz
dieser hoch-auflösenden Schallköpfe bildet die Darstellung des Nierenbeckens einen
Routinebefund. Deutinger et al. (1984) sind auf die Frage einer Grenzziehung zwischen Norm und Pathologie der Erweiterung der Nierenbecken eingegangen und
haben auch das Nierenbeckenvolumen berechnet. Sie fanden Erweiterungen – definiert durch Maximalausdehnungen zwischen 5 und 8 mm im anterior-posterioren
Durchmesser – in 13% ihres untersuchten Kollektivs. Dabei konnte kein Zusammenhang zwischen dem Füllungszustand der Harnblase und Nierenbeckenfüllung
beobachtet werden. Maurer et al. (1985) beschreiben 8 geringfügige Nierenbeckenerweiterungen, bei denen erst im Rahmen der postpartalen Abklärung in einigen
Fällen ein vesico-ureteraler Reflux und eine geringfügige praevesicale Stenose diagnostiziert werden konnten. Hoddick et al. (1985) fanden Ektasien des Nierenbek-
kens über 3 mm in 18% – in einem Viertel aller Fälle mit Ektasien waren diese vom
Hydrationszustand der Mutter abhängig. Aus diesen Beobachtungen ist der Schluß
zu ziehen, daß bei Erweiterungen der Nierenbecken über ein Maß von 5 mm ein
kurzfristiges sonographisches Screening angezeigt ist und auch eine postpartale
kinder-urologische Untersuchung indiziert erscheint. In unserem eigenen Kollektiv

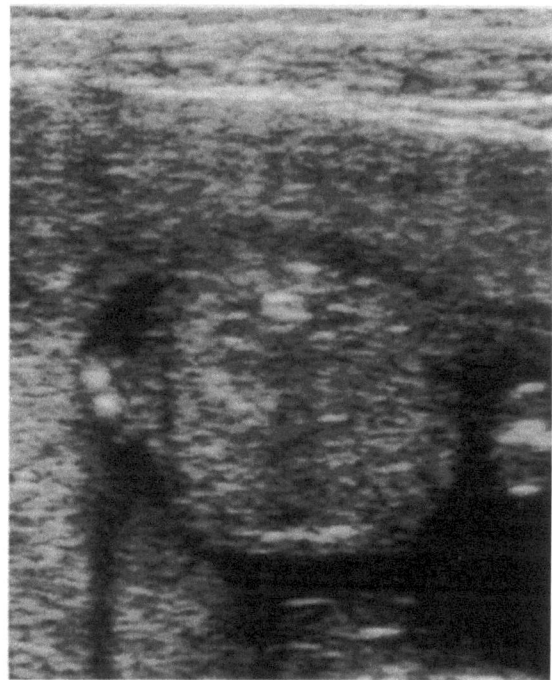

Abb. 9.4. a Darstellung der Niere im Horizontalschnitt. Der Fetus liegt dorso-anterior, paravertebral sind beide Nieren symmetrisch getroffen. In den Nieren sind zentral die Nierenbecken sichtbar (16. Woche)

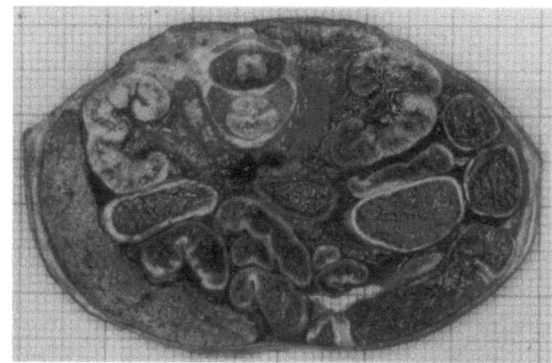

Abb. 9.4. b Gefrierschnitt in der analogen Schnittebene bei einem Feten in der 22. Woche. An der Niere ist die fetale Lappung sichtbar

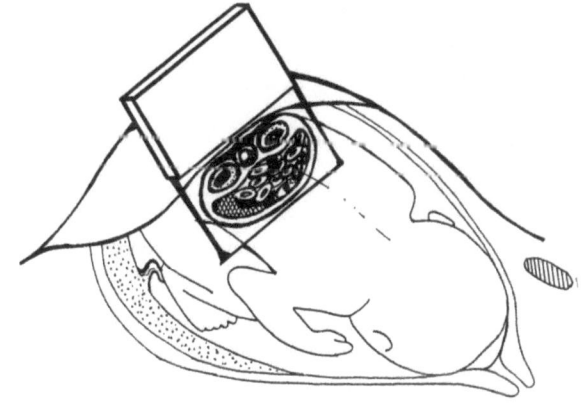

Abb. 9.4. c Schematische Darstellung der Schnittebene

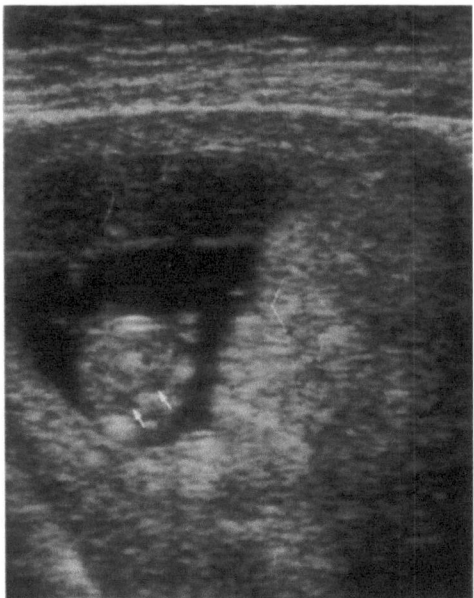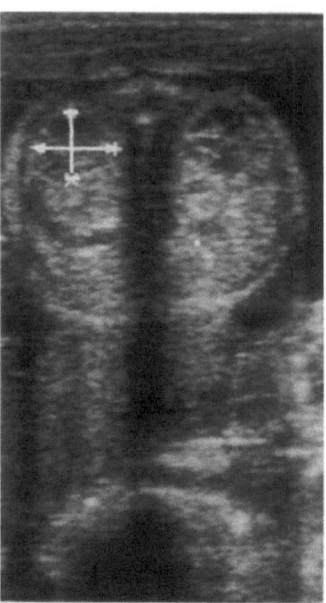

Abb. 9.5. (links) Frühe Darstellung der Nieren im Horizontalschnitt in der 12. Woche – die Nieren stellen sich kreisrund (*Pfeile*) paravertebral dar – die Wirbelsäule liegt bei 5 Uhr

Abb. 9.6. (rechts) Messung der Nierenbreite und Nierendicke am Horizontalschnitt

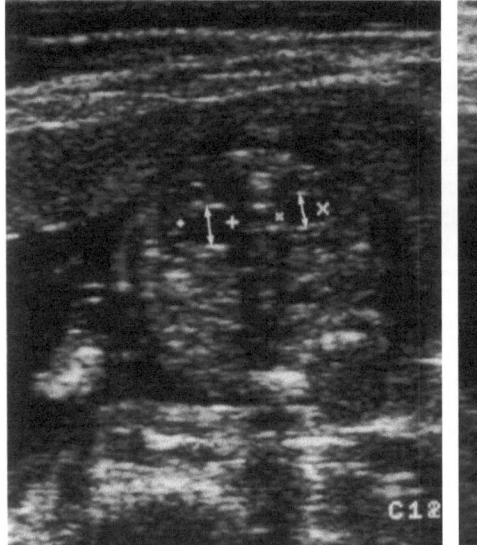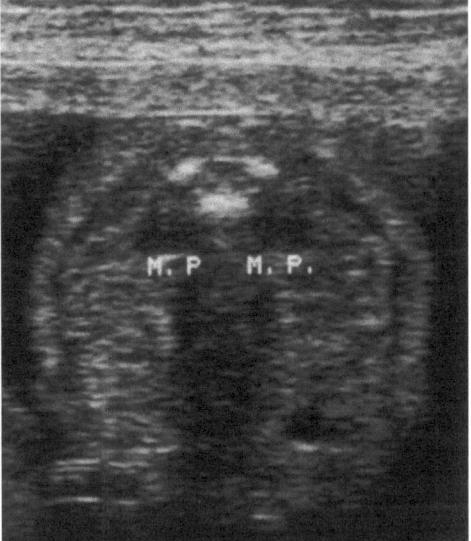

Abb. 9.7. (links) Horizontalschnitt durch die Nieren bei einem Feten in der 20. Woche. Die Nierenbecken im Zentrum der Niere deutlich erweitert. Der A.-p.-Durchmesser der Nierenbecken 9 mm

Abb. 9.8. (rechts) Horizontalschnitt durch das Abdomen bei einem Feten in der 24. Woche. Die echoarmen Bezirke paravertebral entsprechen dem M. psoas (*M.P.*)

von insgesamt 11 obstruktiven Veränderungen am Urogenitaltrakt war in jedem Fall die Spreizung der Nierenbecken die Indikation zu einem fortlaufenden, wiederholten, kurzfristigen Screening, in dessem Rahmen noch praepartal die endgültigen Diagnosen gesichert werden konnten. Die Abb. 9.7 zeigt den in der 20. Woche erhobenen Erstbefund einer subpelvinen Stenose, die im Rahmen weiterer Kontrollen praepartal dieser Pathologieform zugeordnet werden konnte. Bei analoger Lage des Kindes und Schnittführung kann sich links und rechts von der Wirbelsäule der M. psoas als echoarme Struktur darstellen und darf nicht als Ektasie der Nierenbecken fehlgedeutet werden (Abb. 9.8).

9.1.3 Sagittalschnitte

Zur Komplettierung des Screenings an der Niere sollte, wenn möglich, zusätzlich zu den beiden bislang genannten Schnittebenen ein paramedianer, dorso-posteriorer Sagittalschnitt eingestellt werden (Abb. 9.10a–c). An diesem Schnitt kommt jeweils nur eine Niere zur Darstellung, und um einen Vergleich durchführen zu können, muß der Schallkopf über die Wirbelsäule zur kontralateralen Seite wandern. Dieser Schnitt ist zur Beurteilung der topographischen Lage der Niere in Bezug zum Gesamtabdomen und zur Messung der Nierenlänge besonders gut geeignet (Abb. 9.9 und 9.10a). Bei Darstellung der fetalen Niere durch „gezoomte" Bilder und Verwendung von hochauflösenden Schallköpfen kann auch die morphologisch typische Struktur der fetalen Niere sonographisch klar identifiziert werden (Abb. 9.13). Dabei können am Ultraschallbild analog zur Realanatomie Nierenbecken, Mark- und Rindenanteile, sowie die typische Lappung der fetalen Niere zur Darstellung kommen (Abb. 9.11 und 9.13). Grundlegende Arbeiten über die Entwicklung der fetalen Niere finden sich bei Oliver (1968), McCrory (1972) sowie Potter (1972).

9.1.4 Biometrie

Eine exakte Biometrie der Nieren ist in all jenen Fällen indiziert, wo der Verdacht auf Pathologie ausgesprochen wurde. Sie sollte die Messung im Quer- und Längsdurchmesser beinhalten (Abb. 9.6). Entsprechende Meßparameter wurden von Grannum et al. (1980) durch die Bestimmung des Nierenumfangs im Vergleich zum Abdominalumfang, sowie für die Längs-, Quer- und Dickendurchmesser von Jeanty u. Romero (1984) erstellt. Bei diesen Messungen ist jedoch zu berücksichtigen, daß vor allem der craniale Nierenpol nicht in allen Fällen klar definiert werden kann, da die Nebenniere dem cranialen Nierenpol direkt aufsitzt und dieses Organ beim Feten in Relation zur Niere noch ein beachtliche Dimension hat (Abb. 9.12). Vor allem bei der Messung im Frontalschnitt (Abb. 9.14) ist der wahre craniale Nierenpol nicht immer klar definierbar.

Mit zunehmendem Gestationsalter grenzt sich die Niere gegen ihre Umgebung immer deutlicher ab (Abb. 9.15), was Bowie et al. (1983) auf die vermehrte Einlagerung von Baufett in der Nierenumgebung zurückführen.

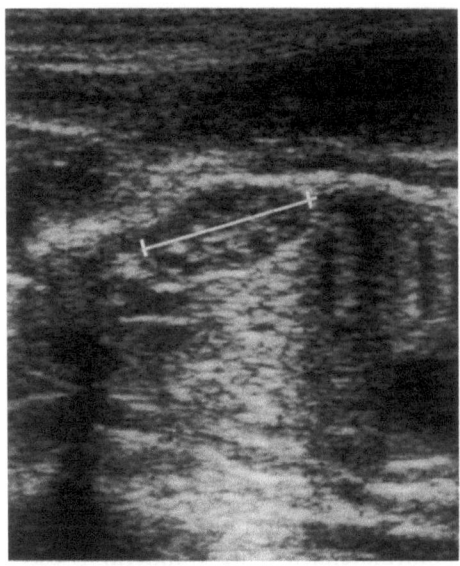

Abb. 9.9. Messung der Nierenlänge. Gute Abgrenzung im 3. Trimenon

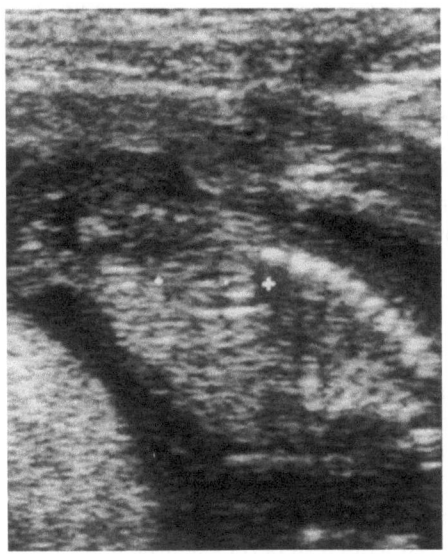

a

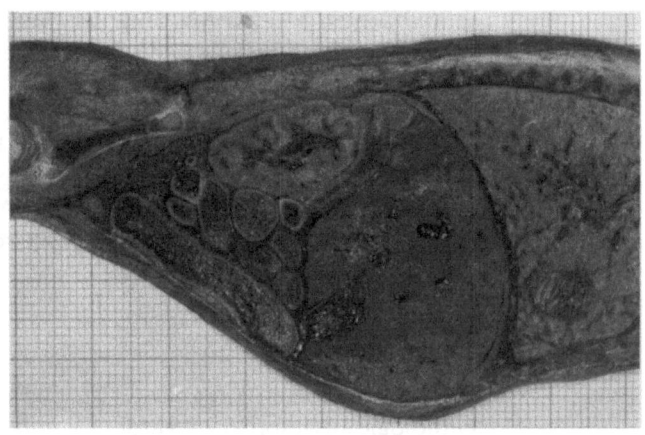

b

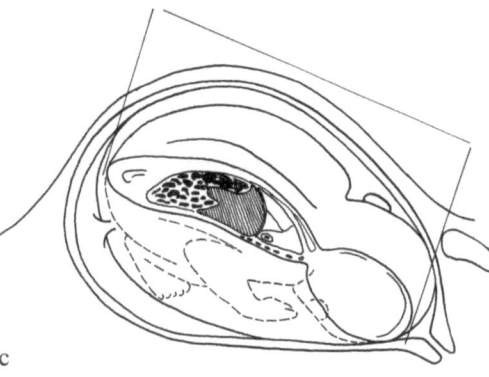

c

Abb. 9.10. a Darstellung der Niere im paravertebralen Sagittalschnitt bei einem Feten in der 17. Woche. Der Rücken liegt dorso-anterior. Bei der Messung der Nierenlänge der craniale Nierenpol schlecht abgrenzbar

Abb. 9.10. b Gefrierschnitt in der analogen Ebene bei einem Feten in der 22. Woche

Abb. 9.10. c Schematische Zeichnung der Schnittebene

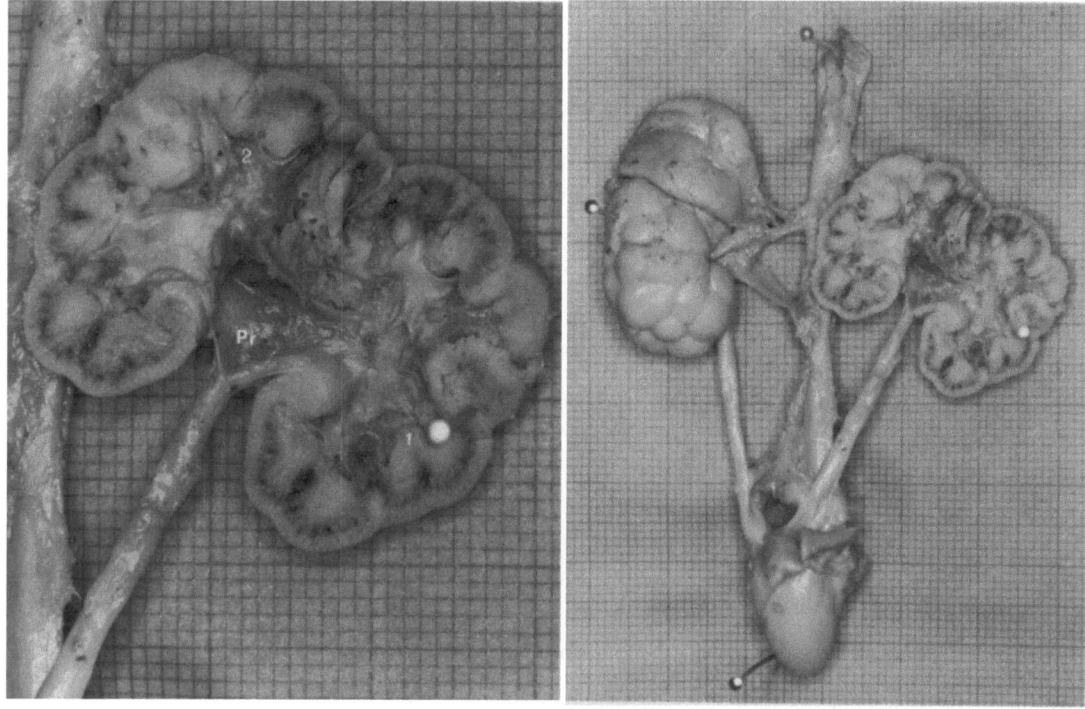

Abb. 9.11. (links) Frontalschnitt durch eine fetale Niere in der 23. Woche zentral durch das Pelvis renalis (*Pr*). Die fetale Lappung deutlich sichtbar. *1* Pyramides renales, *2* Calices renales

Abb. 9.12. (rechts) Urogenitaltrakt eines Feten in der 23. Woche. Die Ureteren freipräpariert, die Blase aufgefüllt (Urethra ligiert), die Aorta am Präparat belassen – die linke Niere aufgeschnitten, an der rechten Niere die große Nebenniere belassen

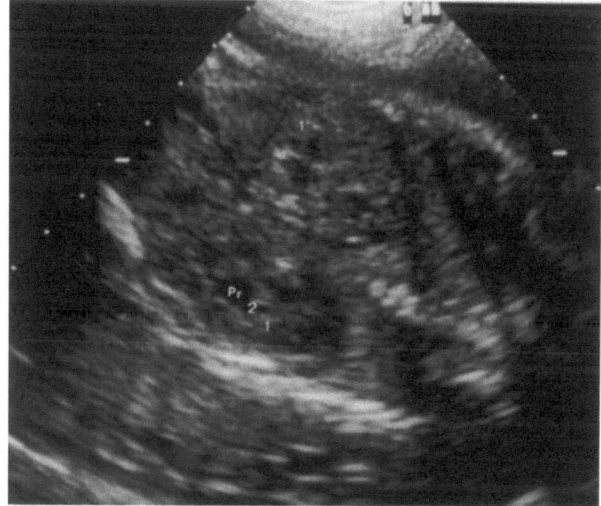

Abb. 9.13. Praevertebraler Frontalschnitt durch die Nieren bei einem Feten in der 28. Woche. An den Nieren kann zwischen Nierenbecken (*Pr*) und Nierenparenchym unterschieden werden, Pyramides renales (*1*) und Calices renales (*2*) sind am Schnitt getroffen

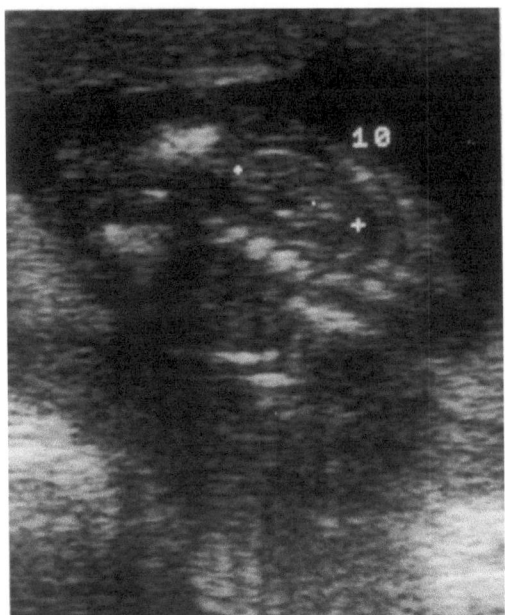 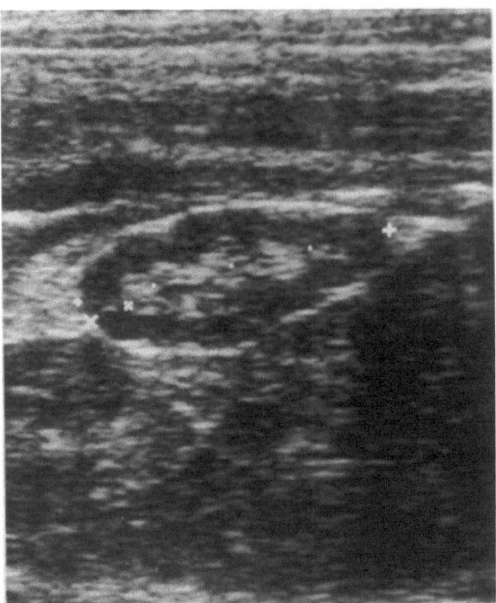

Abb. 9.14. (links) Darstellung der fetalen Niere an einem praevertebralen Frontalschnitt in der 18. Woche. Messung der Nierenlänge – im cranialen Bereich keine deutliche Abgrenzung gegen die Nebenniere, die Umgebung der Niere (Capsula adiposa) echoarm

Abb. 9.15. (rechts) Paravertebraler Sagittalschnitt durch die Niere eines Feten in der 40. Woche. Messung der Nierenlänge, keine deutliche Abgrenzung gegen die Nebenniere. Die fetale Renculisierung besonders deutlich sichtbar durch die scharfe Abgrenzung gegen die echoreiche Capsula adiposa

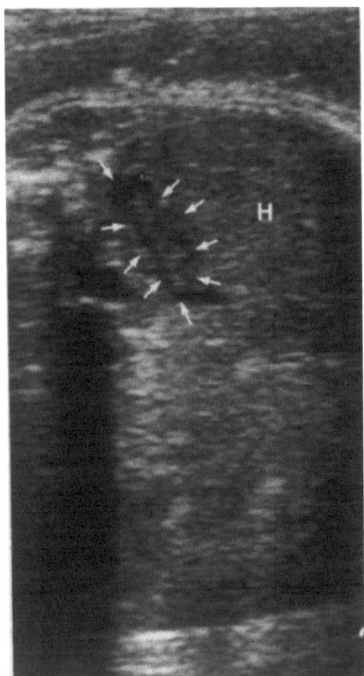

Abb. 9.16. Darstellung der rechten Nebenniere bei einem Horizontalschnitt an einem Feten in der 40. Woche. Die Nebenniere (*Pfeile*) erscheint im Vergleich zur Leber echoarm, zwischen Mark und Rinde kann differenziert werden

9.2 Nebenniere

Auf die Darstellung der Nebenniere wurde von Lewis et al. (1982) sowie Jeanty u. Romero (1984) hingewiesen; die letztgenannten Autoren haben auch Normtabellen über die Maße der Nebenniere publiziert. Die Abb. 9.16 zeigt die rechte Nebenniere mit den typischen Mark- und Rindenstrukturen bei einem horizontalen Schnitt im Oberbauch. Nach unseren Beobachtungen ist die rechte Nebenniere auf Grund der besseren Abgrenzbarkeit gegen die typischen Strukturen der Leber besser darstellbar als die linke Nebenniere.

Wir beziehen die Darstellung der Nebenniere in unser Screening nicht ein, da der bislang bekannte Aussagewert dieser Organdiagnostik in keinem Verhältnis zum Aufwand steht. Möglicherweise ist in Zukunft die sonographische Darstellung der Nebenniere im Rahmen der subpartalen Diagnostik ein Parameter, der neue Aspekte aufzeigt.

9.3 Harnblase

Eine aussagekräftige Beurteilung des Urogenitaltrakts ist nur unter gleichzeitiger Beachtung der Fruchtwassermenge (s. Kap. 3) und der gleichzeitigen Beurteilung der Harnblase möglich. Die Harnblase stellt sich normalerweise als cystisch imponierende, median im Unterbauch liegende, runde bis ovale Struktur dar (Abb. 9.17). Mit Sicherheit kann diese Struktur jedoch nur dann als Harnblase identifiziert werden, wenn sich an ihr rhythmisch dynamische Füllungsveränderungen zeigen. Wir selbst haben in unserem Screeningkollektiv eine fatale Fehldeutung der falschen Interpretation einer cystischen Niere als Harnblase zuzuschreiben (s. Kap. 2.2). Treten für den Untersucher Zweifel an der topographischen Zuordnung eines flüssigkeitsgefüllten Hohlraumes im Unterbauch auf, so empfiehlt sich eine Wiederholung der Untersuchung.

Die Grundlagen für das heutige Wissen um die physiologischen Veränderungen der fetalen Blase wurden von Campbell et al. (1973), Wladimiroff (1978), Wladimiroff u. Campbell 1974, Wladimiroff et al. (1976), Visser et al. (1981) und Kurjak et al. (1981) gelegt. Zur Bestimmung des Blasenvolumens (Campbell et al. 1973) wird die Ausmessung der Maximalabstände der Harnblase im Längs-, Quer- und Tiefendurchmesser verwendet und das Volumen nach der Formel: $V = \frac{\pi}{6} \times a \times b \times c$ berechnet. Dabei konnte beobachtet werden, daß sich die Blase in einem Zyklus zwischen 50 und 155 min entleert, wobei die Entleerungsphase sehr rasch abläuft. Eine übersichtliche Zusammenstellung über die dynamischen Vorgänge im Fruchtwasser im Zusammenhang mit der fetalen Urinproduktion findet sich bei Brusis et al. (1975). Wir selbst konnten beobachten, daß sich die Entleerung der Blase durch Stoßpalpationen am Uterus provozieren läßt. Auf Einzelheiten der diagnostischen Möglichkeiten bei Oligohydramnie mit Verdacht auf Mißbildungen im Bereich des Urogenitaltrakts (Fruchtwasserersatz, pharmakologische Urinprovokation) wurde von Hansmann et al. (1985) ausführlich hingewiesen und kann im Rahmen dieses Buches nicht genauer eingegangen werden. Hansmann et al. (1985) haben in Zusammenhang mit der Entleerung der Harnblase ein typisches „Jet-Phänomen" im Frucht-

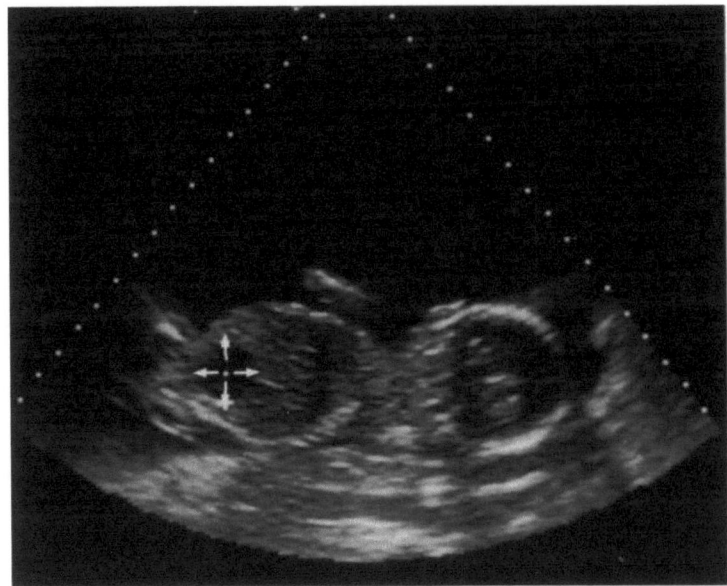

Abb. 9.17. Darstellung der Blase bei einem Feten in der 20. Woche bei ausgeprägtem Hydramnion. Die Pfeile markieren 2 der 3 Meßparameter für die Volumenberechnung der fetalen Harnblase

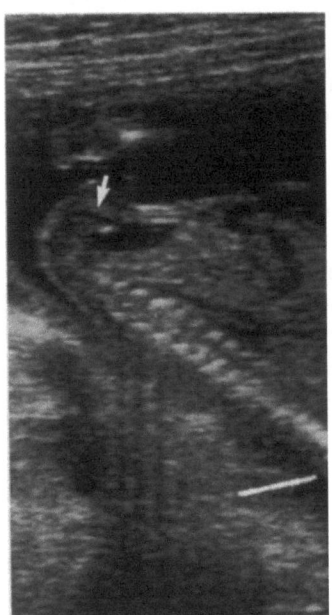 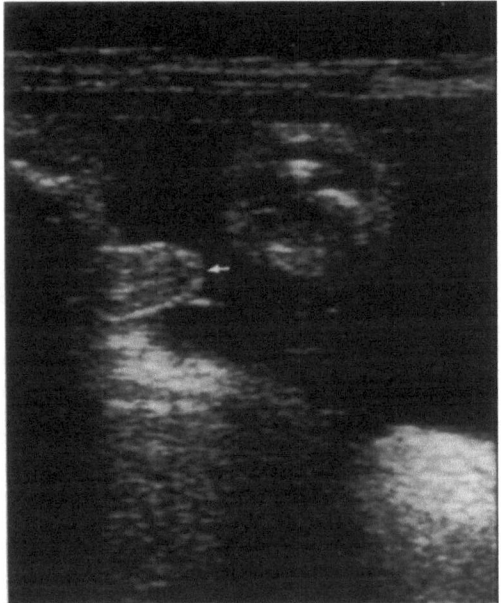

Abb. 9.18. (links) Medianer Sagittalschnitt bei einem weiblichen Feten in der 20. Woche. In der Mictionsphase ist die Urethra (*Pfeil*) dargestellt

Abb. 9.19. (rechts) Schnitt durch den Penis bei einem Feten in der 34. Woche. Bei der Miction stellt sich zentral die Urethra dar (*Pfeile*)

wasser beschrieben. Der notwendige Zeitaufwand für eine solche Darstellung steht in keinem Verhältnis zur Aussagekraft. Im Rahmen unserer eigenen Untersuchungen konnten wir in Zusammenhang von Mictionsvorgängen, sowohl bei Knaben als auch bei Mädchen, während der Miction die Urethra darstellen (Abb. 9.18 und 9.19). Dabei handelt es sich um Ausnahmesituationen, die für die Routinediagnostik keinerlei Bedeutung haben.

9.4 Genitale

Neben den Fragen, zu welchem Zeitpunkt und durch welche Charakteristika das fetale Genitale durch die Ultraschalluntersuchung sicher differenzierbar ist, erheben sich speziell bei dieser Thematik eine Reihe von ethischen, psychologischen und juristischen Aspekten. Eine ausführliche Übersicht über den aktuellen Stand der Literatur der Geschlechtsdiagnostik am Feten wurde von Eleyalde et al. (1985) publiziert. In dieser Arbeit findet sich eine Literaturzusammenstellung von insgesamt 3891 Fällen mit einer exakten Differenzierung der Korrektheit der Geschlechtsdiagnostik in Abhängigkeit von Gestationsalter und Geschlecht. Die Übersicht bezieht sich auf die Untersuchungsergebnisse zahlreicher Autoren. Die Analyse der Literaturübersicht zeigte, daß das Geschlecht insgesamt in 65,6% differenziert werden konnte.

Die beiden Arbeiten mit den größten Kollektiven (Birnholz 1983; Eleyalde et al. 1985) geben vor der 24. Woche Darstellungsraten von 40 bzw. 60% an, mit einer Irrtumsrate von jeweils 3%. Die Auflistung des Zeitpunkts der frühesten Diagnostik beginnt mit der 13. Woche. Mit Ausnahme der Arbeit von Stephens u. Sherman (1983), die über 100 Fälle mit einer Trefferquote von 100% berichten, ist kein anderes Kollektiv fehlerfrei. Diese Tatsache muß deshalb betont werden, da jede praenatale sonographische Geschlechtsdiagnostik die Möglichkeit einer Fehlbeurteilung beinhaltet, solange keine anderen Ergebnisse vorliegen. Daraus resultiert, daß in allen Fällen, bei denen eine potentielle Konsequenz aus der Geschlechtszuordnung aus genetischer Sicht erwachsen könnte, die genetische Karyotypisierung vor jeglicher Konsequenzziehung stehen muß. Des weiteren entbindet diese Tatsache, zumindest nach der Rechtssprechung in Österreich, auch vor der Verpflichtung einer Geschlechtsmitteilung, wie diese offensichtlich in den USA auf Grund der dortigen Rechtsgrundlage sowohl vom Recht des Patienten als auch von der Verpflichtung des Arztes her besteht (Kass u. Shaw 1976; Kenna 1973). Die mit der Mitteilung des Geschlechts verbundene ethische und psychologische Problematik wird durch die Publikation von Stenchever (1972) erhärtet. Unter dem Vorwand des gewünschten Ausschlusses eines Down-Syndroms wurde eine cytogenetische Untersuchung nach Amniocentese durchgeführt. Nach Mitteilung des normalen Chromosomensatzes bei weiblichem Geschlecht wurde von der Patientin die Entscheidung zum Schwangerschaftsabbruch gefällt.

Es gibt jedoch eine Reihe medizinischer Argumente, die den potentiellen Wert einer sonographischen Geschlechtsbestimmung rechtfertigen:

1. Die Möglichkeit der Diagnose einer testiculären Feminisierung (Stephens 1984).
2. Die Bestätigung der richtigen Technik bei Amniocentese in Fällen von Mehrlingsschwangerschaften (Eleyalde u. DeEleyalde 1984).

3. Eine Screeningunterstützung für genetische Labors zum Ausschluß mütterlicher Zellbeimengungen bei der sonographischen Diagnose eines männlichen fetalen Geschlechts.
4. Der direkte Nachweis von Geschlechtsmißbildungen (Hansmann et al. 1985; Cooper et al. 1985).

Nur diese Gründe haben uns veranlaßt, die Möglichkeit einer Geschlechtsdiagnostik am Feten aus anatomischer Sicht in diesem Buch mit aufzunehmen. Die früheste Geschlechtssicherung gelang in unserem Untersuchungskollektiv in der 13. Woche (Abb. 9.20); dabei muß jedoch betont werden, daß bei der Diagnose in diesem Fall ein Gerätetyp der neuesten Generation verwendet wurde. Auf Grund der eingangs erwähnten Argumente haben wir eine prospektive Studie der Geschlechtssicherung bislang nicht durchgeführt. Aussagen über die Qualität unseres Screenings in dieser Hinsicht können somit nicht getroffen werden. Die bislang gemachte Erfahrung hat gezeigt, daß die Diagnosesicherung bei männlichem Geschlecht im Durchschnitt leichter gelingt als bei weiblichem Geschlecht, was mit den Ergebnissen der meisten Autoren übereinstimmt. Der sonographische Nachweis eines männlichen Genitales gelingt am leichtesten bei dorso-posteriorem medianem Sagittalschnitt (Abb. 9.20 und 9.21) oder in jenen Fällen, wo die Beine leicht gespreizt sind und somit ein freier Zugang zum tangentialen Schnitt am caudalen fetalen Pol gegeben ist. In Einzelfällen konnte in Übereinstimmung mit den Beobachtungen von Eleyalde et al. (1985) eine Erektion des Penis beobachtet werden (Abb. 9.22).
Die Diagnosesicherung bei weiblichem Genitale gelingt am leichtesten durch tangentiale Schnitte bei angezogenen Beinen, und in Einzelfällen ist eine sonographische Differenzierung zwischen Labia majora und minora möglich (Abb. 9.23).
Die Hinweise auf die sonographischen Möglichkeiten bei der Diagnostik von Dysplasien im Genitalbereich als potentielle Teilaspekte einer Syndrommißbildung oder

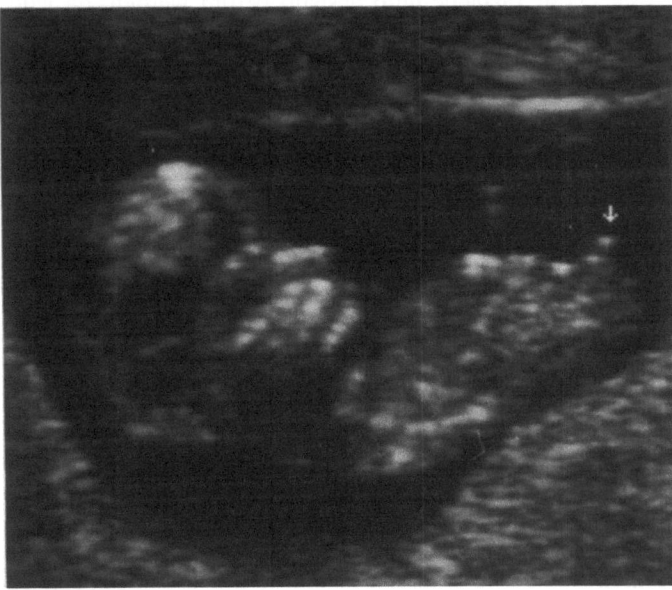

Abb. 9.20. Sagittalschnitt durch einen dorso-posterior liegenden Feten in der 13. Woche. Am caudalen Rumpfende stellt sich der Penis dar (*Pfeil*)

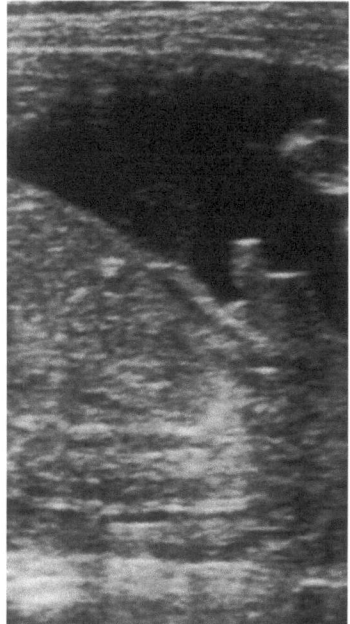 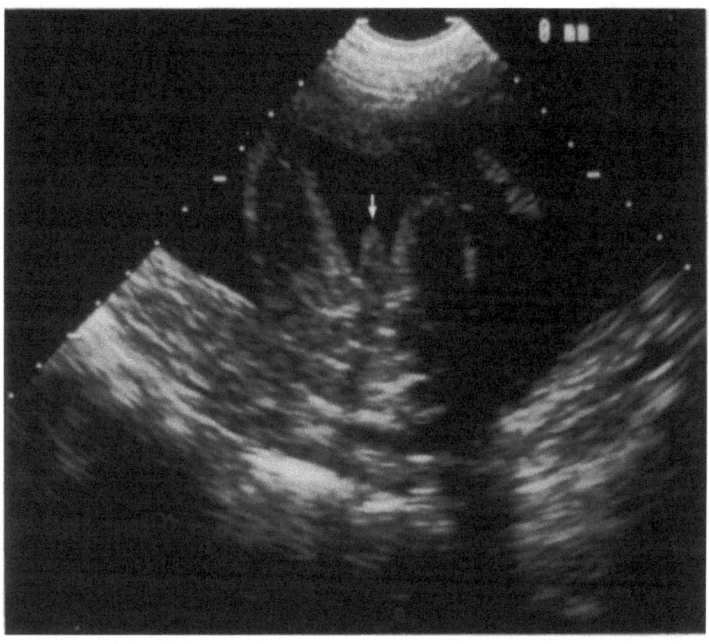

Abb. 9.21. (links) Medianer Sagittalschnitt durch einen männlichen Feten in der 22. Woche. Die Schallebene trifft ventral Penis und Scrotum

Abb. 9.22. (rechts) Horizontaler Schnitt durch den Unterbauch im Bereich des Abganges der Extremitäten bei einem Feten in dorso-posteriorer Lage. Zwischen den beiden gespreizten Beinen Penis in Erektion (*Pfeil*)

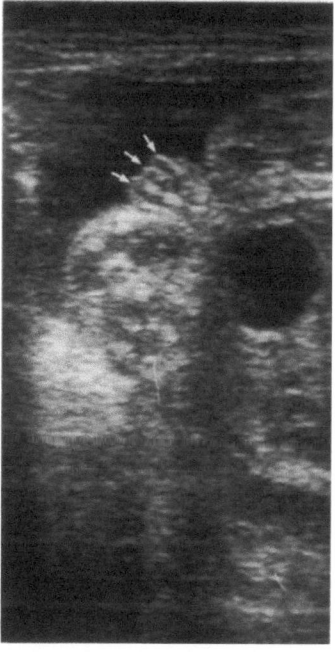

Abb. 9.23. Darstellung des weiblichen Genitale bei einem Tangentialschnitt am caudalen Kindespol. Differenzierung zwischen Labia majora und Labia minora (*Pfeil*). Die Blase ist gefüllt

chromosomalen Störung (Hansmann et al. 1985) rechtfertigen das Sammeln von diagnostischer Erfahrung im Normalbefund, um die notwendigen Grundlagen für ein qualitativ ausreichendes Screening bei der gezielten Ausschlußdiagnostik zu schaffen. Der ärztliche „Freiraum" – sofern noch einer besteht –, ob das diagnostizierte Geschlecht mitgeteilt wird oder nicht, sollte in jedem Falle erhalten bleiben.

10 Skelett

Auf Grund der Besonderheiten und der topographischen Beziehungen wurden das Skelett des Kopfes und der Wirbelsäule schon getrennt beschrieben. Aus didaktischen Gründen werden die sonographisch typischen Strukturen von Sternum, Rippen, Clavicula, Scapula, oberer Extremität, Becken und unterer Extremität in diesem Kapitel zusammengefaßt. Der sonographische Nachweis all dieser Strukturen hat seinen Ansatzpunkt in der zunehmenden Verdichtung durch Ausbildung von Knochenkernen. Rein knorpelig ausgebildete Bereiche können zwar sonographisch ebenfalls identifiziert werden (Condylen der langen Röhrenknochen, Abb. 10.16 und 10.31), primär treten jedoch nur die ossifizierten Bereiche des Skeletts in Erscheinung. Tabelle 10.1 zeigt eine Übersicht der einzelnen Knochen mit den frühesten Zeitpunkten ihrer Nachweisbarkeit bei unseren eigenen Untersuchungen. Zu diesen Angaben muß ergänzend erwähnt werden, daß sich die Zeitpunkte der frühesten Identifizierbarkeit mit jeder neuen Gerätegeneration nach unten verschieben. Mit

Tabelle 10.1. Frühester sonographischer Nachweis von Ossifikationszentren am fetalen Skelett

Clavicula	9.–10. Woche
Humerus Radius Ulna Femur Tibia Fiblia	10. Woche
Scapula Rippen Ileum	11.–12. Woche
Finger Zehen	12.–13. Woche
Os Ischii	17.–18. Woche
Os pubis Calcaneus Talus	20.–24. Woche
Sternum	22.–28. Woche
Epiphyse (Femur)	30. Woche
Epiphyse (Tibia)	36. Woche

zunehmend verbessertem Auflösungsvermögen werden nur geringe Gewebsverdichtungsbereiche sonographisch identifizierbar, sofern sie sich in ihrer akustischen Impedanz vom umgebenden Gewebe unterscheiden. Daraus resultiert, daß sich die Angaben über den Nachweiszeitpunkt von Ossifikationszentren im sonographischen Bild keineswegs mit den aus der Radiologie bekannten Angaben vergleichen lassen. Fetale Verknöcherungsbereiche sind markante Orientierungspunkte bei jeder sonographischen Untersuchung des Feten. Das Wissen um den Zeitpunkt des Auftretens einzelner Knochenkerne und um ihre topographische Beziehung und Dimension bildet mit die Grundlage für eine adäquate Orientierung. Zusätzlich kommt diesen Faktoren auch im Zusammenhang mit der Erhebung biometrischer Daten zunehmende Bedeutung zu.

10.1 Sternum

Das Sternum bildet sich primär in Form einer paarigen Anlage mit 2 Sternalleisten, die verknorpeln und etwa zum Zeitpunkt der 11. Woche sich mit den Rippen zu verbinden beginnen. Insgesamt zeigt dieser Knochen extreme individuelle Schwankungen in seiner Entwicklungsform. Dies gilt auch für die Ausbildung von Ossifikationszentren im Sternalbereich, sowohl die Lage als auch den Zeitpunkt betreffend. Diese Ossifikationszentren bedingen die Nachweisbarkeit des Knochens aus sonographischer Sicht. Dabei ist zu beachten, daß diese Zentren auch noch im 2. Trimenon im Sternalknorpel nur als fleckförmige, vereinzelte, echoreiche Verdichtungen imponieren und eine geschlossene Knochenstruktur bis zur Geburt nicht nachweisbar ist. Diese Knochenkerne zeigen sowohl in ihrer Größe als auch in ihrer Lokalisation große Variabilität (Abb. 10.1). Sonographisch sind diese Kerne in allen 3 Schnittebenen darstellbar. Am horizontalen und sagittalen Schnitt (Abb. 10.2 und 10.3) sind sie als vereinzelt auftretende Verdichtungen identifizierbar. Nur am frontalen Tangentialschnitt wird ihre „perlschnurartige" Anordnung als gegliederte Teile eines Gesamtknochens offenkundig (Abb. 10.4). Die Abschnitte zwischen den Knochenkernen können als Schallfenster bei Darstellungen von intrathoracalen Organbereichen genützt werden, das Fehlen eines gesamt darstellbaren Knochens darf nicht als Pathologie interpretiert werden.

10.2 Rippen

Rippen sind im allgemeinen ab der 10.–11. Woche darstellbar und bedingen die zunehmend deutliche Abgrenzung des Thorax. In der 13. Woche sind unter günstigen Bedingungen beidseitig von der Wirbelsäule bis zu 11 Rippen darstellbar (Abb. 10.5). Vor allem auf symmetrischen Frontalschnitten sieht man links und rechts von den seitlichen Ossifikationszentren in den Wirbelbögen die Rippen im Normalfall als fächerförmige, echoreiche Bandstrukturen (Abb. 10.6). Sonographische Bedeutung haben diese Strukturen letztlich bei der Beurteilung des Thorax in seiner Gesamtheit und in seiner Symmetrie. Die Darstellung der 12. Rippe am Frontalschnitt kann hilfreich bei der Lokalisation von Defekten im Neuralrohrbereich sein, da über diese

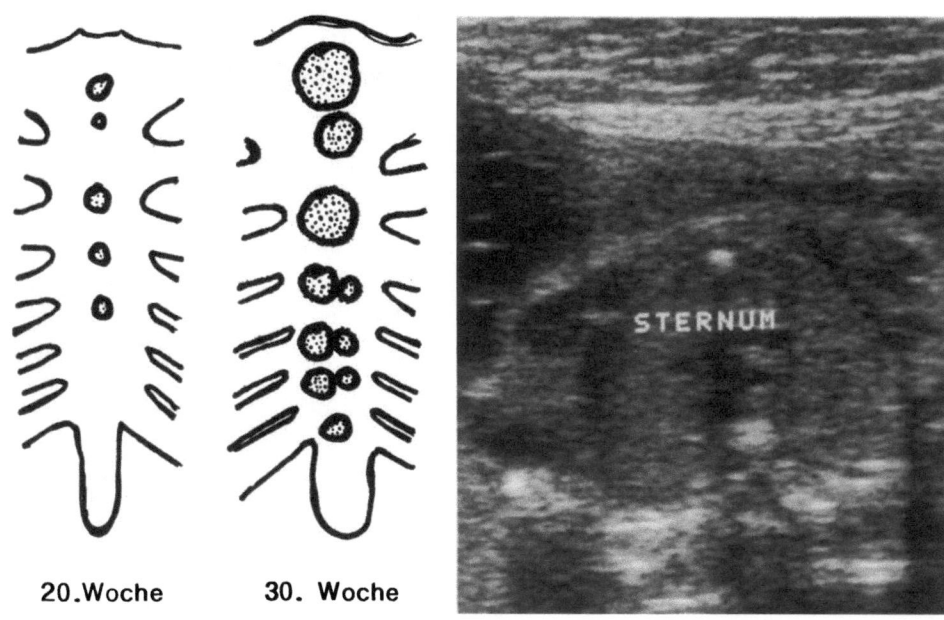

Abb. 10.1. (links) Schematische Skizze zur Darstellung der Ossifikationszentren im Sternum in der 20. und 30. Woche

Abb. 10.2. (rechts) Horizontalschnitt durch den Thorax eines Feten in der 28. Woche – ein Ossifikationszentrum im Sternum wird am Schnitt gerade getroffen

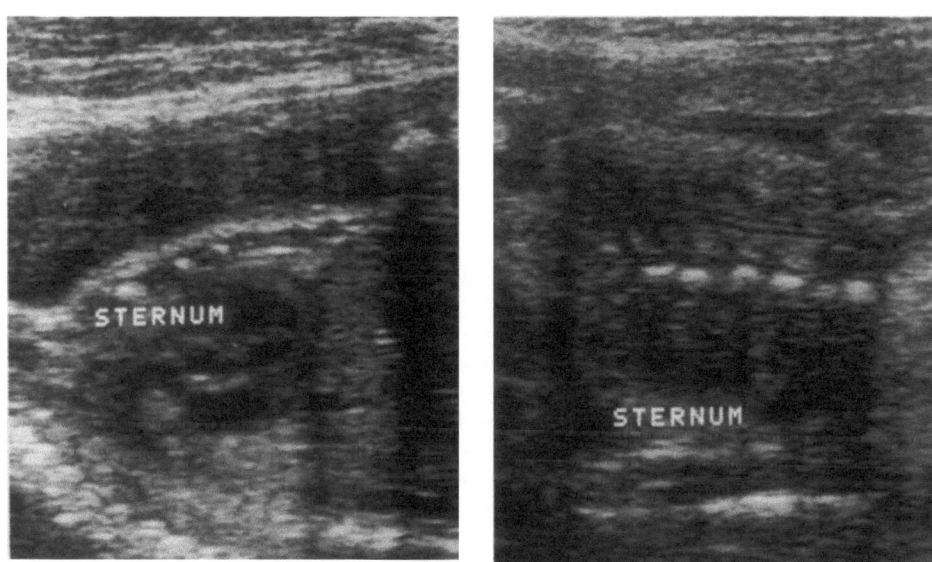

Abb. 10.3. (links) Medianer Sagittalschnitt durch einen fetalen Thorax in der 28. Woche. Im Sternum stellen sich einzelne Ossifikationszentren dar

Abb. 10.4. (rechts) Tangentialer Frontalschnitt durch die ventrale Thoraxoberfläche eines Feten in der 28. Woche. Die Ossifikationszentren im Sternum sind perlschnurartig aneinandergereiht

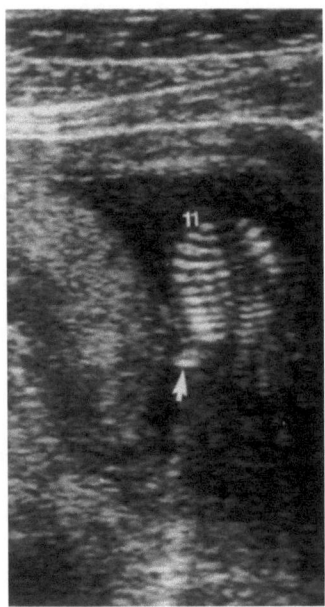 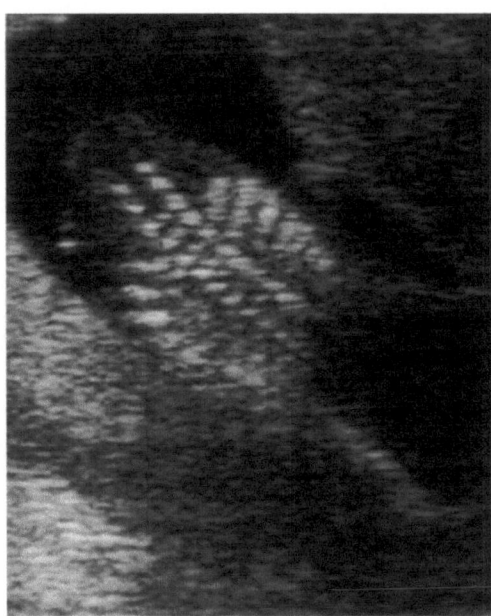

Abb. 10.5. (links) Darstellung der Rippen bei einem Feten in der 13. Woche. Der Kopf ist am Schnitt nicht getroffen und liegt caudal. Insgesamt können 11 Rippen dargestellt werden. Der Pfeil markiert eine Scapula

Abb. 10.6. (rechts) Symmetrischer Frontalschnitt durch den Thorax eines Feten in der 15. Woche. Lateral von den seitlichen Ossifikationszentren der thoracalen Wirbelkörper stellen sich die Rippen symmetrisch dar

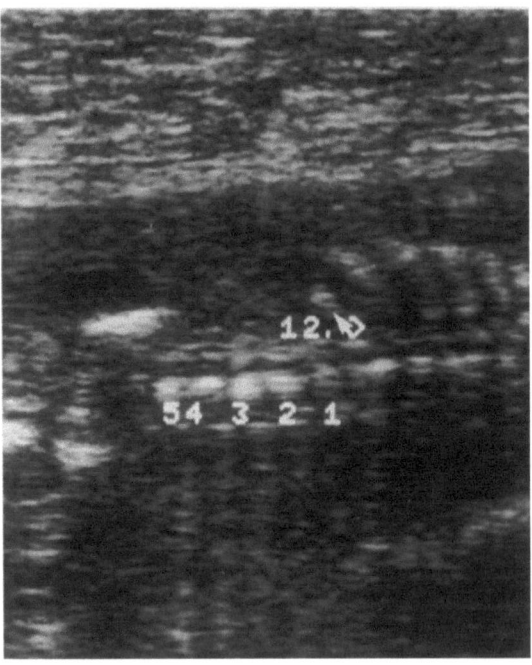

Abb. 10.7. Frontalschnitt durch einen Feten. Die 12. Rippe bietet Orientierungshilfe beim Auszählen der Ossifikationszentren in der Lendenwirbelsäule

Orientierungshilfe das Zählen der caudal davon gelegenen Knochenkerne im Bereich der Lendenwirbel erleichtert wird (Abb. 10.7). Ergänzend muß erwähnt werden, daß Dysplasien im Bereich der Rippen in einer Reihe von ossären Syndromen auftreten (Smith 1982).

10.3 Clavicula

Die Clavicula ist der erste Knochen, in dem Ossifikationszentren auftreten. Aus sonographischer Sicht kommt diesem Umstand jedoch derzeit keine Bedeutung zu. Am Ende des 1. Trimenons ist die Clavicula am Übergang zwischen Hals und Kopf als deutliche Echoverstärkung auch in der Routinediagnostik immer sichtbar (Abb. 10.8). Wenn anatomische Strukturen im Übergangsbereich zwischen Hals und Thorax aufgesucht werden, dient die Clavicula vor allem am dorso-posterioren Sagittalschnitt als markanter Orientierungspunkt (Abb. 10.9). Yarkoni et al. (1985) haben serienmäßige Messungen der Clavicula durchgeführt und fanden eine lineare Korrelation zum Gestationsalter. Neben diesem Zusatzparameter für die Gestationsalterbestimmung hat sowohl die Darstellung als auch die Messung der Clavicula Bedeutung bei der spezifischen Ausschlußdiagnostik einiger Syndrome (Cleidocraniale

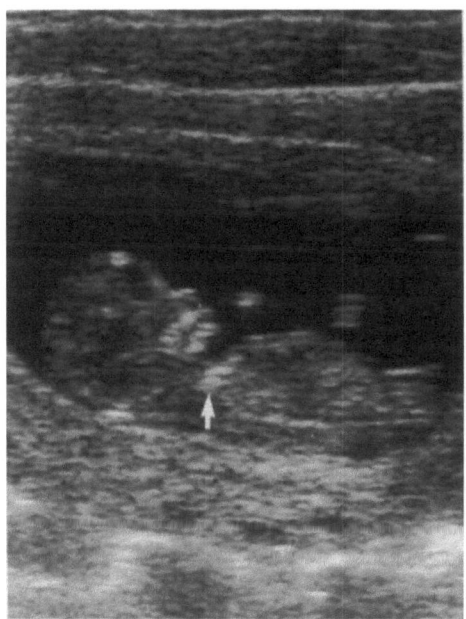 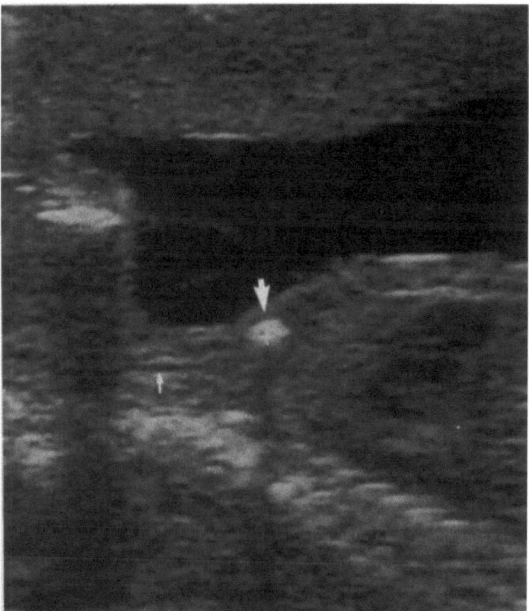

Abb. 10.8. (links) Paramedianer Sagittalschnitt durch einen Feten in dorso-posteriorer Lage in der 13. Woche. Am Übergang zwischen Hals und Thorax stellt sich die quer getroffene Clavicula als heller Reflex dar (*Pfeil*)

Abb. 10.9. (rechts) Schnitt durch Hals und Thorax eines Feten in dorso-posteriorer Lage. Im Halsbereich am Schnitt eine A. carotis getroffen (*kleiner Pfeil*), die Clavicula (*großer Pfeil*) quer getroffen

Dysostosen, Goltz-Syndrom, Holt-Oram-Syndrom, Melnick-Needels-Syndrom;
Übersicht bei Smith 1982). Die Darstellung und Messung der Clavicula kann sowohl
im dorso-anterioren als auch im dorso-posterioren Horizontalschnitt erfolgen (Abb.
10.10 und 10.11). Wesentlich dabei ist, daß die Clavicula in ihrer gesamten Länge
dargestellt ist. Dies wird erleichtert, wenn die Schnitte so symmetrisch angelegt
werden, daß beide Claviculae gleichzeitig zur Darstellung kommen (Abb. 10.11).
Die Endpunkte sind dabei insofern leicht aufsuchbar, als sowohl die benachbarten
Anteile der Scapula als auch die des Sternums keine direkt anschließenden Ossifikationszentren aufweisen und die Knochenenden damit gut definierbar sind.

10.4 Scapula

Die Scapula ist an flachen tangentialen Schnitten an der dorsalen Körperoberfläche
ab der 13. Woche isoliert darstellbar (Abb. 10.12) und zeigt an diesen Schnitten je
nach tangentialem Auftreffen des Schallfeldes fleckige oder ringförmige Struktur.
Etwa ab der 16.–17. Woche zcigt die Scapula auch sonographisch ihre charakteristische Grundform (Abb. 10.13), wenngleich die dargestellte Fläche keineswegs der
Gesamtgröße des realen Knochens entspricht. Für die sonographische Diagnostik
hat die Scapula derzeit lediglich insofern Bedeutung, als sie Orientierungshilfe bietet

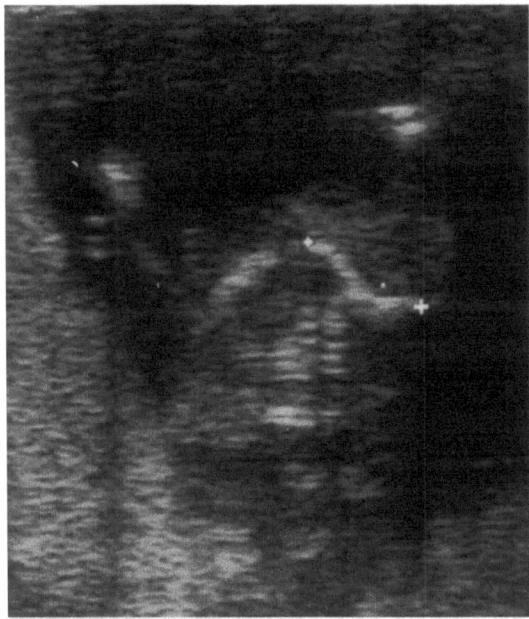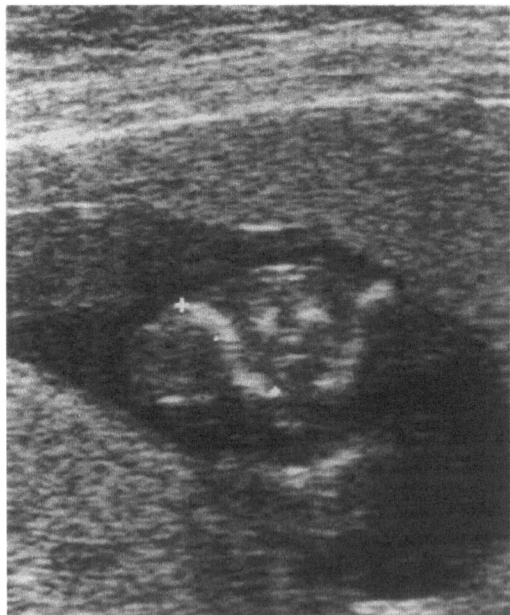

Abb. 10.10. (links) Messung der Claviculalänge bei einem Feten in der 15. Woche im horizontalen
Schnitt, die Wirbelsäule liegt bei 6 Uhr

Abb. 10.11. (rechts) Messung der Claviculalänge bei einem Feten in der 17. Woche. Der Fetus liegt
dorso-anterior – durch die gleichzeitige Darstellung beider Claviculae wird die Symmetrie des
Schnittes bewiesen

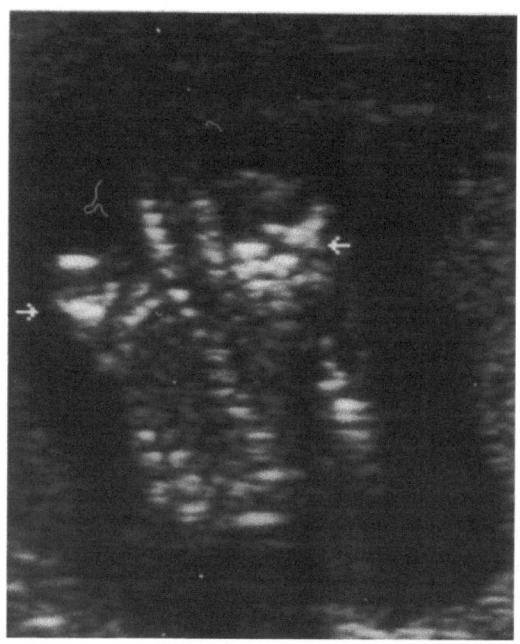 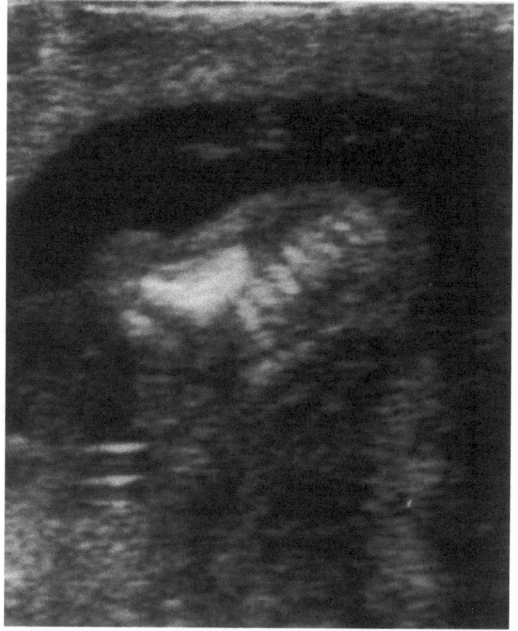

Abb. 10.12. (links) Frontalschnitt durch den Rücken eines Feten in der 13. Woche, der cranial liegende Kopf ist am Schnitt nicht getroffen. Paravertebral die Ossifikationszentren der beiden Scapulae dargestellt. Durch die gleichzeitige Darstellung beider Scapulae ist ein symmetrischer Schnitt bewiesen

Abb. 10.13. (rechts) Darstellung einer Scapula am tangentialen Frontalschnitt in der 17. Woche. Der Kopf (am Schnitt nicht getroffen) liegt am Bildrand links caudal

und vor allem durch die gleichzeitige Darstellung beider Scapulae in einer Ebene bei frontalen Schnitten die Symmetrie des Schnittes bestätigt wird.

10.5 Becken

Auf Grund des unterschiedlichen Zeitpunktes der Ossifikation der einzelnen Beckenanteile ist eine sonoanatomische Darstellung des Beckens in einer Gesamtheit vor der 20. Woche nicht möglich. Die Ossifikation beginnt am Os ileum und kann etwa zum Zeitpunkt der 11.–12. Woche sonographisch nachgewiesen werden. Bei frontalen Schnitten durch die Wirbelsäule kommen die beiden Beckenschaufeln als verstärkte ovale Echostrukturen gleichzeitig zur Darstellung (Abb. 10.22). Die Knochenkerne des Os ischii sind nach unseren Beobachtungen etwa um die 16.–17. Woche nachzuweisen und stellen sich dann am frontalen Schnitt, getrennt vom Os ileum, als annähernd runde, echoreiche Strukturen am caudalen Beckenende dar. Ihre Größe nimmt mit dem Gestationsalter rasch zu (Abb. 10.23a, b). Der Nachweis des Os pubis gelang uns in keinem Fall vor der 22. Woche. Dazu muß der Schnitt horizontal durch das caudale Becken laufen (Abb. 10.24a, b) und die beiden getrennten Knochenkerne stellen sich bei posteriorem Horizontalschnitt medial und caudal von den Knochenkernen des Os ischii dar. Primär sind diese Knochenstrukturen

Orientierungshilfen, vor allem beim Aufsuchen des Abgangs der unteren Extremität. Im weiteren verursachen sie Schallschattenphänomene bei der Diagnostik im unteren Abdomen, was bei einer Trennung von Normbefunden und Pathologie berücksichtigt werden muß.

10.6 Extremitäten

Extremitäten werden derzeit im Basisscreening noch nicht routinemäßig in den Untersuchungsgang einbezogen, obwohl seit der Anwendung von Real-time-Geräten der notwendige Zeitaufwand der Extremitätendarstellung wesentlich reduziert werden konnte (Schlensker 1982). Die Frage nach Anlage und Intaktheit der Extremitäten ist wohl die häufigste Frage, die dem Untersucher von Seiten der Patientin gestellt wird. Aus psychologischer Sicht wird somit durch eine Darstellung der Extremitäten und eine Demonstration der einzelnen Bereiche vom Untersucher ein nicht zu unterschätzender positiver psychoprophylaktischer Beitrag zur Beruhigung der Patientin geleistet. Wir sind daher auch in der Routinediagnostik zunehmend dazu übergegangen, die fetalen Extremitäten im einzelnen aufzusuchen, darzustellen und zu demonstrieren. Der dazu notwendige Zeitaufwand ist bei entsprechender Übung und beim Einhalten einiger den Untersuchungsgang wesentlich erleichternder Prinzipien geringer, als allgemein angenommen.

10.6.1 Darstellung – Bedeutung

Dabei hat sich folgender Untersuchungsgang bewährt (Abb. 10.14a, b): Zuerst wird im Horizontalschnitt der Abgang der Extremität vom Rumpf aufgesucht. Dieser Bereich wird als Drehpunkt genommen und der Schallkopf solange rotiert, bis die Diaphyse von Humerus bzw. Femur eingestellt ist. In der nächsten Phase wird um das Ellbogen- bzw. Kniegelenk als Drehpunkt wiederum eine Rotation des Schallkopfes durchgeführt, bis auch die distalen Anteile der Extremitäten zur Darstellung kommen. Um in diesen Bereichen dann die einzelnen Knochen (Radius und Ulna – Fibula und Tibula) zu finden, wird die Grundschnittrichtung beibehalten und lediglich um die Extremitätenlängsachse eine Rotation ausgeführt. An der unteren Extremität kann derselbe Vorgang im Bereich des Fußgelenkes wiederholt werden, bis die Sohle bzw. die Zehen zur Darstellung kommen. An der Hand ist der weitere Untersuchungsgang wesentlich schwieriger, da ab dem Handgelenk durch die variationsreiche Haltungs- und Bewegungsmöglichkeit der Finger keine gemeinsame Schnittebene vorliegt.
Auf die Vorteile der Real-time-Untersuchung bei der Extremitätendarstellung wurde von Holländer schon 1972 hingewiesen. Eine umfassende Untersuchung über die Biometrie an den Extremitäten erfolgte durch Hoffbauer et al. (1978). Auch Mahony u. Filly (1984) haben die diagnostischen Möglichkeiten unter dem Einsatz hochauflösender Geräte beschrieben. Die Bedeutung der Extremitätendarstellung für die Mißbildungsdiagnostik wurde in zahlreichen Publikationen aufgezeigt (Richardsen et al. 1977; Mahoney u. Hobbins 1977; Luthy et al. 1979; Lang et al. 1979; Hobbins u. Mahoney et al. 1980; Smith et al. 1981; Filly et al. 1981; Staudach et al. 1982; Hobbins et al. 1982; Winter et al. 1985; Jeanty et al. 1985b).

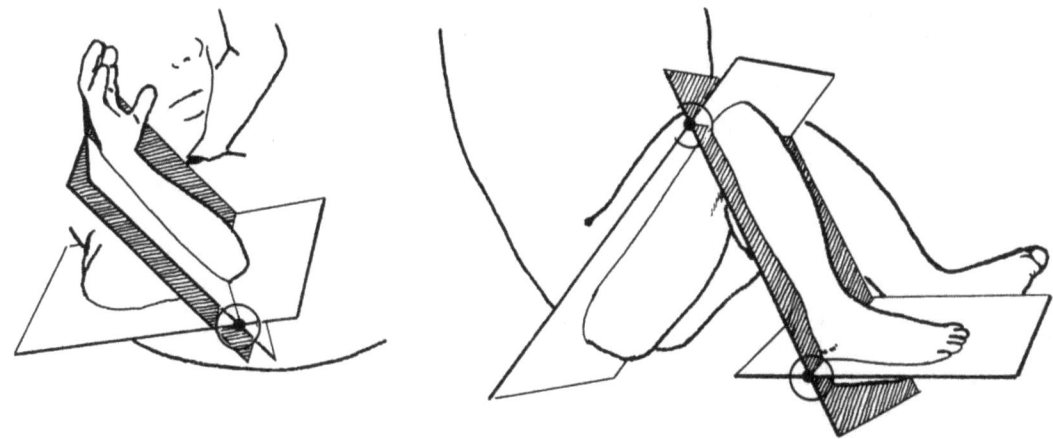

Abb. 10.14. a Schematische Zeichnung – Vorgangsweise bei detaillierter Darstellung der oberen Extremität

Abb. 10.14. b Schematische Zeichnung zur Erläuterung der Vorgangsweise beim Aufsuchen der unteren Extremität – nach Darstellung des Femur Rotation des Schallkopfes um das Kniegelenk bis zur Darstellung des Unterschenkels – Rotation des Schallkopfes um das Fußgelenk bis zur Darstellung der Sohle

10.6.2 Biometrie

Bis zum Jahre 1980 konzentrierte sich die Biometrie des Feten auf die Messung der Parameter am Kopf und am Rumpf. Danach wurde den Diaphysenmessungen mit langem Röhrenknochen zunehmend Bedeutung beigemessen (Queenan et al. 1980; Hoffbauer 1981; Hohler u. Quetel 1981; O'Brien et al. 1981; Schlensker 1981; Terinde et al. 1981; Yeh et al. 1981; O'Brien u. Queenan 1981, 1982; Hohler u. Quetel 1982; Hadlock et al. 1982, 1983a, b, 1984; Jeanty et al. 1984; Hansmann et al. 1985). Aus der Fülle erhobener Meßparameter hat sich die Messung der Femurlänge als der brauchbarste Parameter herauskristallisiert und wird von uns auch in der Basisdiagnostik routinemäßig eingesetzt. Bei der Bestimmung von Meßgrößen werden Unterschiede zwischen den mit Linearschallköpfen oder Sektorschallköpfen erhaltenen Meßdaten diskutiert (Hills et al. 1982; Leo et al. 1983a, b; Pretorius et al. 1983; Winsberg 1983). Jeanty et al. (1985a) haben experimentelle Untersuchungen zur Klärung der diskutierten Fragen durchgeführt und konnten beim experimentellen Vergleich von Sektor- und Linearschallköpfen verschiedener Gerätetypen einzelner Firmen Abweichungen von der wahren Größe bis zu 14% finden, wenngleich im Durchschnitt die Abweichungen mit 4% im akzeptablen Bereich lagen. Dennoch sollte dieser Aspekt in Zukunft mehr Beachtung finden und kann möglicherweise die doch relativ divergierenden Meßdaten einzelner Autoren erklären.

10.6.3 Obere Extremität

Die Darstellung der oberen Extremität ist auf Grund der erhöhten Bewegungsdynamik in diesem Bereich im allgemeinen schwieriger als die der unteren Extremität. Die gleichzeitige Darstellung von Humerus, Radius, Ulna und den Fingern stellt eine

Ausnahme dar (Abb. 10.15) und gelingt nur dann, wenn die Finger gestreckt sind und die gesamte Extremität in einer Schallebene angetroffen wird. Diese Abbildung zeigt deutlich, daß innerhalb der Extremität lediglich die ossifizierten Anteile der Knochen zur Darstellung kommen. Das Ellbogengelenk selbst und der Bereich der Handwurzelknochen erscheinen bis auf die „mattierten" Weichteilstrukturen leer. Durch diesen Umstand kann im Bereich der Hand zwischen End-, Mittel- und Grundphalangen sowie zwischen Mittelhandknochen differenziert werden.

Die Darstellung der Diaphysen und deren Messung sollte generell an der dem Schallkopf naheliegenden Extremität durchgeführt werden und dabei die Extremität parallel zum Schallkopf liegen. Die Messungen in der 19. Woche in Abb. 10.16 und 10.17 zeigen deutlich, daß bei entsprechend richtiger Applikation des Schallkopfes die Endmeßpunkte klar definierbar sind. In Abb. 10.16 ist der Humerus dargestellt. Am rechten Bildrand sieht man die knorpeligen Strukturen des Caput humeri und Teile des noch nicht ossifizierten, jedoch bereits dichter erscheinenden Pfannendaches. Bei der Darstellung und Messung von Ulna und Radius gelingt die Identifikation der einzelnen Knochen, einerseits durch die topographische Zuordnung zur Schnittebene, andererseits durch die immer etwas länger gemessene Ulna (Abb. 10.17). Umfangreiche Normtabellen für den deutschsprachigen Raum finden sich bei Hansmann et al. (1985). Die Einzeldifferenzierung der Finger gelingt ab der 13.–14. Woche (Abb. 10.18 und 10.19). Für die Anwendung in der Routine ist jedoch der Zeitaufwand zu groß, da die numerische Identifikation der 5 einzelnen Finger zu diesem frühen Zeitpunkt die Darstellung der flächenhaft gehaltenen Hand in einer Schnittebene erfordert.

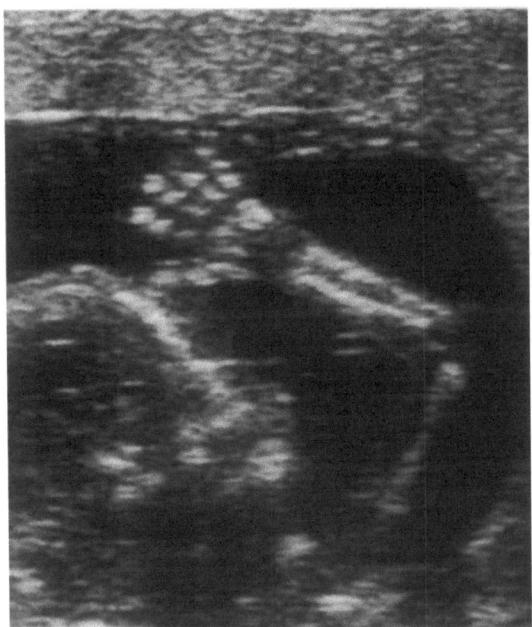 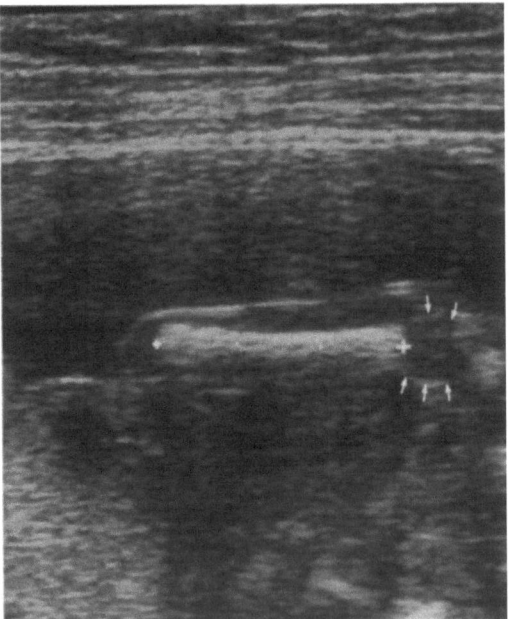

Abb. 10.15. (links) Die Schnittebene trifft bei einem Feten in der 18. Woche gleichzeitig die gestreckten 5 Finger, an denen zwischen End-, Mittel- und Grundphalangen sowie Mittelhandknochen differenziert werden kann sowie Ulna, Radius und Humerus

Abb. 10.16. (rechts) Messung der Humeruslänge bei einem Feten in der 19. Woche. Das nicht ossifizierte Caput humeri ist gegen die Weichteilumgebung abgrenzbar (*Pfeile*)

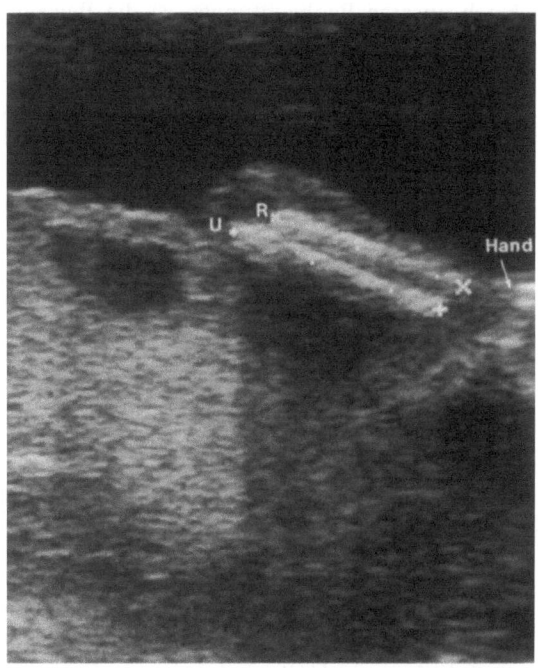

Abb. 10.17. Messung der Ulna- (*U*) und Radiuslänge (*R*) an einem Feten in der 19. Woche. Die Finger (nicht dargestellt) liegen am Bildrand rechts, der caudale Knochen entspricht der Ulna (*U*)

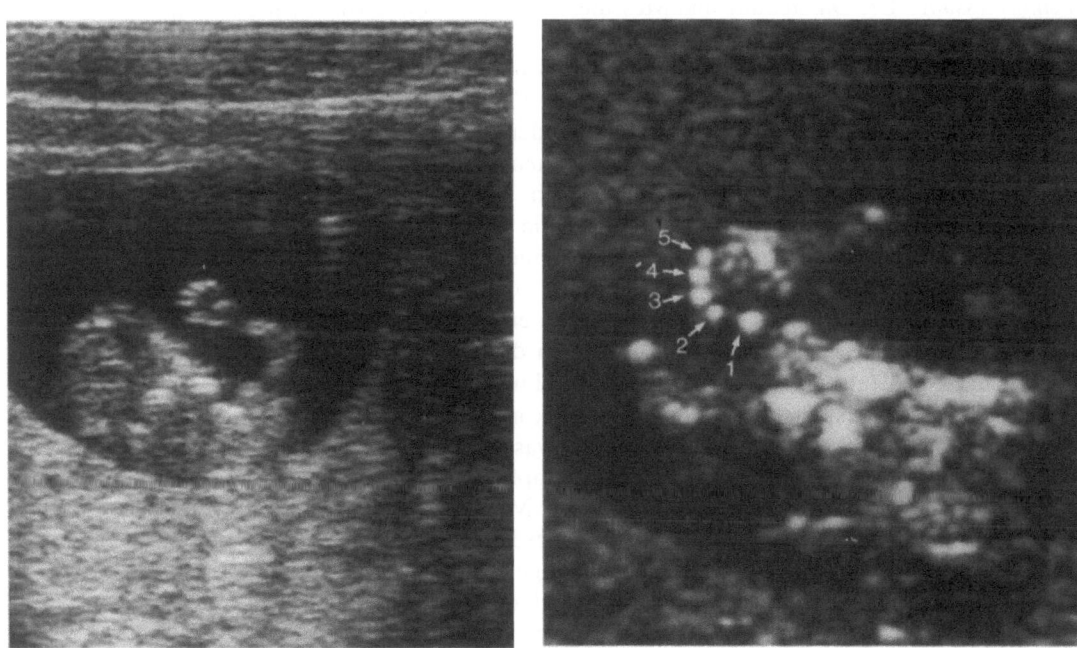

Abb. 10.18. (links) Früheste Darstellung der Finger bei einem Feten in der 13. Woche

Abb. 10.19. (rechts) Fetale Finger in der 13. Woche. Bei Bildvergrößerung können die Finger gezählt werden

Nach unseren Beobachtungen ist die Bewegungsaktivität der fetalen Hand groß. Wechselnde Phasen zwischen Faust- und Spreizstellung werden im Wachzustand laufend beobachtet. Gleichzeitig gestreckte und gespreizte Finger stellen eine Ausnahme dar (Abb. 10.20). Am häufigsten werden die Finger in Faustform gehalten (Abb. 10.21), wobei der Daumen in der Handfläche liegt und damit auf einer gemeinsamen Schnittebene mit den 4 Fingern selten zur Darstellung kommt. Über die Bedeutung und Aussagekraft der Diagnostik von Fehlstellungen im Bereich der Finger wurde hingewiesen (Staudach u. Laßmann 1984; Hansmann et al. 1985; Jeanty et al. 1985b). Als auffällig zu bewerten sind vor allem permanente Flexion des Handgrundgelenkes, permanentes Überkreuzen einzelner Finger, sowie numerische Aberrationen.

10.6.4 Untere Extremität

Die sonoanatomische Orientierung an der unteren Extremität ist wesentlich leichter als an den Händen, da die fetale Bewegungsdynamik in diesem Bereich geringer ist. Durch die häufige Überkreuzung der unteren Extremität projezieren sich auf den entsprechenden Schnitten einzelne Knochenbereiche oftmals übereinander, und es muß zur isolierten, differenzierten Darstellung eine achsengerechte Rotation des Schallkopfes um die Gelenkfixpunkte erfolgen (Abb. 10.25a, b). Die Abb. 10.26 zeigt die typische Haltung der unteren Extremität bei einem Feten in der 14. Woche. Im Bereich der Oberschenkel stellen sich die Ossifikationsstrecken der Femuranteile dar, die beiden Unterschenkel sind überkreuzt.

Femurmessung. Die Darstellung und Messung des Femurs kann sowohl im horizontalen als auch im sagittalen Schnitt erfolgen. Wesentlich erscheint beim Meßstreckenabgriff dieses Knochens, daß der dem Schallkopf nähergelegene Femur zur Messung herangezogen wird. Der schallkopfferne Femuranteil ist bei Horizontalschnitten häufig durch die Schallschatten des anderen Fußes nur begrenzt darstellbar (Abb. 10.30). Bei sagittalen Schnitten kommen Oberschenkel, Kniegelenk und Unterschenkel gleichzeitig zur Darstellung (Abb. 10.27–10.29). Bei jedem Meßstreckenabgriff muß daran gedacht werden, daß die wahre Länge nur dann bestimmt wird, wenn die Schnittebene den Knochen in seiner ganzen Länge trifft. Die sich ergebende Diskrepanz bei falscher Messung zeigt der Vergleich des Meßstreckenabgriffes in Abb. 10.28 und 10.29. In Abb. 10.28 erfaßt die Schallebene nicht den gesamten Anteil des Femurs, die Femurlänge wird mit 20 mm gemessen und entspricht nach den tabellarischen Angaben von Hansmann et al. (1985) damit der frühen 17. Woche. Erst nach Rotation des Schallkopfes und Darstellung der gesamten Femurlänge ergibt sich ein Maß von 31 mm, was der 20. Schwangerschaftswoche entspricht. Um diesen Fehler zu vermeiden, empfiehlt es sich, den dargestellten Femur mehrmals zu messen und dann die längste Messung für die Korrelation zum Gestationsalter heranzuziehen. Die Echostärke des Femurs sollte dabei im gesamten Bild gleichmäßig sein und auch eine gleichmäßige Schallschattenbildung verursachen. Bei sagittalem Schnitt durch das Kniegelenk (Abb. 10.31) stellen sich Femur- und Tibiacondyl als kugelige Strukturen mit zwar nur geringem, aber doch erkennbarem Unterschied an Echogenität zur Umgebung dar. Zwischen diesen beiden Anteilen ist ventral die verstärkte Echogenität der Patellaanlage erkennbar.
Der Achsendarstellung des Fußes im Vergleich zum Unterschenkel kommt auf Grund der Möglichkeit einer praepartalen Diagnostik von Haltungsanomalien in

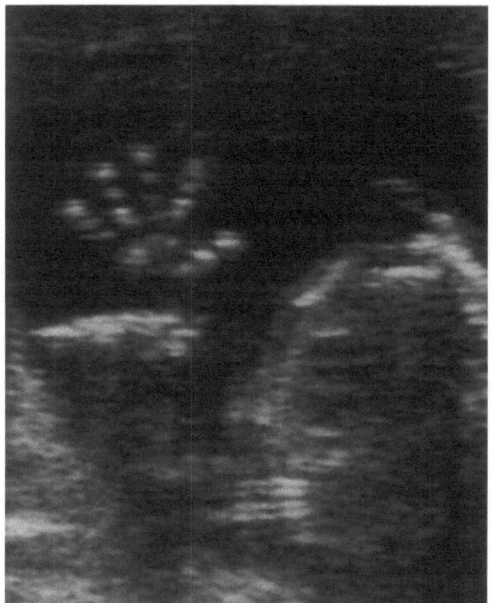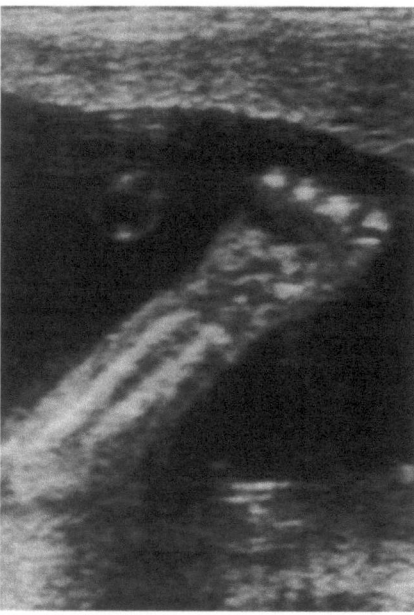

Abb. 10.20. (links) Gleichzeitige Darstellung aller 5 Finger mit Differenzierung in End-, Mittel- und Grundphalangen bei einem Feten in der 17. Woche. Der Schnitt trifft die gespreizten und gestreckten Finger exakt in einer Ebene

Abb. 10.21. (rechts) Darstellung der fetalen Faust – der Daumen muß durch Wechsel der Schnittebenen gesucht werden

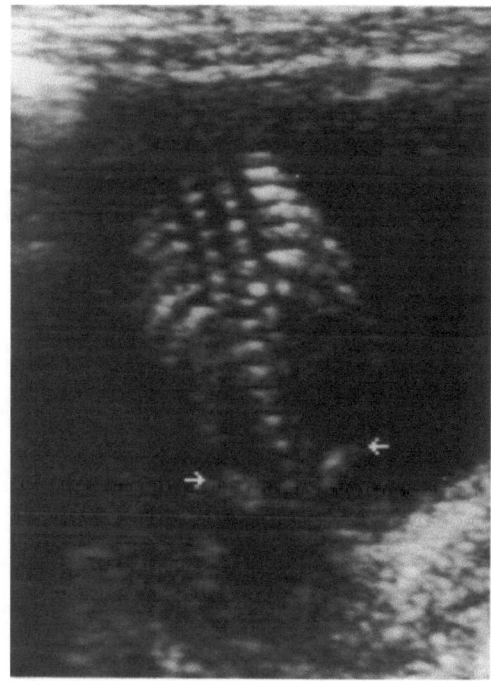

Abb. 10.22. Frontalschnitt durch einen Feten in der 14. Woche. Cranial stellen sich paravertebral die Rippen dar, in der Lendenwirbelsäule sind die Ossifikationszentren der Wirbelkörper getroffen, caudal stellen sich die Ossifikationszentren im Os ileum dar (*Pfeil*)

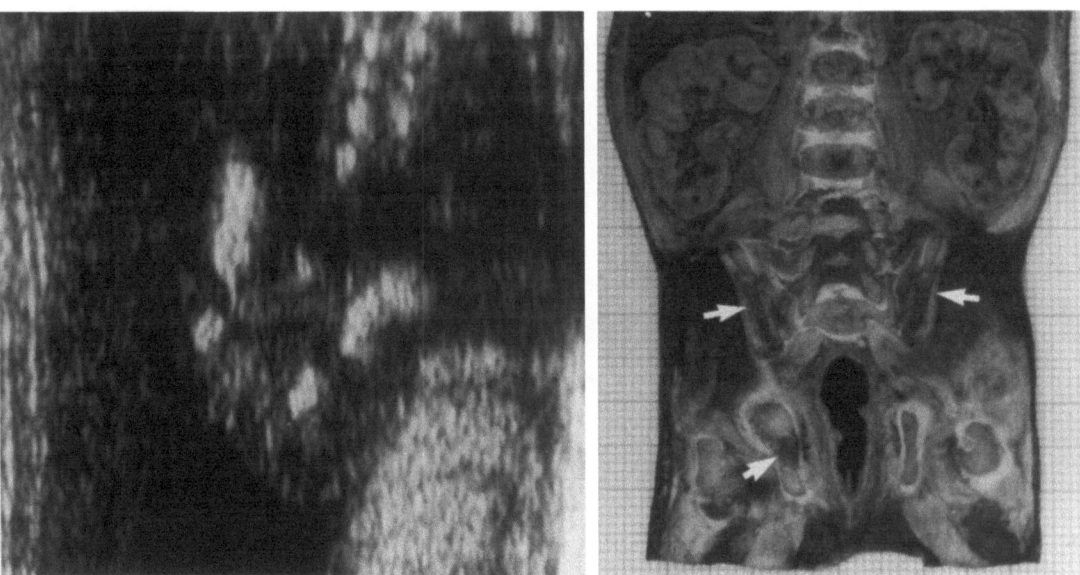

Abb. 10.23. a Frontalschnitt durch das Becken bei einem Feten in der 19. Woche (das Bild um 90°
rotiert). Caudal von der Lendenwirbelsäule stellen sich die Ossifikationszentren im Os ileum und
im Os ischii dar

Abb. 10.23. b Analoger Gefrierschnitt durch einen Feten in der 22. Woche. Im Os ileum die
Ossifikationszentren durch dunkle Strukturen markiert (*Pfeile*). Das Ossifikationszentrum im Os
ischii am Gefrierschnitt nur in der linken Schnitthälfte getroffen

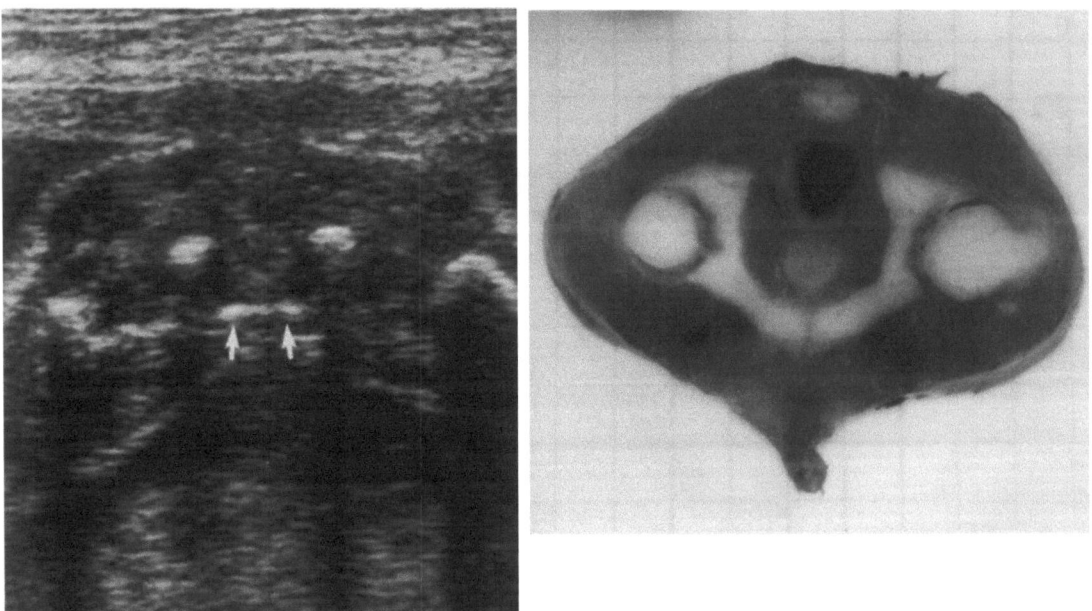

Abb. 10.24 a, b Darstellung der Ossifikationszentren im Os pubis bei einem Horizontalschnitt durch
das Becken in der 24. Woche. Der Rücken des Feten liegt dorso-anterior. Die Ossifikationszentren
des Os pubis (*Pfeile*) liegen caudal und ventral von denen des Os ischii

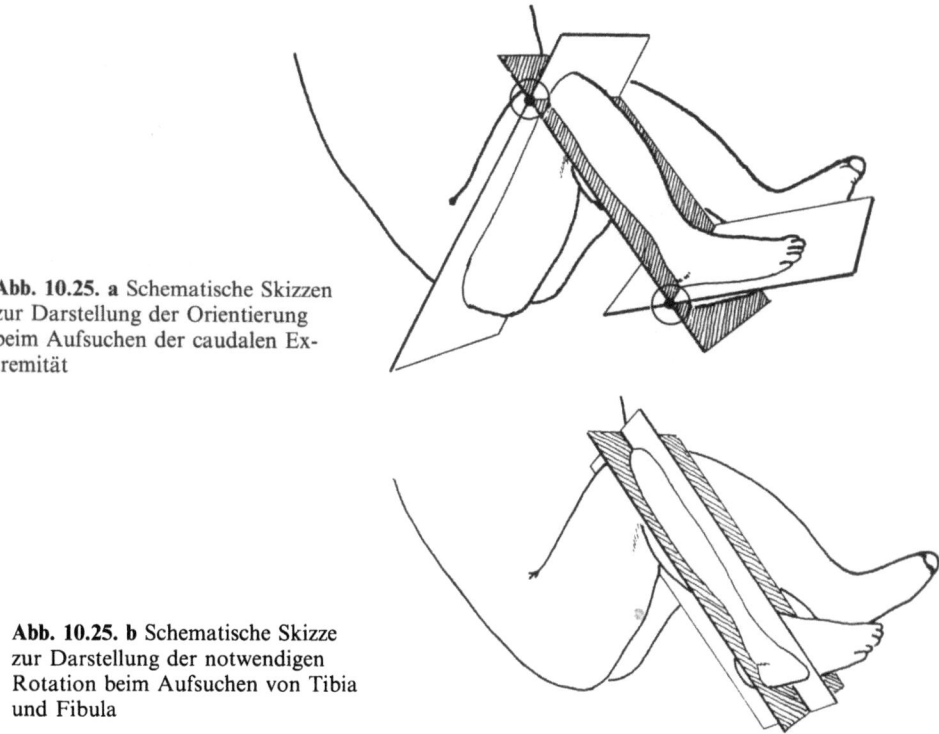

Abb. 10.25. a Schematische Skizzen zur Darstellung der Orientierung beim Aufsuchen der caudalen Extremität

Abb. 10.25. b Schematische Skizze zur Darstellung der notwendigen Rotation beim Aufsuchen von Tibia und Fibula

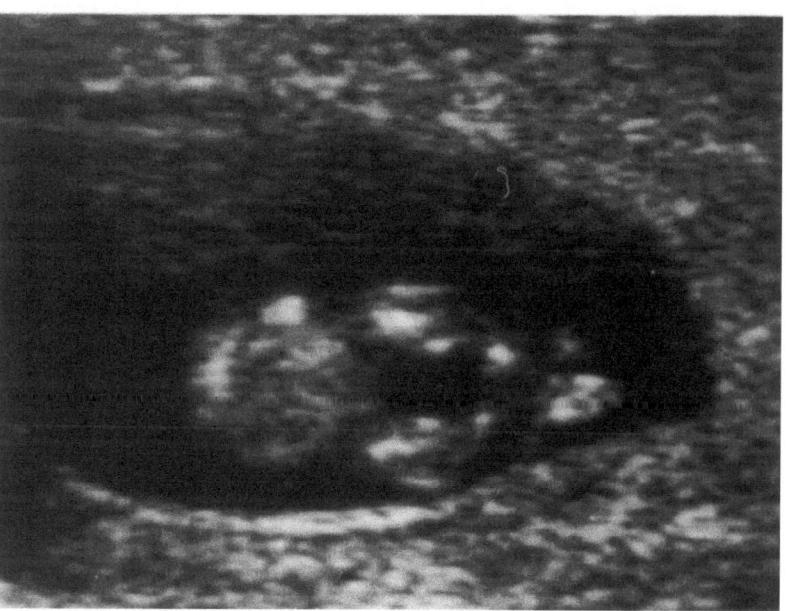

Abb. 10.26. Darstellung der unteren Extremitäten bei einem Feten in der 13. Woche. Die Unterschenkel überkreuzt – im Oberschenkelbereich die Ossifikationen in der Femurdiaphyse getroffen

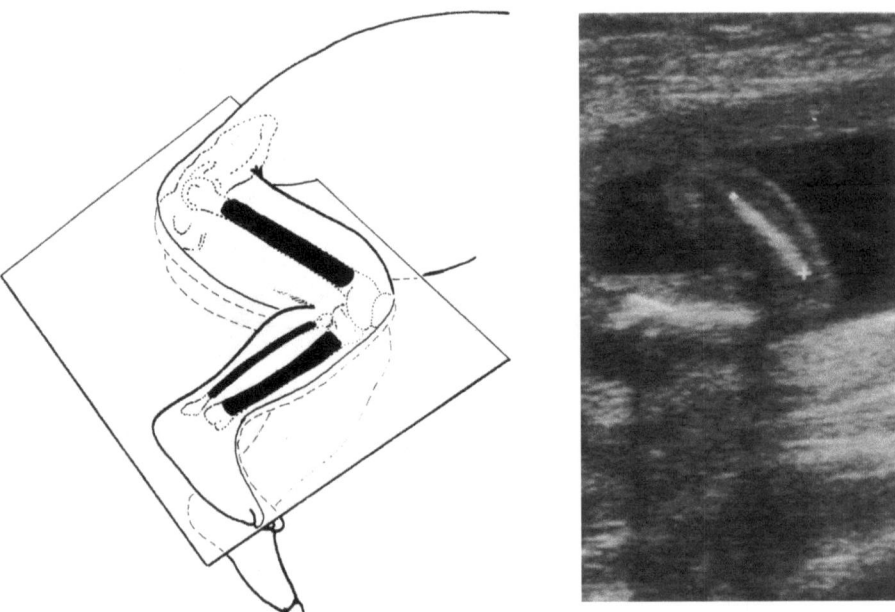

Abb. 10.27. (links) Schematische Zeichnung zur Darstellung der unteren Extremität im Sagittalschnitt

Abb. 10.28. (rechts) Darstellung der unteren Extremität im Sagittalschnitt in der 20. Woche. Der Femur ist bei der Messung nicht in seiner ganzen Länge getroffen, die Messung inkorrekt (nur 20 mm)

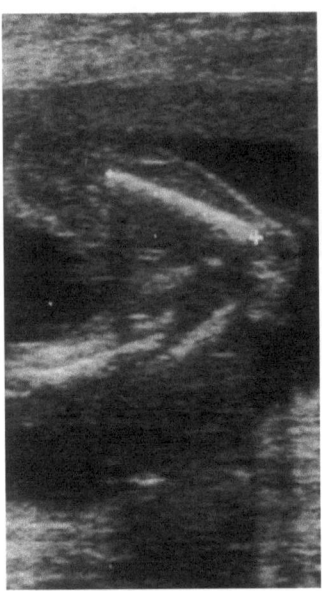

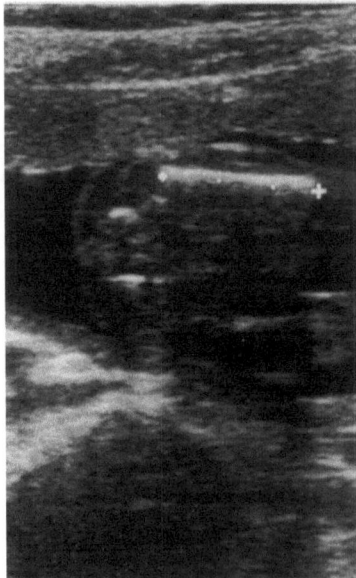

Abb. 10.29. (links) Die gleiche Extremität im Sagittalschnitt in der 20. Woche. Femurmessung in der wahren Länge (31 mm)

Abb. 10.30. (rechts) Messung des Femurs bei einem Feten in der 20. Woche im Frontalschnitt durch den Oberschenkel. Die Messung erfolgt am schallkopfnahen Femur, der schallkopfferne Femur liegt im Schallschatten

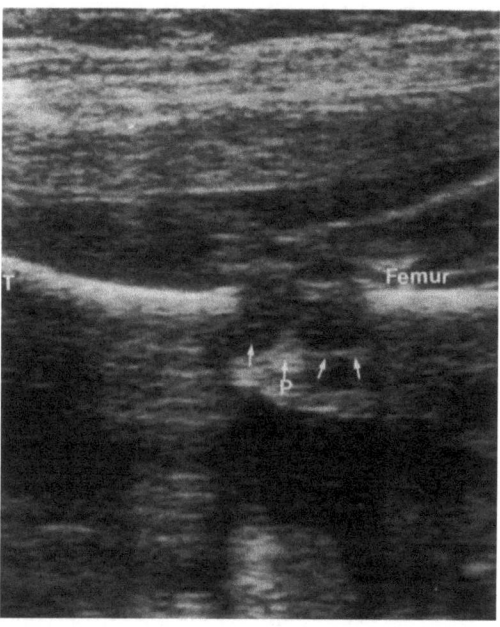

Abb. 10.31. Sagittaler Schnitt durch das Kniegelenk bei einem Feten in der 28. Woche. Der Femur liegt am Bildrand rechts, die Tibia am Bildrand links, die Patella (*P*) unter den beiden Condylen

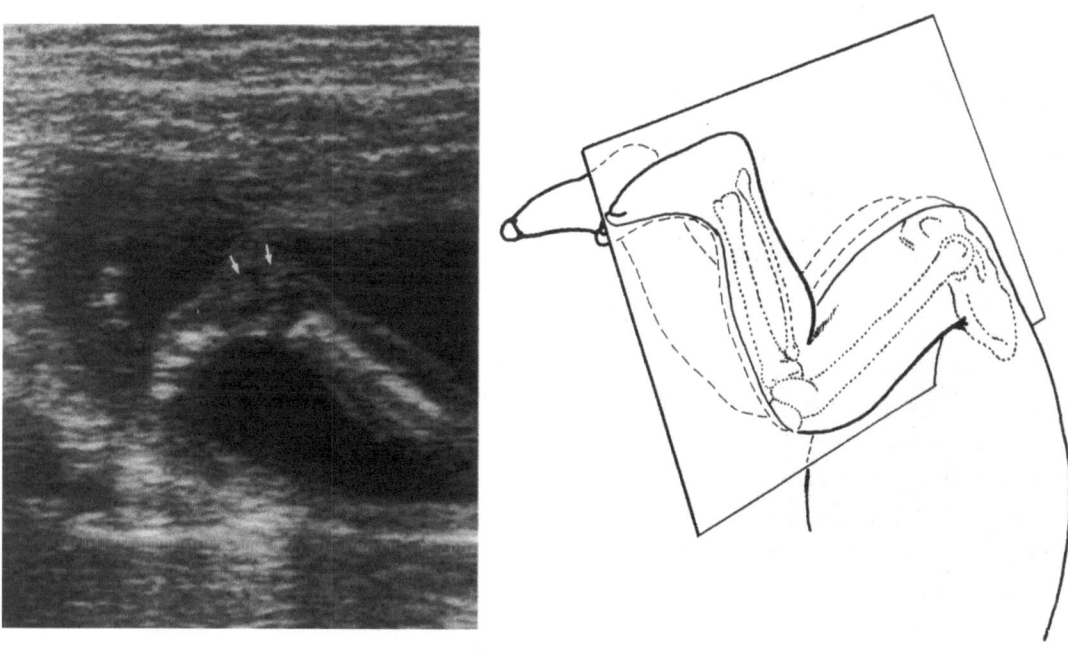

Abb. 10.32. a Sagittaler Schnitt durch den Unterschenkel bei einem Feten in der 18. Woche. Der Fuß befindet sich im Vergleich zum Unterschenkel in normaler Position; obwohl noch keine eigentlichen Ossifikationszentren vorliegen, können die Verdichtungen im Bereich von Talus und Calcaneus differenziert werden

Abb. 10.32. b Schematische Skizze der Schnittführung

diesem Bereich zunehmende Bedeutung zu. Der praenatale Nachweis von Klumpfüßen wurde von Staudach et al. (1984), Hansmann et al. (1985), Chervenak et al. (1985) sowie von Jeanty et al. (1985b) beschrieben. Voraussetzung für diese Diagnose ist eine exakte Orientierung am Achsensystem. Im Normalfall wird bei sagittalem Schnitt der Fuß in der typischen Winkelstellung zum Unterschenkel gefunden, und es bilden sich dabei die Konturen der Ferse und der Sohlen ab. (Abb. 10.32 a, b). Am frontalen Schnitt durch den Unterschenkel ist im Normalfall der Fuß selbst nicht zur Achse des Unterschenkels abgewinkelt. Ist bei gleichzeitiger Darstellung von Tibia und Fibula die Sohle am Bild sichtbar, so muß eine pathologische Achsendeformität vorliegen (Abb. 10.33 a, b). Werden solche Fehlstellungen diagnostiziert, empfiehlt sich eine gezielte Ausschlußdiagnostik von Syndromen und chromosomalen Störungen. Um die Zehen darzustellen und ihre Zahl zu beurteilen, empfiehlt es sich, einen flachen Tangentialschnitt an das Fußrelief zu legen, wobei im allgemeinen die numerische Identifikation der Zehen auf Grund ihrer geringen Bewegungsvariation wesentlich leichter fällt, als das Zählen der Finger (Abb. 10.34).

Auf die Bedeutung der Identifikation und Größenbestimmung von Knochenkernen wurde von Bernaschek (1982) hingewiesen. Bei unklarem Gestationsalter in Terminnähe kann die sonographische Erfassung des distalen Femurkernes und des proximalen Tibiakernes ein brauchbares Hilfsmittel für eine grobe Orientierung darstellen (Abb. 10.35), wenngleich die große individuelle Schwankungsbreite des Auftretens dieser Kerne nach unseren eigenen Erfahrungen eine exakte Gestationsalterzuordnung nicht zuläßt.

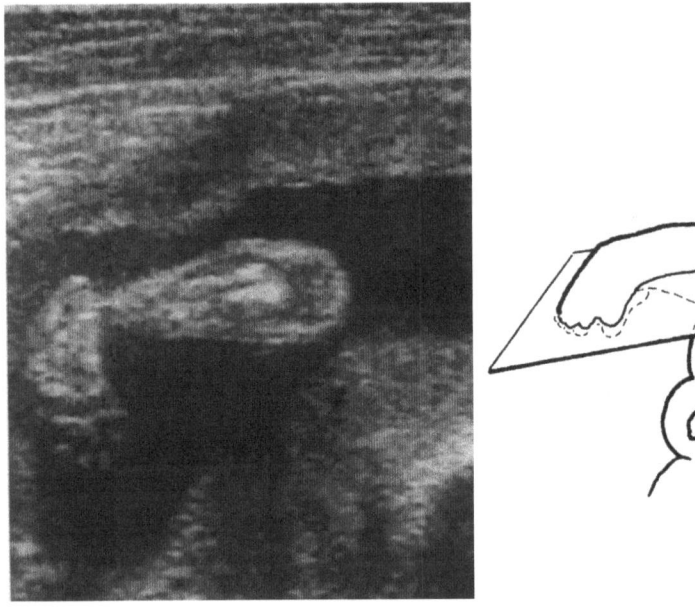
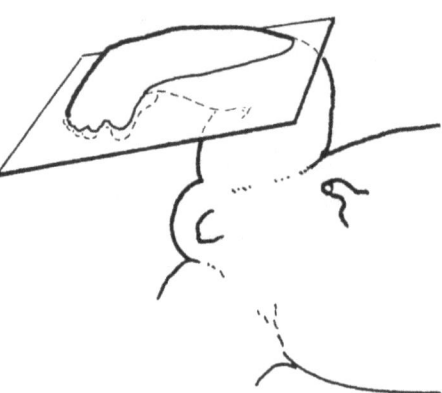

Abb. 10.33. a Ultraschallbild bei Klumpfußstellung in der 25. Woche – die Längsachse des Unterschenkels und die gesamte Sohle sind auf einer Schnittebene getroffen

Abb. 10.33. b Schematische Skizze zur Darstellung der Schnittebene

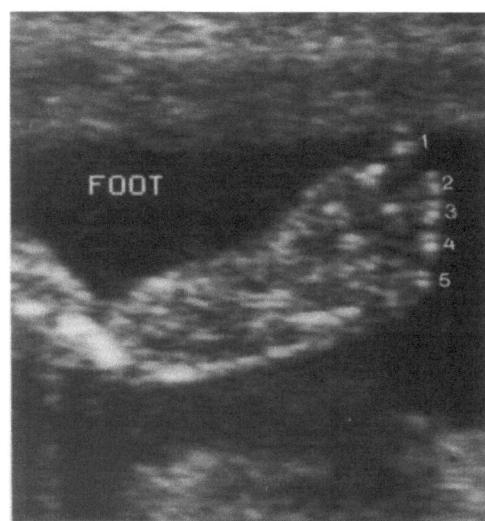
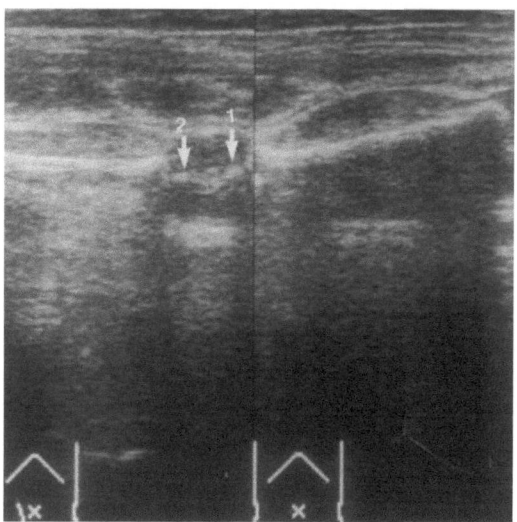

Abb. 10.34. (links) Darstellung des Fußes durch einen exakten Schnitt durch die Sohle – Differenzierung und Zählen der Zehen möglich

Abb. 10.35. (rechts) Darstellung der Knochenkerne im proximalen Tibiacondyl (*2*) und distalen Femurcondyl (*1*)

Literatur

Kapitel 1

Campbell S, Thoms A (1982) Ultrasound measurement of fetal head to abdomen circumference ratio in the assessment of growth retardation. Br J Obstet Gynaecol 89:165

Chinn DH, Filly RA, Callen PW (1982) Ultrasonic evaluation of fetal umbilical and hepatic vascular anatomy. Radiology 144:153

Grant EG, Schellinger D, Borts FT (1981) Realtime sonography of the neonatal and infant head. Am J Roentgenol 136:265

Hadlock FP, Deter RL, Park SK (1981) Realtime sonography: ventricular and vascular anatomy of the fetal brain in utero. Am J Roentgenol 136:133

Jeanty P, Chervenak FA, Romero R (1984) The sylvian fissure: a commonly mislabeled cranial landmark. J Ultrasound Med 3:15

Johnson ML, Rumack CM (1980) Ultrasonic evaluation of the neonatal brain. Radiol Clin North Am 18:117

Kapitel 2

Bahr FG, Bloom G, Friberg U (1957) Volume changes of tissue in physiological fluids during fixation in osmium tetroxide or formaldehyde and during subsequent treatments. Exp Cell Res 12:342

Bernaschek G, Dadak C, Kratochwil A (1980) Frühzeitige Diagnose fetaler Mißbildungen. Geburtshilfe Frauenheilkd 40:868

Boonstra H, Oosterhis JW, Oosterhuj AM, Fleuren GJ (1984) Cervical tissue shrinkage by formaldehyde fixation, paraffin wax embedding, section cutting and mounting. Virchows Archiv A 402:195

Födisch HJ (1982) Pathologisch-anatomische Mißbildungsdiagnostik – Heute. Verh Dtsch Ges Pathol 66:37

Födisch HJ, Knöpfle G (1984) Patho-anatomische Teratologie – eine aktuelle Herausforderung. Gynäkologe 17:2

Grannum P, Bracken M, Silverman R, Hobbins JC (1980) Assessment of fetal kidney size in normal gestation by comparison of ratio of kidney circumference to abdominal circumference. Am J Obstet Gynecol 136:249

Hansmann M (1981) Nachweis und Ausschluß fetaler Entwicklungsstörungen mittels Ultraschallscreening und gezielter Untersuchung – ein Mehrstufenkonzept. Ultraschall 2:206

Hansmann M, Gembruch U (1984) Gezielte sonographische Ausschlußdiagnostik fetaler Fehlbildungen in Risikogruppen. Gynäkologe 17:19

Hansmann M, Hackelöer BJ, Staudach A (1985) Ultraschalldiagnostik in Geburtshilfe und Gynäkologie. Springer, Berlin Heidelberg New York Tokyo

Hobbins JC, Grannum PAT, Berkowitz RL, Silverman R, Mahoney MJ (1979) Ultrasound in the diagnosis of congenital anomalies. Am J Obstet Gynecol 134:331

Klemstein J (1981) Die Entwässerung voluminöser Organe zur Plastination unter Vermeidung von starken Schrumpfungen. Präparator 27:169

Kushida H (1962) A study of cellular swelling and shrinkage during fixation, dehydration and embedding in various standard media. J Electronmirosc 11:135

Rehder H (1982) Fetalpathologie im Rahmen pränataler Diagnostik. Verh Dtsch Ges Pathol 66:58

Staudach A (1982) Möglichkeiten und Grenzen der Mißbildungsdiagnostik. Swiss Med 4:67
Staudach A, Laßmann R, Rosenkranz W, Engels M, Joos H, Rücker J (1984) Praenatale Diagnose fetaler Entwicklungsstörungen – das Modell eines interdisziplinären Teams. In: Kowalewski S (Hrsg) Pädiatrische Intensivmedizin VI, Thieme, Stuttgart New York
Tsukasa J, Mori H, Ishiguro K, Takeishi M (1984) Dimensional changes of tissues in the course of processing. J Microsc 136:323
Weiß H, Zerres K, Hansmann M (1981) Pränatale Diagnose zystischer Nierenveränderungen mit Hilfe der Ultraschalltechnik. Ultraschall 2:205
Winter R (1981) Die Diagnose angeborener Mißbildungen mittels Ultraschall. Ultraschall 2:235

Kapitel 3

Chamberlain PF, Manning FA, Morrison I, Harman CR, Lange IR (1984a) I. The relationship of marginal and decreased amniotic fluid volumes to perinatal outcome. Am J Obstet Gynecol 150:245
Chamberlain PF, Manning FA, Morrison I, Harman CR, Lange IR (1984b) II. The relationship of increased amniotic fluid volume to perinatal outcome. Am J Obstet Gynecol 150:250
Göttlicher S, Madjarić J, Krone HA (1981) Über die Lage des menschlichen Feten und die Wahrscheinlichkeit einer spontanen Lageveränderung im Verlauf der Schwangerschaft. Z Geburtshilfe Perinatol 185:288
Crowley P, O'Herlihy C, Boylan P (1984) The value of ultrasound measurement of amniotic fluid volume in the management of prolonged pregnancies. Br J Obstet Gynaecol 91:444
Halperin ME, Fong KW, Zalev AH, Goldsmith CH (1985) Reliability of amniotic fluid volume estimation from ultrasonograms: Intraobserver and interobserver variation before and after the establishment of criteria. Am J Obstet Gynecol 153:264
Hansmann M, Hackelöer BJ, Staudach A (1985) Ultraschalldiagnostik in Geburtshilfe und Gynäkologie. Springer, Berlin Heidelberg New York Tokyo
Hill LM, Breckle R, Wolfgram KR, O'Brien PC (1983) Oligohydramnios: ultrasonically detected incidence and subsequent fetal outcome. Am J Obstet Gynecol 47:407
Klug PW, Staudach A, Hohlweg T (1985) Cervixsonographie versus Palpation. In: Otto R, Schaars P (Hrsg) Ultraschalldiagnostik 1985. Thieme, Stuttgart New York
Manning FA, Hill LM, Platt LD (1981) Qualitative amniotic fluid volume determination by ultrasound: antepartum detection of intrauterine growth retardation. Am J Obstet Gynecol 139:254
Philipson EH, Sokol RI, Williams T (1983) Oligohydramnios: clinical associations and predictive value for intrauterine growth retardation. Am J Obstet Gynecol 146:271
Queenan JT, Thompson W (1972) Amniotic fluid volumes in normal pregnancies. Am J Obstet Gynecol 114:34
Reading AE, Cox DN (1982) The effects of ultrasound examination on maternal anxiety levels. J Behav Med 5/2:237
Staudach A (1984) Möglichkeiten und Grenzen der geburtshilflichen Endoskopie. Der praktische Arzt 38:1897

Kapitel 4

Babcock DS, Han BK (1981) Cranial Ultrasonography of infants. Williams & Wilkins, Baltimore London
Birnholz JC (1981) The development of human fetal eye movement patterns. Science 213:679
Birnholz JC (1982) Newborn cerebellar size. Pediatrics 70:284
Birnholz JC (1983) Fetal behavior and condition. In: Callen PW (ed) Ultrasonography in obstetrics and gynecology. Saunders, Philadelphia
Birnholz JC (im Druck) Fetal and infant brain development. In: Otto J, Schnaars P (Hrsg) Ultraschalldiagnostik 1985 – Drei-Ländertreffen Zürich. Thieme, Stuttgart New York
Bots RS, Nijhuis JG, Martin CB, Prechtl HFR (1981) Human fetal eye movements: detection in utero by ultrasonography. Early Hum Dev 5:87
Campbell S (1968) An improved method of fetal cephalometry by ultrasound. Br J Obstet Gynaecol 75:568

Campbell S (1979) Early prenatal diagnosis of fetal abnormality by ultrasound B–scanning. In: Prenatal Diagnosis. Enke, Stuttgart

Campbell S, Pearce JM (1983) The prenatal diagnosis of fetal structural anomalies by ultrasound. Clin Obstet Gynecol 10/3:475

Crade M, Patel J, McQuown D (1981) Sonographic imaging of the glycogen stage of the fetal choroid plexus. Am J Neurol Rad 2:345

Davies DV, Davies F (1962) Gray's anatomy, ed 33. Longmans, Green & Co Ltd, London

Denkhaus H, Winsberg F (1979) Ultrasonic measurements of the fetal ventricular system. Radiology 131:781

Donald I, Brown TG (1961) Demonstration of tissue interfaces within the body by ultrasonic echosounding. Br J Radiol 34:539

Dorovini-Zis K, Dolman CL (1977) Gestational development of brain. Arch Pathol Lab Med 101:192

Fiske CE, Filly RA, Callen PW (1981) Sonographic measurement of lateral ventricular width in early ventricular dilation. J Clin Ultrasound 9:303

Grant EG, Schellinger D, Borts FT (1981) Realtime sonography of the neonatal and infant head. Am J Roentgenol 136:265

Hadlock FP, Deter RL, Park SK (1981a) Realtime sonography: ventricel and vasular anatomy of the fetal brain in utero. Am J Roentgenol 136:133

Hadlock FP, Deter RL, Carpenter RJ, Park SK (1981b) Estimating fetal age: effect of head shape on BPD. Am J Roentgenol 137:83

Hansmann M (1976) Ultraschallbiometrie im II. und III. Trimester in der Schwangerschaft. Gynäkologe 9:133

Hansmann M (1981) Nachweis und Ausschluß fetaler Entwicklungsstörungen mittels Ultraschallscreening und gezielter Untersuchung – ein Mehrstufenkonzept. Ultraschall 2:206

Hansmann M, Hackelöer BJ, Staudach A (1985) Ultraschalldiagnostik in Geburtshilfe und Gynäkologie. Springer, Berlin Heidelberg New York Tokyo

Hobbins JC, Grannum PAT, Berkowitz RL, Silverman R, Mahoney MJ (1979) Ultrasound in the diagnosis of congenital anomalies. Am J Obstet Gynecol 134:331

Hobbins JC, Winsberg F, Berkowitz RL (1983) Ultrasonography in obstetrics and gynecology. Williams & Wilkins, Baltimore London

Hofmann D, Holländer HJ (1968) Über den Nachweis fetalen Lebens und die Messung des kindlichen Schädels mittels des zweidimensionalen Ultraschallechoverfahrens. Gynaecologia 165:60

Holländer HJ (1972, 1975, 1984) Die Ultraschalldiagnostik in der Schwangerschaft. Urban & Schwarzenberg, München Berlin Wien

Hopf HC, Poeck K, Schliak H (1984) Neurologie in Praxis und Klinik. Georg Thieme, Stuttgart New York

Jeanty P, Cantraine F, Cousaert E, Romero R, Hobbins JC (1984a) The binocular distance: a new way to estimate fetal age. J Ultrasound Med 3:241

Jeanty P, Chervenak FA, Romero R, Michiels M, Hobbins JC (1984b) The sylvian fissure: a commonly mislabeled cranial landmark. J Ultrasound Med 3:15

Johnson ML, Dunne MG, Mack LA, Rashbaum CM (1980a) Evaluation of fetal intracranial anatomy by static and real-time ultrasound. J Clin Ultrasound 8:311

Johnson ML, Rumack CM (1980b) Ultrasonic evaluation of the neonatal brain. Radiol Clin North Am 18:117

Kasby CB, Poll V (1982) The breech head and its ultrasound significance. Br J Obstet Gynaecol 89:106

Kier EL (1971) Fetal skull. In: Radiology of the skull and brain. Mosby, USA (Volume I, Book I, p 99)

Kier EL (1974) Fetal cerebral arteries: a phylogenetic and ontogenetic study. In: Radiology of the skull and brain. Mosby, USA (Volume II, Book I. p 1089)

Kier EL (1977) The cerebral ventricles: a phylogenetic and ontogenetic study. In: Radiology of the skull and brain. Mosby, USA (Volume III, p 2787)

Kurtzke JF, Goldberg ID, Kurland LT (1973) The distribution of deaths from congenital malformations of the nervous system. Neurology (Minneap) 23:483

Levi S, Erbsman F (1975) Antenatal fetal growth from the nineteenth week. Am J Obstet Gynecol 121:262

Mahony BS, Callen P, Filly R, Hoddick K (1984) The fetal cisterna magna. Radiology 153:773

Mayden K, Tortora M, Berkowitz RL, (1982) Orbital diameters: a new parameter for prenatal diagnosis and dating. Am J Obstet Gynecol 144:289

McFarland WL, Morgane PJ, Jacobs MS (1969) Ventricular system of the brain of the dolphin, Tursiops truncatus, with comparative anatomical observations and relations to brain specializations. J Comp Neurol 135:275

McGahan JP, Phillips HE, Ellis WG (1983) The fetal hippocampus. Radiology 147:201

McLeary RD, Kuhns LR, Barr J (1984) Ultrasonography of the fetal cerebellum Radiology 151:439

Nijhuis JG, Prechtl HFR, Martin CB, Bots RS (1982) Are there behavioural states in the human fetus? Early Hum Dev 6:177

Perry RNW, Bowman ED, Murton LJ, Roy RND, DeCrespigny LC (1985) Ventricular size in newborn infants. J Ultrasound Med 4:475

Smith DW (1982) Recognizable patterns of human malformations. Saunders, Philadelphia London Toronto

Schillinger H, Müller R, Kretzschmar M, Wode J (1976) Bestimmung des Gestationsalters in der Spätschwangerschaft durch Ultraschall. Geburtsh Frauenheilkd 36:500

Schmid F (1973) Pädiatrische Radiologie. Band I. Springer, Berlin Heidelberg New York

Staudach A, Laßmann R (1984) Ultraschalldiagnostik von fetalen Mißbildungen. Oester Aerztetg 39/7:476

Vintzileos AM, Ingardia CJ, Nochimsen DJ (1983) Congenital hydrocephalus: a review and protocol for perinatal management. Obstet Gynecol 62:539

Weisberg LA, Nice C, Katz M (1978) Cerebral computed tomography: a text-atlas. Saunders, Philadelphia London Toronto

Willocks J (1963) Fetal cephalometry by ultrasound. Thesis, Glasgow

Willocks J, Donald I, Duggan IC, Day N (1964) Foetal cephalometry ultrasound. Br J Obstet Gynaecol 71:11

Winter R (1981) Die Diagnose angeborener fetaler Mißbildungen mittels Ultraschall. Ultraschall 2:235

Kapitel 5

Hansmann M, Gembruch U (1984) Gezielte Ausschlußdiagnostik fetaler Entwicklungsstörungen. Gynäkologe 17:19

Hansmann M, Hackelöer BJ, Staudach A (1985) Ultraschalldiagnostik in Geburtshilfe und Gynäkologie. Springer, Berlin Heidelberg New York Tokyo

Leucht W, Müller E, Heyes H, Töllner U, Jonatha W (1979) Probleme bei der pränatalen Diagnose von Neuralrohrdefekten. Z Geburtshilfe Perinatol 183:434

Miskin M, Baim RS, Allen LC, Benzie RJ (1979) Ultrasonic assessment of the fetal spine before 20 weeks' gestation. Radiology 132:131

Rickham PP, Soper RT, Stauffer UG (1975) Kinderchirurgie. Thieme, Stuttgart New York

Kapitel 6

Bowie JD, Clair MR (1982) Fetal swallowing and regurgitation: observation of normal and abnormal activity. Radiology 144:877

Cooper C, Mahony BS, Bowie JD, Albright TO, Callen PW (1985) Ultrasound evaluation of the normal fetal upper airway and esophagus. J Ultrasound Med 4:343

Eyheremendy E, Pfister M (1983) Antenatal real-time diagnosis of esophageal atresias. J Clin Ultrasound 11:395

Farrant P (1980) The antenatal diagnosis of oesophageal atresia by ultrasound Br J Radiol 53:1202

Jeanty P, Romero R, Hobbins JC (1984) Vascular anatomy of the fetus. J Ultrasound Med 3:113

Pretorius DH, Meier PR, Johnson ML (1983) Diagnosis of esophageal atresia in utero. J Ultrasound Med 2:475

Utsu M, Sakakibara S, Ishida T (1983) Dynamics of tracheal fluid flow in the human fetus, studied with pulsed Doppler ultrasound. Acta Obstet Gynecol Jpn 35:2017

Kapitel 7

Allan LD, Tynan MJ, Campbell S, Wilkinson JL, Anderson RH (1980) Echocardiographic and anatomical correlates in the fetus. Br Heart J 44:444

Davis CL (1982) Diagnosis and management of nonimmune hydrops fetalis. J Reprod Med 27:594

DeVore GR, Donnerstein RL, Kleinman CS, Platt LD, Hobbins JC (1982) Fetal echocardiography. I. Normal anatomy as determinded by real-time-directed M-mode ultrasound. Am J Obstet Gynecol 144:249

DeVore GR, Siassi B, Platt LD (1983) Fetal echocardiography. III. The diagnosis of cardiac arrhythmias using real-time-directed M-mode ultrasound. Am J Obstet Gynecol 146:792

DeVore GR, Siassi B, Platt LD (1984) Fetal echocardiography. IV: M-mode assessment of ventricular size and contractility during the second and third trimesters of pregnany in the normal fetus. Am J Obstet Gynecol 150:981

DeVore GR, Platt LD (1985) The random measurement of the transverse diameter of the fetal heart: a potential source of error. J Ultrasound Med 4:335

DeVore GR, Siassi B, Platt LD (1985) The use of the abdominal circumference as a means of assessing M-mode ventricular dimensions during the second and third trimesters of pregnancy in the normal human fetus. J Ultrasound Med 4:175

Garrett WJ, Robinson DE (1970) Fetal heart size measured in vivo by ultrasound. Pediatrics 46:1

Garrett WJ (1979) Ultrasound in discerning normal fetal anatomy. In: Hobbins JC (ed) Diagnostic ultrasound in obstetrics. Churchill Livingstone, New York Edinburgh London

Grube E (1985) Zweidimensionale Echocardiographie. Thieme, Stuttgart New York

Hansmann M, Redel DA (1982) Prenatal symptoms and clinical management of heart disease. In: 1er symposium international d'echocardiologie foetale, Strasbourg 1982, p 137

Hansmann M, Redel DA, Födisch HJ (1982) Premature obstruction of the foramen ovale detected, treated and reconfirmed by help of ultrasound. In: Burruto F, Hansmann M, Wladimiroff JW (eds) Fetal ultrasonography: The secret prenatal life. Wiley, Chichester New York, p 151

Hansmann M, Gembruch U (1984) Gezielte sonographische Ausschlußdiagnostik fetaler Fehlbildungen in Risikogruppen. Gynäkologe 17:19

Hansmann M, Hackelöer BJ, Staudach A (1985) Ultraschalldiagnostik in Geburtshilfe und Gynäkologie. Springer, Berlin Heidelberg New York Tokyo

Jeanty P, Romero R, Cantraine F, Cousaert E, Hobbins JC (1984a) Fetal cardiac dimensions: a potential tool for the diagnosis of congenital heart defects. J Ultrasound Med 3:359

Jeanty P, Romero R, Hobbins JC (1984b) Fetal pericardial fluid: a normal finding of the second half of gestation. Am J Obstet Gynecol 149:529

Jeffrey RB, Laing FC (1982) High-resolution real-time sonography of fetal cardiovascular anatomy. J Ultrasound Med 1:249

Kleinman CS, Hobbins JC, Jaffe CC, Lynch DC, Talner NS (1980) Echocardiographic studies of the human fetus: prenatal diagnosis of congenital heart disease and cardiac dysrhythmias. Pediatrics 65:1059

Kleinman CS, Donnerstein RL, DeVore GR et al (1982a) Fetal echocardiography for evaluation of in utero congestive heart failure. N Engl J Med 306:568

Kleinman CS, Talner NS, Donnerstein RL, DeVore GR, Hobbins JC (1982b) Fetal echocardiography for evaluation of in utero cardiac dysrhythmias. In: 1er symposium international d'echocardiolgie foetale, Strasbourg, p 217

Kleinman CS, Donnerstein RL, Jaffe CC et al (1983) Fetal echocardiography. A tool for evaluation of in utero cardiac arrhythmias and monitoring of in utero therapy: Analysis of 71 patients. Am J Cardiol 51:237

Köhler C, Schumacher G, Meierhofer JN, Peter B (1981) Pränatale Ultraschalldiagnostik eines schweren Herzvitiums. Geburtshilfe Frauenheilkd 41:36

Leslie J, Shen S, Thornton JC, Strauss L (1983) The human fetal heart in the second trimester of gestation: a gross morphometric study of normal fetuses. Am J Obstet Gynecol 145:312

Levi S, Erbsman F (1975) Antenatal fetal growth from the nineteenth week. Am J Obstet Gynecol 121:262

Nisand I, Spielmann A, Dellenbach P (1984) Fetal heart-present investigative means. Ultrasound in Med Biol 10:79

Redel DA, Hansmann M (1981) Fetal obstruction of the foramen ovale detected by two-dimensional Doppler echocardiography. In: Rijsterborgh H (ed) Echocardiology. Nijhoff, The Hague Boston London, p 425

Redel DA, Hansmann M (1984) Fetale Echokardiographie – ihre Anwendung in Diagnostik und Therapie. Gynäkologe 17:41

Redel DA, Hansmann M, Dieberg S (1984) Pränatale Echokardiographie – Indikationen und Ergebnisse. In: Kowalewski S (Hrsg) 6. Symp Pädiatr Intensivmed. Thieme, Stuttgart New York

Sahn DJ, DeMario A, Kisslo J, Weyman A (1978) Recommendations regarding quantitations in M-mode echocardiography. Results of a survey of echocardiographic measurements. Circulation 58:1072

Sahn DJ, Lange LW, Allen HD, Goldberg SJ, Anderson C, Giles H, Haber K (1980) Quantitative real-time cross-sectional echocardiography in the developing normal human fetus and newborn. Circulation 62:588

Sahn DJ (1982) Two-dimensional echocardiographic method for identification of congenital heart malformations in unborn human fetuses. 1er symposium international d'echocardiologie foetale, Strasbourg 1982, p 119

Sahn DJ, Shenker L, Reed KL, Valdes-Cruz LM, Sobonya R, Anderson C (1982) Prenatal ultrasound diagnosis of hypoplastic left heart syndrome in utero associated with hydrops fetalis. Am Heart J 104:1368

Winter R, Müller WD, Beitzke A, Höfler H (1979) Pränatale Diagnose eines Herzfehlers mit Ultraschall. Z Geburtshilfe Perinatol 183:465

Wladimiroff JW (1981) Ultraschalluntersuchung des fetalen und neonatalen Herzens und des kardiovaskulären Systems. Ultraschall 2:221

Wladimiroff JW, McGhie J (1981) Ultrasonic assessment of cardiovascular geometry and function in the human fetus. Br J Obstet Gynaecol 88:870

Kapitel 8

Bayer H, Issel EP, Schulte R (1972) Neue Meßgrößen bei der Erkennung einer intrauterinen Retardierung der Furcht mittels Ultraschalldiagnostik. Zentralbl Gynäkol 94:1169

Benson DM, Waldroup LD, Kurzt AB, Rose JL, Rifkin MD, Goldberg BB (1983) Ultrasonic tissue characterization of fetal lung, liver and placenta for the purpose of assessing fetal maturity. J Ultrasound Med 2:489

Bernaschek G, Dadak C, Kratochwil A (1980) Echographische Darstellung der großen fetalen Gefäße. Ultraschall 1:101

Bowie JD, Clair MR (1982) Fetal swallowing and regurgitation: obs[Bervation of normal and abnormal activity. Radiology 144:877

Campbell S, Wilkin D (1975) Ultrasonic measurement of fetal abdomen circumference in the estimation of fetal weight. Br J Obstet Gynaecol 82:689

Chinn DH, Filly RA, Callen PW (1982) Ultrasonic evaluation of fetal umbilical and hepatic vascular anatomy. Radiology 144:153

Garrett WJ, Robinson DE (1971) Assessment of fetal size and growth by ultrasonic echoscopy. Obstet Gynaecol 38:525

Hansmann M, Voigt U (1973) Ultrasonic fetal thoracometry: an additional parameter for determining fetal growth. Excerpta Medica (Abstr), 2nd World Congress on Ultrasonics in Medicine, Rotterdam

Hansmann M (1975) Ultraschallkephalo- und Thorakometrie zur Kontrolle des fetalen Wachstums unter besonderer Berücksichtigung der praepartalen Gewichtsschätzung. Habilitationsschrift, Med Fakultät Bonn

Hansmann M, Hackelöer BJ, Staudach A (1985) Ultraschalldiagnostik in Geburtshilfe und Gynäkologie. Springer, Berlin Heidelberg New York Tokyo

Hansmann M, Hackelöer BJ, Staudach A (1986) Ultrasound diagnosis in obstetrics and gynecology. Springer, Berlin Heidelberg New York Tokyo

Higginbottom J, Slater J, Porter G (1975) Estimation of fetal weight from ultrasonic measurement of trunk circumference. Br J Obstet Gynaecol 82:698

Holländer HJ (1972, 1975, 1984) Die Ultraschalldiagnostik in der Schwangerschaft. Urban & Schwarzenberg, München Berlin Wien

Jeanty P, Romero R (1984) Obstetrical ultrasound. McGraw-Hill, New York

Jeanty P, Romero R, Hobbins JC (1984) Vascular anatomy of the fetus. J Ultrasound Med 3:113

Kossoff G (1981) New clinical applications. In: Kurjak A, Kratochwil A (eds): Recent advances in ultrasound diagnosis 3. Excerpta Medica International Congress Series 553

Kugener H, Hansmann M (1976) Zur Topographie einer Referenzebene für die Ultraschallthorako-
    metrie. Z Geburtshilfe Perinatol 180:313
Lewi S, Erbsman F (1975) Antenatal fetal growth from the nineteenth week (Ultrasonic study of
    12 head and chest dimensions). Am J Obstet Gynecol 121:262
Moore KL (1977) The developing human. Clinically oriented embryology, 2nd edn, 1977. Courtesy
    WB Saunders Co
Morin FR, Winsberg F (1978) Ultrasonic and radiographic study of the vessels of the fetal liver. J
    Clin Ultrasound 6:409
Schillinger H, Müller R, Kretzschmar M, Wode J (1975) Gewichtsbestimmung des Feten durch
    Ultraschall. Geburtshilfe Frauenheilkd 35:866
Schlensker KH, Decker I (1973) Voraussage des kindlichen Geburtsgewichtes aufgrund der Ultra-
    schallkephalometrie und Thorakometrie am Feten. Geburtshilfe Frauenheilkd 33:859
Schmidt W, Yarkoni S, Jeanty P, Grannum P, Hobbins JC (1985) Sonographic measurements of the
    fetal spleen: Clinical implications. J Ultrasound Med 4:667
Thompson HE, Holmes JH, Gottesfeld KR, Taylor ES (1965) Fetal development as determined by
    ultrasonic pulse echo techniques. Am J Obstet Gynecol 92:44
Vandenberghe K, DeWolf F (1980) Ultrasonic assessment of fetal stomach function. Physiology and
    clinic. In: Kurjak A (ed): Recent advances in ultrasound diagnosis 2. Excerpta Medica Interna-
    tional Congress Series 498
Wladimiroff JW, Leijs R, Smit B (1980) Human fetal stomach profiles. In: Kurjak A (ed): Recent
    advances in ultrasound diagnosis 2. Excerpta Medica International Congress Series 498

Kapitel 9

Bernascheck G, Kratochwil A (1980) Echographische Studie über das Wachstum der fetalen Niere
    in der zweiten Schwangerschaftshälfte. Geburtshilfe Frauenheilkd 40:1059
Birnholz JC (1983) Determination of fetal sex. N Engl J Med 309:942
Bowie JD, Rosenberg ER, Andreotti RF, Fields SJ (1983) The changing sonographic appearance
    of fetal kidneys during pregnancy. J Ultrasound Med 2:505
Brusis E, Nitsch B, Wengeler H (1975) Fruchtwasser und Amnion. In: Wulf KH (Hrsg) Klinik der
    Frauenheilkunde und Geburtshilfe Bd VI Erg 1975, S 668. Urban & Schwarzenberg, München
    Wien Baltimore
Campbell S, Wladimiroff JW, Dewhurst CJ (1973) The antenatal measurement of fetal urine
    production. Br J Obstet Gynaecol 80:680
Cooper C, Mahony BS, Bowie JD, Pope II (1985) Prenatal ultrasound diagnosis of ambiguous
    genitalia. J Ultrasound Med 4:433
Deutinger J, Spernol R, Bernaschek G (1984) Können fetale Nierenbeckenerweiterungen physiolo-
    gisch sein? Geburtshilfe Frauenheilkd 44:441
Eleyalde BR, DeEleyalde MM (1984) Further comments on amniocentesis in twin gestations. Am
    J Med Genet 17:699
Eleyalde BR, DeEleyalde MM, Heitman T (1985) Visualization of the fetal genitalia by ultrasono-
    graphy: A review of the literature and analysis of its accuracy and ethical implications. J
    Ultrasound Med 4:633
Grannum P, Bracken M, Silverman R, Hobbins JC (1980) Assessment of kidney size in normal
    gestation by comparison of ratio of kidney circumference to abdominal circumference. Am J
    Obstet Gynecol 136:249
Hansmann M, Niesen H, Födisch HJ (1979) Pränatale Ultraschalldiagnose des Potter-Syndroms.
    Gynäkologe 12:69
Hansmann M (1984) Möglichkeiten und Grenzen sonographischer Diagnostik fetaler Erkrankun-
    gen und Mißbildungen. In: Kowalewski S (Hrsg) Pädiatrische Intensivmedizin VI. Thieme,
    Stuttgart New York S 56
Hansmann M, Hackelöer BJ, Staudach A (1985) Ultraschalldiagnostik in Geburtshilfe und Gynä-
    kologie. Springer, Berlin Heidelberg New York Tokyo
Harrison MR (1983) Perinatal management of the fetus with a correctable defect. In: Callen PW (ed)
    Ultrasonography in obstetrics and gynecology. Saunders, Philadelpia London Toronto
Hoddick WK, Filly RA, Mahony BS, Callen PW (1985) Minimal fetal renal pyelectasis. J Ultra-
    sound Med 4:85
Jeanty P, Romero R (1984) Obstetrical ultrasound. McGraw-Hill, New York
Kass M, Shaw MW (1976) The risk of birth defects and parents' right to know. Am J Law Med 2:213

Kenna TW (1973) The patient-physician relationship: present law and trends for the future implied in Cobbs vs. Grant. Univ San Francisco Law Review 8:320

Kratochwil A (1982) Sonographische Anatomie der normalen Schwangerschaft. Swiss Med 4:104

Kurjak A, Kirkinen P, Latin V, Ivankovic D (1981) Ultrasonic assessment of fetal kidney function in normal and complicated pregnancies. Am J Obstet Gynecol 141:266

Lewis E, Kurtz AB, Dubbins PA (1982) Realtime ultrasonographic evaluation of normal fetal adrenal glands. J Ultrasound Med 1:265

Maurer G, Winter R, Hofmann H, Müller WD, Ring E, Petritsch P (1985) Diagnostik und Therapie fetaler Nieren- und Harnwegsfehlbildungen. Ultraschall 6:173

McCrory WW (1972) Developmental nephrology. Cambridge, Harvard University Press p 40

Oliver J (1968) Nephrons and kidneys. Harper and Row, New York p 1

Porter KA (1978) The kidneys. In: Symmers (ed) Systemic pathology vol 4, p 1376. Churchill Livingstone, Edinburgh London New York

Potter EL (1972) Normal and abnormal development of the kidney. Yearbook Medical Publishers, Chicago

Schmidt W, Kubli F, Schroeder T (1981) Ultrasonographische Befunde beim „Potter-Syndrom". Geburtshilfe Frauenheilkd 41:374

Staudach A, Laßmann R, Rosenkranz W, Engels M, Joos H, Rücker J (1984) Praenatale Diagnose fetaler Entwicklungsstörungen – das Modell eines interdisziplinären Teams. In: Kowalewski S (Hrsg) Pädiatrische Intensivmedizin VI. Thieme, Stuttgart New York

Stenchever MA (1972) An abuse of prenatal diagnosis. JAMA 221:408

Stephens JD, Sherman S (1983) Letter to the editor. Determination of fetal sex by ultrasound. N Engl J Med 309:984

Stephens JD (1984) Prenatal diagnosis of testicular feminization. Lancet 2:1038

Visser GHA, Goodman JDS, Levine DH, Dawes GS (1981) Micturition and the heart period cycle in the human fetus. Br J Obstet Gynaecol 88:803

Weiß H, Zerres K, Hansmann M (1981) Pränatale Diagnose zystischer Nierenveränderungen mit Hilfe der Ultraschalltechnik. Ultraschall 2:244

Wladimiroff JW (1974) Effect of furosemide on fetal urine production. J Obst Gyn Brit Cwlth 82:221

Wladimiroff JW, Campbell S (1974) Fetal urine production rates in normal and complicated pregnancy. Lancet 1:151

Wladimiroff JW, Van Otterlo LC, Wallenburg HCS, Drogendijk AC (1976) A combined ultrasonic and biochemical study of fetal renal function in the term fetus. Eur J Obstet Gynecol Reprod Biol 6:103

Wladimiroff JW (1978) Studies of fetal physiology by sonography. In: DeVlieger M (ed) Handbook of clinical ultrasound. John Wiley & Sons, New York p 203

Zerres K (1981) Zystennieren, klinische, pathologisch anatomische und genetische Gesichtspunkte. Dissertation, Bonn

Zschoch H, Mahnke PF (1968) Die pathologische Anatomie des Kindesalters in der Sektionsstatistik. Fischer, Jena

Kapitel 10

Bernaschek G (1982) Die Besonderheiten einer neuartigen echographischen Bestimmung der Kniegelenkskerne des Feten. Geburtshilfe Frauenheilkd 42:94

Chervenak FA, Tortora M, Hobbins JC (1985) Antenatal sonographic diagnosis of clubfoot. J Ultrasound Med 4:49

Filly RA, Golbus MS, Carey JC, Hall JG (1981) Short-limbed dwarfism: Ultrasonographic diagnosis by mensuration of fetal femoral length. Radiology 138:653

Hadlock FP, Harrist RB, Deter RL (1982) Ultrasonically measured fetal femur length as a predictor of menstrual age. Am J Radiol 138:875

Hadlock FP, Deter RL, Harrist RB (1983) A date-independent predictor of intrauterine growth retardation: femur length/abdominal circumference ratio. Am J Radiol 141:979

Hadlock FP, Harrist RB, Deter RL (1983) A prospective evaluation of fetal femur length as a predictor of gestational age. J Ultrasound Med 2:111

Hadlock FP, Harrist RB, Carpenter RJ (1984) Sonographic estimation of fetal weight: the value of femur length in addition to head and abdomen measurements. Radiology 150:535

Hansmann M, Hackelöer BJ, Staudach A (1985) Ultraschalldiagnostik in Geburtshilfe und Gynäkologie. Springer, Berlin Heidelberg New York Tokyo

Hills D, Buzzi K, Lawson W (1982) Off-axis dependence of sector scanner as a source of inherent error in measuring femur length. J Ultrasound Med 1 (suppl):101 (Abstract No 527)

Hobins JC, Mahoney MJ (1980) The diagnosis of skeletal dysplasis with ultrasound. In: Sanders RC, James AE (eds) The principles and practice of ultrasonography in obstetrics and gynecology, 2nd edn. Appleton-Century-Crofts, New York p 191

Hobbins JC, Bracken MB, Mahoney MJ (1982) Diagnosis of fetal skeletal dysplasias with ultrasound. Am J Obstet Gynecol 142:306

Hoffbauer H, Pachaly I, Arabin B (1978) Fetale Ultraschall-Somatometrie, Ultraschalldiagnostik. Thieme, Stuttgart

Hoffbauer H (1981) Sonographic measurement of fetal extremities. 4th European Congress on Ultrasonics in Medicine, Dubrovnik 1981

Hohler CW, Quetel TA (1981) Comparison of ultrasound femur length and biparietal diameter in late pregnancy. Am J Obstet Gynecol 141:759

Hohler CW. Quetel TA (1982) Fetal femur length: equations for computer calculation of gestational age from ultrasound measurements. Am J Obstet Gynecol 143:479

Holländer HF (1972) Die Ultraschalldiagnostik in der Schwangerschaft. Urban & Schwarzenberg, München Berlin Wien

Jeanty P, Rodesch F, Delbeke D (1984) Estimation of gestational age from measurements of fetal long bones. J Ultrasound Med 3:75

Jeanty P, Beck GJ, Chervenak FA, Kremkau FW, Hobbins JC (1985) A comparison of sector and linear array scanners for the measurement of the fetal femur. J Ultrasound Med 4:525

Jeanty P, Romero R, D'Alton M, Venus I, Hobbins JC (1985) In utero sonographic detection of hand and foot deformities. J Ultrasound Med 4:595

Lang M, Hansmann M, Bellmann O, Azubuike J (1979) Thanatophorer Zwergwuchs – pränatale Diagnostik und Geburtsleitung. Gynäkologe 12:84

Leo FP, Graham D, Cordier JM (1983) Length discrepancies produced by mechanical sector scanners. J Ultrasound Med 2 (suppl):193 (Abstract No 1730)

Leo FP, Sanders RC, Graham D (1983) Discrepancies in femur length due to the type of realtime ultrasound system used for the study. RSNA Abstract No 772, Scientific Program p 257

Luthy DA, Hall JG, Graham CB (1979) Prenatal diagnosis of thrombocytopenia with absent radii. Clin Genet 15:495

Mahoney MJ, Hobbins JC (1977) Prenatal diagnosis of chondroectodermal dysplasia (Ellis-vanCreveld syndrome) using fetoscopy and ultrasound. N Engl J Med 297:258

Mahony BS, Filly RA (1984) High-resolution sonography assessment of the fetal extremities. J Ultrasound Med 3:489

O'Brien GD, Queenan JT (1981) Growth of the ultrasound fetal femur length during normal pregnancy. Part I. Am J Obstet Gynecol 141:833

O'Brien GD, Queenan JT, Campbell S (1981) Assessment of gestational age in the second trimester by real-time ultrasound measurement of the femur length. Am J Obstet Gynecol 139:540

O'Brien GD, Queenan JT (1982) Ultrasound fetal femur length in relation to intrauterine growth retardation. Part II. Am J Obstet Gynecol 144:35

Pretorius D, Nelson T, Johnson ML (1983) Measurement errors and their impact on the evaluation of fetal age by ultrasound. RSNA Abstract No 138, Scientific Program p 49

Queenan JT, O'Brien GD, Campbell S (1980) Ultrasound measurement of fetal limb bones. Am J Obstet Gynecol 138:297

Richardson MM, Beaudet AL, Wagner ML, Malini S, Rosenberg HS, Lucci JA (1977) Prenatal diagnosis of recurrence of saldino-noonan dwarfism. J Pediat 91:467

Schlensker KH (1981) Die sonographische Darstellung der fetalen Extremitaten im mittleren Trimenon. Geburtshilfe Frauenheilkd 41:366

Schlensker KH (1982) Biometrie der fetalen Extremitäten. Swiss Med 4:140

Smith WL, Breitweiser TD, Dinno N (1981) In utero diagnosis of achondrogenesis typ I. Clin Genet 19:51

Smith DW (1982) Recognizable patterns of human malformations. Saunders, Philadelphia London Toronto

Staudach A, Laßmann R, Menzel C (1982) Mißbildungsdiagnostik vor der 24. Woche. In: Kratochwil A, Reinold E (Hrsg) Ultraschalldiagnostik 81. Thieme, Stuttgart New York.

Staudach A, Laßmann R (1984) Ultraschalldiagnostik von fetalen Mißbildungen. Oester Aerztetg 39/7:476

Staudach A, Laßmann R, Rosenkranz W, Engels M, Joos H, Rücker J (1984) Praenatale Diagnose fetaler Entwicklungsstörungen – das Modell eines interdisziplinären Teams. In: Kowalewski S (Hrsg) Pädiatrische Intensivmedizin VI. Thieme, Stuttgart New York

Terinde R, Driedger E, Koslowski P (1981) Ultrasound biometry of fetal extremities by measurement of fetal limb bones. 4th European Congress on Ultrasonics in Medicine, Dubrovnik 1981

Winsberg F (1983) Accuracy of measurements with linear and sector scanner (Letter to the Editor) J Clin Ultrasound 11:A10

Winter R, Rosenkranz W, Hofmann H, Zierler H, Becker H, Borkenstein M (1985) Prenatal diagnosis of campomelic dysplasia by ultrasonography. Prenatal Diagnosis 5:1

Yarkoni S, Schmitt W, Jeanty P, Reece EA, Hobbins JC (1985) Clavicular measurement: a new biometric parameter for fetal evaluation. J Ultrasound Med 4:467

Yeh MN, Barrow B, Braceroh (1981) Ultrasound measurement of the femur length as an index of fetal growth and development. In: Proceedings of the 26th Annual Meeting of the AIUM. Bethesda, American Institute of Ultrasound in Medicine, 1981 p 35

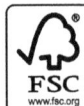